KDIGO

肾小球肾炎临床实践指南

Clinical Practice Guideline for
Glomerulonephritis

主 译

王海燕

U0391907

人民卫生出版社

KDIGO
肾小球肾炎临床实践指南
Clinical Practice Guideline for
Glomerulonephritis

主　　译　王海燕

副 主 译　赵明辉　张　宏

主译助理　周福德

译　　者（按章节顺序排序）

周福德　刘　刚　陈　旻

吕继成　于　峰　崔　昭

张　宏

译者单位　北京大学第一医院肾内科
北京大学肾脏疾病研究所

人民卫生出版社

图书在版编目（CIP）数据

KDIGO 肾小球肾炎临床实践指南/王海燕译.
—北京：人民卫生出版社,2013.4
ISBN 978-7-117-17029-1

Ⅰ.①K… Ⅱ.①王… Ⅲ.①肾小球性肾
炎-诊疗-指南 Ⅳ.①R692.3-62

中国版本图书馆 CIP 数据核字（2013）第 035361 号

人卫社官网	www.pmph.com	出版物查询，在线购书
人卫医学网	www.ipmph.com	医学考试辅导，医学数
		据库服务，医学教育资
		源，大众健康资讯

KDIGO 肾小球肾炎临床实践指南

主　　译：王海燕
出版发行：人民卫生出版社（中继线 010-59780011）
地　　址：北京市朝阳区潘家园南里 19 号
邮　　编：100021
E - mail：pmph @ pmph.com
购书热线：010-59787592　010-59787584　010-65264830
印　　刷：北京京华虎彩印刷有限公司
经　　销：新华书店
开　　本：787×1092　1/32　印张：12.5
字　　数：216 千字
版　　次：2013 年 4 月第 1 版　　2019 年 2 月第 1 版第 5 次印刷
标准书号：ISBN 978-7-117-17029-1/R·17030
定　　价：48.00 元
打击盗版举报电话：010-59787491　E-mail：WQ @ pmph.com
（凡属印装质量问题请与本社市场营销中心联系退换）

公　告

第一部分：临床实践指南的应用

　　本指南是依据 2011 年 1 月最新的系统文献复习以及 2011 年 11 月之前的其他证据而制定的。本指南旨在为临床工作者提供证据以帮助他们制定临床决策。它并不是为了制定治疗标准而出版的，不应被理解为治疗疾病的标准，也不应被认为疾病治疗的唯一标准。临床医生必须考虑到患者的个体差异、所具有的医疗资源、医疗机构和临床实践类型的局限性，在临床实践做出适当的调整。每一位医疗工作者在使用这些指南时，需要负责评估指南在临床具体实践中应用得是否正确。本指南中对研究的推荐是原则性建议，并不意味着某一特定常规。

第二部分：声明

　　改善全球肾脏病预后组织（KDIGO）力求避免任何实际的或者可预知的利益冲突。这种利益冲突指工作组成员与外界组织、个人、专家等商业利益。工作组的所有成员都需要填写这种利益声明和证明表，签名后提交。此声明文件每年更新一次，并对相关信息做适当的调整。

工作组成员

工作组共同主席

Daniel C Cattran, MD, FRCPC

加拿大多伦多总医院

John Feehally, DM, FRCP

英国莱斯特大学医院

工 作 组

H Terence Cook, MBBS, MRCP, MRCPath, FRC-
  Path, FMedSci

英国伦敦帝国理工学院

Zhi-Hong Liu, MD

中国南京大学医学院

Fernando C Fervenza, MD, PhD

美国罗切斯特市梅奥诊疗中心

Sergio A Mezzano, MD, FASN, FACP

智利瓦尔迪维亚南方大学

Jürgen Floege, MD

德国亚琛工业大学医学院

Patrick H Nachman, MD

美国北卡罗莱纳大学教堂山分校

Debbie S Gipson, MD, MS

美国密西根大学-安娜堡分校

Manuel Praga, MD, PhD

西班牙马德里 10 月 12 日医院

Richard J Glassock，MD，MACP

美国本格芬医学院在加州大学洛杉矶分校

Jai Radhakrishnan，MD，MS，MRCP，FACC，FASN

美国纽约哥伦比亚教会大学

Elisabeth M Hodson，MBBS，FRACP

澳大利亚悉尼 Westmead 儿童医院

Brad H Rovin，MD，FACP，FASN

美国俄亥俄州立大学医学院

Vivekanand Jha，MD，DM，FRCP，FAMS

印度昌迪加尔研究生医学教育研究所

Ste′phan Troyanov，MD

加拿大蒙特利尔大学

Philip Kam-Tao Li MD，FRCP，FACP

中国香港中文大学

Jack F M Wetzels，MD，PhD

荷兰内梅亨大学医学中心

文献复习小组

美国波士顿塔夫茨医学中心肾脏疾病指南制定
　与实施中心：

项目总监及指南制定主任：Ethan M Balk，MD，
　MPH

科技人员：Gowri Raman，MD，MS，

肾脏病专家：Dana C Miskulin，MD，MS

肾脏专科研究员：Aneet Deo，MD，MS

项目协调员：Amy Earley，BS

研究助理：Shana Haynes，MS，DHSc

此外，指南制定委员会主任 Katrin Uhlig，MD，MS 提供技术支持和指导。

KDIGO 理事会成员

NKF-KDIGO 指南制定人员
学术委员会副主席：Kerry Willis，PhD
指南制定主任：Michael Cheung，MA
指南制定经理：Sean Slifer，BA，

摘　要

　　改善全球肾脏病预后组织（KDIGO）出版《2011 年肾小球肾炎（GN）临床实践指南》的目的是帮助临床医生处理成人和儿童肾小球肾炎患者的医疗问题。本指南的制定遵循了明确的证据复习和评价过程。本指南包括不同种类的肾小球疾病：儿童激素敏感型肾病综合征、儿童激素抵抗型肾病综合征、微小病变肾病、原发性局灶节段性肾小球硬化症、感染相关性肾小球肾炎、IgA 肾病、过敏性紫癜肾炎、狼疮性肾炎、寡免疫复合物性局灶节段坏死性肾炎和抗肾小球基底膜肾小球肾炎。每一章节都涵盖了治疗相关措施，指南中的推荐是源于对相关试验的全面文献复习。对证据质量和推荐强度的评价是采用 GRADE 方法。本指南中对证据的局限性进行了讨论，并对将来的研究方向提出了具体的建议。

　　关键词：临床实践指南，KDIGO，肾小球肾炎，肾病综合征，循证医学推荐，系统性文献复习。

　　引文
　　引用本指南应该采用以下格式：Kidney

Disease: Improving Global Outcomes (KDIGO) Glomerulonephritis Work Group. KDIGO Clinical Practice Guideline for Glomerulonephritis. Kidney inter. ,Suppl. 2012;2:139-274.

主译前言

全球改善肾脏病预后组织（Kidney Disease: Improving Global Outcomes, KDIGO）是一个非营利的, 致力于组织、撰写及推广常见肾脏病临床指南的国际学术组织。KDIGO 撰写的临床指南具有几项特色:（1）严格的科学性。组织专业队伍收集高水平的临床研究论文, 并以此为撰写指南的依据。对证据等级和推荐强度进行了分级并在各项指南意见后标明。（2）广泛的学术民主。每个指南分别邀请世界各地的肾脏病专家及其他专业专家(如急性肾损伤指南工作组有重症医学、影像科、心血管科、儿科专家参与)组成工作组。指南初稿又发送给世界各地更多的专家, 征求他们的意见后, 进行修改。（3）KDIGO 的活动资金来自各医疗工业厂商的赞助。但是, 任何一个指南均不与厂商直接挂钩, 摆脱了商业影响。而且工作组每个成员均需将本人与厂商的经济关系(科研经费支持、讲课或占有股份等)公布于众。以上这些特色保证了 KDIGO 临床指南的科学与公正, 因而具有较高的参考价值。

急性肾损伤及肾小球疾病是临床肾脏病中最具有挑战性的问题, 也是医院临床工作中最常见的肾脏疾病。2012 年上半年 KDIGO 公布的这两项指南既表达了一些重要的临床理念，如：对急性肾损害的预防在先和早期诊断，对肾小球疾病治疗中糖皮质激素和免疫抑制剂应用的慎重态度（首先明确诊断、把握适应证、权衡利弊）；又具有大量诊断和用药的具体指导意见。对于各级肾脏科医师、非肾脏专业临床医师的临床工作都有重要的参考作用。

临床医学决不是单纯的经验积累，必须不断更新知识，使诊断治疗与时俱进。这两个临床指南为我们提供了最新的临床诊治理念与方便、实用的具体方法。但是，再好的指南也不可以简单地直接搬用于病人。临床工作的精粹是：既了解并应用国内外最先进的研究成果；又根据每个病人实际情况做出个体化的分析判断，两者不可偏颇。这反映了一个临床医生的医德和医术水平。

临床研究的最终目的不在于发表一两篇论文及其带来的名利效应，而在于能有助于诊断、治疗水平的提高，有利于病人，有利于科学。我们很高兴看到在全球肾小球疾病治疗指南中引用了七项中国的研究成果，这说明中国肾脏病界的有关临床研究已经在国际范围内受到重视，这是一个很令人振奋的开始。但是，也必须看到在我国肾脏病界所发表的大量临床研究论文中，引用入全球临床指南的只占很小的比例；在急性肾损害的指南中尚没有中国的研究论文被引用，表明我国肾脏病的临床研究无论从涉及范围或研究质量方面都还有相当的差距。路漫漫其修远兮,吾将上下而求索。让我们埋头苦干、认真求是,在急性肾损害和肾小球肾炎的临床医疗和临床科研方面都不断提高,取得更大成绩。

主译　王海燕

北京大学肾脏病研究所所长

北京大学第一医院肾内科教授

2012 年 5 月 16 日

原版前言

我们期望本指南能够为临床医生提供大量帮助。我们的主要目标是改善病人的治疗质量。通过帮助临床医生熟悉和更好地理解本指南证据现状，我们期望在短期内能够实现这一目标。通过对循证医学推荐的深刻理解，本指南也帮助分析了缺乏证据的领域以及研究方向。帮助确定研究方向是制定临床指南的一项非常重要的功能，但是人们常常忽视这方面的工作。

本书使用 GRADE 方法对证据等级和推荐的强度进行了分类。本指南中，只有 4 个（2%）推荐的证据等级是"A"，34 个（20%）推荐的证据等级是"B"，66 个（40%）推荐的证据等级是"C"，63 个（38%）推荐的证据等级是"D"。虽然推荐强度分类（1 级或 2 级）不仅仅是根据证据的等级，但是证据等级与推荐强度之间是有关联的。因此，46 个（28%）推荐的分类为 1 级，121 个（72%）推荐的分类为 2 级。4 个（2%）推荐的分类为 1A，24 个（14%）推荐的分类为 1B，15 个（9%）推荐的分类为 1C，3 个（2%）推荐的分类为 1D。没有推荐的分类为 2A，10 个（6%）推荐的分类为 2B，51 个（31%）推荐的分类为 2C，60 个（36%）推荐的分类为

2D,28 个(14%)建议未分级。

有些人认为,在证据不足时不应该给出推荐。然而,临床医生在每日的临床工作中仍然需要做出临床决策,他们经常会问这样的问题"专家如何处理这种情况?"此时,我们选择了指导,而不是保持沉默。这些推荐通常被认为是低强度的推荐,而且是证据级别低或者是未分级的。本指南使用者认识到这一点非常重要(见公告)。这些推荐对于临床医生面对日常工作中患者相关问题时,不是意味着选择停滞不前,而是意味着开始寻找具体的处理方案。

我们要感谢工作组共同主度 Dan Cattran 和 John Feehally 教授以及工作组全体成员自愿奉献无数的宝贵时间来制定指南。我们也要感谢文献复习组成员和美国肾脏病基金会的工作人员,是他们使这项工作得以完成。最后,我们还要特别感激 KDIGO 董事会成员自愿付出时间审阅本指南并提出了非常有意义的建议。

KDIGO 共同主席 Kai-Uwe Eckardt 博士
KDIGO 共同主席 Bertram L. Kasiske 博士

目　录

第1章 介绍

内容

出版本临床实践指南的目的是已经明确诊断为肾小球肾炎的病人提供治疗推荐。重点是儿童和成人常见的免疫介导的肾小球疾病。内容包括局限于肾脏的不同病理类型的肾小球肾炎,同时也包括免疫介导的系统性疾病导致的最常见肾脏损害类型。本指南不包括肾小球肾炎的诊断与预防。

本指南涉及以下类型的肾小球肾炎:

- 儿童激素敏感型肾病综合征(steroid-sensitive nephrotic syndrome,SSNS)和激素抵抗型肾病综合征(steroid-resistant nephrotic syndrome,SRNS);
- 儿童和成人微小病变肾病(minimal-change disease,MCD)和特发性局灶节段性肾小球硬化症(focal segmental glomerulosclerosis,FSGS);
- 特发性膜性肾病(idiopathic membranous nephropathy,IMN);
- 特发性膜增生性肾小球肾炎;
- 感染相关性肾小球肾炎;

1

- 免疫球蛋白 A（IgA）肾病和过敏性紫癜
  （henoch-Schönlein purpura，HSP）肾炎；
- 狼疮性肾炎（lupus nephritis，LN）；
- 肾脏小血管炎；
- 抗肾小球基底膜肾小球肾炎。

方法

工作组专家们首先确定指南的题目和目的，然后，再和证据复习组（evidence review team，ERT）合作，最终确定每一个文献复习的题目、特定的筛选标准、文献检索方法和收集资料的形式。

证据复习小组负责收集文献检索、筛选摘要和全文、统一报告中的方法和分析处理过程、定义并标准化与检索和收集资料相关的方法并提出证据总结。使用推荐评价、制定与评估的等级标准（Grading of Recommendations Assessment，GRADE）方法，证据复习小组写出初步的证据文件（收录在附件中），随后由工作组专家审核与整理。证据复习组检索 2011 年 1 月之前的文献以及包括工作组专家熟悉的 2011 年 11 月以前发表的其他知名研究文献。经过所有工作组成员、工作组主席、证据复习小组专家共同参与、多次讨论，认真地对每一章节内容精心总结与文献复习，最终定稿。关于推荐等级的评价以及证据的力度的详细描述都收集在附件中。根据支持推荐证据的力度、净医疗收益、价值与治疗习惯以及花费等情况,工作组制订了两个等级的推荐(1 或 2)。又根据推荐的证据质量将推荐分为 A 至 D 级。对于常规的医疗护理及相关问题的一般性治疗推荐没有按等级分级。

　　本治疗指南中的推荐都是有明确的证据支持的。如果针对某项治疗,发表的证据力度非常弱或者不存在时,本指南则不对其进行评价。在每一章的原理部分中也对略去这部分治疗的原因进行了说明。因此,本指南中也存在着以下情况:一些在现代临床实践中广泛使用的治疗方案仅被列为 2 级推荐(例如建议)或者由于缺乏证据而没有被包括在内。

　　本指南的关注点是肾活检已经明确诊断的肾小球疾病或者一些具有特征性临床表现的儿童肾病综合征的治疗问题。本指南没有针对可疑肾小球疾病患者的诊断思路、肾活检时机以及肾活检对象等重要问题提供建议。尽管这些问题很重要,但是为了突出主题,我们讨论的对象还是基于有经验的肾脏病理学家针对足够的肾活检标本做出明确病理诊断的疾病。我们针对这类疾病进行循证医学文献复习和相应治疗推荐。

使用对象

　　本指南出版主要对象是肾脏内科医生,但对于内科其他专业的医生、护士、药师、从事护理肾小球肾炎的医疗保健人员也同样有用。它不适用于医疗卫生事业的管理者,也不是为了制订临床治疗质量评价指标而编写的。虽然指南中的某些内容对病人和医疗保健人员也可提供有意义的知识,但是本指南主要不是为他们编写的。

免责声明

出版社、编委会和国际肾脏病学会已尽最大努力保证本指南中的数据、观点及评论准确,在此需要明确的是,作者、出版部门和相关顾问们对本文中的数据和观点负责。因此,出版社、国际肾脏病学会、编委会及其工作人员、办公室及代理机构不对任何不准确的数据、观点和评论所造成的后果负责。尽管作者已经努力保证药物剂量和其他相关数据准确,我们还是建议读者在使用本文中药物应用的新方法时,需要参照药品生产厂家自己出版的文献。

以上免责声明涵盖以下所章节

（周福德　译）

第 2 章 诊治肾小球疾病的一般措施

诊治肾小球疾病的一般措施是指可应用于本指南所涉及的全部或者多数不同类型的肾小球肾炎的各种诊治手段。为了避免在各章节的重复,本章讨论这些一般诊治措施。如果有特殊应用指征或者存在例外情况时,则在这些章节讨论这些特殊情况和(或)推荐及其原理。

肾活检

肾活检是确诊的必要手段。它可确定指南中所提及的肾小球肾炎的病理类型。但是,对于儿童激素敏感型肾病综合征的诊断是个例外情况。这种疾病有临床诊断标准,临床诊断明确后即可直接开始治疗。只有当治疗效果不符合典型病例表现者,才需要作肾活检明确肾脏病理诊断。

肾活检标本要足够

评价肾组织是否足够包括两部分内容。首先,肾组织大小能够足以合理的准确诊断或者排除特殊的肾脏病理类型;其次,肾组织的量足以评价急性和慢性病变的程度。

对于某些病例的诊断可能有一个肾小球就足够了(例如膜性肾病),但是,一般需要相当大的标本供肾脏病理医生全面地了解肾小球、肾小管、肾间质和肾血管病变。此外,足够的肾组织标本不但要供做光镜病理检查,还需要供做免疫组织化学染色检测免疫活性物质(包括免疫球蛋白和补体成分),以及供做电镜精确地检查免疫沉积物质的沉积部位以及程度,甚至于还可见到特征性沉积物。我们知道电镜检查在大多数地区不是常规使用的,但是这项技术显示的一些超微结构的变化可以帮助修正病变的程度,甚至于改变病理诊断,并可能改变治疗的决策,因此如果有条件的话还是推荐常规做电镜检查。

某些病例,比如局灶节段性肾小球硬化症(focal segmental glomerulosclerosis, FSGS)和抗中性粒细胞胞浆抗体(antineutrophil cytoplasmic antibody, ANCA)相关的坏死性肾小球肾炎,病变仅见于一些肾小球的部分节段。为了避免对这些病例的漏诊,连续切片进行光镜检查是非常重要的。如果要以95%的诊断准确性诊断或者排除仅有5%肾小球受累的肾小球疾病,那么肾活检标本中的肾小球需要超过20个[1]。虽然常可见到肾活检中的肾小球数目较少,我们应认识到这对于诊断的准确性有重要的影响,特别是当肾脏病变是局灶和(或)节段性受累者。

肾活检病理检查的一项重要内容是判断病变是"活动性"还是"慢性"的,前者是指急性的、对特殊治疗有效的病变;后者是指不可逆性或不能治疗的病变。肾小球出现硬化后,相应肾单位的其他部分会出现萎缩、肾间质纤维化,因此,我们可以通过观察肾小管萎缩的程度很容易地估计出肾小球肾炎慢性不可逆性病变的程度。肾活检组织越多,估计的准确性越高。但是,这种根据肾活检病理检查估计慢性病变的程度必须密切结合临床资料,以避免穿刺到局部皮质瘢痕处而导致出错误结论。不同肾小球肾炎通过肾脏病理检查所获得的信息量是不同的,这一点相当重要,在相关章节内有相应的论述。

重复肾活检

在治疗过程中或者疾病复发后重复肾活检可能会给临床医生提供重要信息。目前还没有循证医学证据推荐何时或者间隔多久需要重复肾活检,但是,由于这项检查是有创性操作和不可避免地发生合并症(虽然发生率低)的危险,因此,应该谨慎应用。一般而言,应该以重复肾活检后是否能够改变治疗方案为原则来决定此项检查的必要性。具体而言,下列情况需要考虑重复肾活检:

- 与自然病程不符的、不明原因的肾功能恶化者,提示可能存在初始诊断有变化或者合并了新的病变(例如,膜性肾病基础上发生了新月体性肾炎或者在治疗过程中出现的药物导致的间质性肾炎)；

- 当临床和实验室检查指标提示疾病的损伤类型可能发生转变时(例如,膜型狼疮性肾炎转成弥漫增殖性狼疮性肾炎)；
- 当判断临床表现与疾病的活动性和慢性病变的关系有困难,难以决定是选择强化治疗、维持治疗还是减量治疗时；
- 帮助判断"疾病不可逆转点"和了解治疗是否充分时(例如,弥漫的不可逆性肾脏瘢痕性病变对任何治疗都不会有反应)。

评价肾功能

判断肾小球肾炎治疗的重要预后指标包括肾功能检查,特别是测量蛋白尿和肾小球滤过率(glomerular filtration rate,GFR)。

蛋白尿

尿白蛋白或尿蛋白排泄率是否是评价肾小球损伤的好方法存有争议。但是,24 小时尿蛋白定量仍然是检测肾小球肾炎病人尿蛋白量的金标准。这种方法矫正了生理节律、体力活动和体位等因素对尿蛋白测量的影响。几乎所有的本指南引用的临床试验都是使用 24 小时尿蛋白定量来评价疗效。虽然这种方法由于尿液收集量不准确等因素可导致测量误差,但是,同时测量尿肌酐可以对尿液收集量进行标准化,因此可以提高结果的可靠性。

随意尿的蛋白/肌酐比值或者白蛋白/肌酐比值是一种可行的替代 24 小时尿蛋白定量的方法[2]。由于这种方法留取标本比较容易,不受饮水量以及尿流速率的影响,已在临床工作中普遍应用。但该方法没有考虑到性别和种族等可能对肌酐产生有影响的因素。随意尿的蛋白/肌酐比值和 24 小时尿蛋白定量有相关性。尽管用尿蛋白/肌酐比值来监测治疗过程中蛋白尿变化的可靠性还没有得到证实,但是,它还是比较实用的,特别是针对儿童病人。最近的一些研究采用留取较长时间(比如 4 小时)尿液来避免活动和生理节律等因素对随意尿标本的影响,也避免留取 24 小时尿标本的繁琐[3]。随着留取尿标本时间的延长,尿蛋白/肌酐比值与 24 小时尿蛋白定量的相关性就越好。然而,对肾小球肾炎而言,目前尚无足够证据说明 24 小时尿蛋白定量、短时尿蛋白定量或随意尿蛋白/肌酐比值等方法哪一种更好,因此本指南不对其进行推荐。

文献中采用的肾病综合征的传统定义为尿蛋白定量 >3.5g/24h[儿童为 >40mg/(m^2·h)或尿蛋白-肌酐比值[uPCR] >200mg/mmol(>2g/g)或者尿蛋白 >300mg/dl 或尿试纸法 3+)伴低白蛋白血症和水肿。肾病范围蛋白尿则定义为尿蛋白定量 >3.5g/24h[儿童 uPCR >200mg/mmol(>2g/g)],但不伴有明显的肾病综合征表现。无症状性蛋白尿是指无临床症

状,尿蛋白定量在 0.3～1.5g/d(或相同水平)
之间。针对同一种类型肾小球肾炎的治疗性试
验,也常根据蛋白尿程度的不同采用不同的入
选标准。这是造成对临床试验结果难以进行直
接比较的问题之一。然而,尿蛋白定量(甚至
于尿蛋白成分分析)是肾小球肾炎患者的一项
重要检查。这几乎对于原发性和继发性肾小球
疾病同样重要。对于每一种肾小球肾炎,确定
什么水平的蛋白尿及其变化作为疾病进展的危
险因素和疗效的判断标准也是重要和必要的。
不同肾小球肾炎的这些指标是不同的并且差别
很大。尚无足够证据推荐根据使用更加详细的
蛋白尿成分分析检查结果(比如尿免疫球蛋白
G(IgG)、β-2 微球蛋白、视黄醇结合蛋白和α-1
微球蛋白浓度测定)来决定治疗方案。

估算的 GFR

　　大多数治疗肾小球肾炎的文献采用的判断
肾脏滤过功能的方法是血清肌酐(serum creati-
nine,Scr)或肌酐清除率,后者需要收集24 小时
尿液。非常少数研究是采用菊粉或放射性同位
素方法等金标准测定 GFR。过去研究中使用
的评价肾功能的其他方法包括使用年龄、体重
和性别对 Scr 进行校正的 Cockcroft-Gault 公式、
Scr 的倒数和 log 转换的 Scr。血清胱抑素 C,一
种可代替 Scr 的指标,还没有在肾小球肾炎患
者中得到验证。所有这些方法都有局限性,但
是对于个体而言连续检测还是有意义的。

近期,尽管基于肾脏疾病饮食调整(modification of miet in renal disease,MDRD)4 变量的公式来估算 GFR 的方法还没有在肾小球肾炎人群中进行验证,但是多数专家们还是认可这种方法的。另一个计算公式,CKD-EPI 是最近建议使用的,比 MDRD 公式更准确,特别是对于 GFR>60ml/min 的患者。种族因素也可能影响 eGFR。但是缺乏有力的证据推荐在肾小球肾炎中使用哪一种 eGFR 公式更好。使用 Scr 来计算 eGFR 的方法有一个特殊局限性,即在给肾病综合征患者计算结果时需要谨慎解释结果。这是因为肾病综合征时,肾小管对 Scr 的排泌会增加,以至于肌酐清除率和 eGFR 可高估肾功能 50% 或更多[4]。在发生急性肾损伤(acute kidney injury,AKI)时也不适合使用 MDRD 公式计算 GFR。

儿童患者可采用 Schwartz 公式计算 eGFR。

预后指标

完全缓解、ESRD 和死亡率

评价治疗肾小球肾炎疗效最好的指标是预防终末期肾脏病(end-stage renal disease,ESRD)和降低死亡率。但是,针对肾小球肾炎的研究很少具有足够长的观察时间或分析足够多的病例数来评价这些指标。由于本指南中所涉及的肾小球肾炎的多数类型自然病程进展缓慢,所以这种现象并不奇怪。另一个对于多数疾病可以接受的疗效指标是完全缓解,即蛋白尿的完全消失($<300mg/24h$)。但是,多数研究是采用其他替代指标来预测临床预后。这些指标包括蛋白尿的变化(例如蛋白尿的部分缓解)、肾功能的变化、"不可逆转点"、生活质量和健康质量。

蛋白尿的变化

多数研究都应用尿蛋白定量的变化。常分为完全缓解和部分缓解,前者是指尿蛋白$<0.3g/24h$ [uPCR$<30mg/mmol$($300mg/g$)],后者是指尿蛋白在$0.3 \sim 3.5g/24h$之间或者尿蛋白比初始结果减少至少50%并且$<3.5g/24h$。但是,针对某一具体肾小球肾炎的类型,不同研究的蛋白尿变化的界定不同。本指南的相关章节将讨论这些定义的差异。

肾功能的变化

通常通过测量 Scr 或肌酐清除率的变化反映肾功能的变化。常应用能够真实地反映疾病的进展的指标,例如 Scr 倍增、肌酐清除率或 eGFR 减少50%。这是因为多数肾小球肾炎病人肾功能变化较慢,以及除了肾脏病的进展以外,有多种因素可以影响 Scr 结果。这些因素包括血容量变化、并发其他疾病、并发症和多种药物。此外,还有一些与肾脏疾病无关的影响 Scr 测量结果的因素,包括 Scr 的检测方法、肌肉体积的变化以及尿量及肾功能的变化,因为后两者可影响肾小管对肌酐分泌。最近研究报道了随着时间的变化，eGFR 也发生变化。如果不把 ESRD 作为随访终点，并且在连续的时间点有足够的数据、斜率呈明显线性，那么，肌酐清除率的斜率或者 eGFR 斜率可能是肾功能变化的可靠指标[5]。

GFR 的变化常被描述为肾功能"恶化"或"急剧恶化"。虽然这些名词没有精确的定义，却经常用于反映肾功能的变化，特别是在血管炎和狼疮性肾炎等病理类型。这些属于描述性名词，某种特殊治疗的作用只能通过随机对照研究（randomized controlled trial，RCT）和通过与具有相似的临床与病理特点的另一组病人进行比较才能得出适宜的评价。相关的随机对照研究结果参见相关章节。

"不可逆转点"

这个概念没有准确的定义，但是它描述了慢性肾小球疾病自然病程中肾功能损害伴有弥漫的不可逆性肾脏损伤的一个阶段，进入这一阶段后任何治疗都不可能改变肾功能的持续恶化（治疗无益）。临床试验应该排除这些病人，因为他们可能是"无效"病例并可能弱化了治疗效果，影响研究的说服力。此外，肾功能明显减退的这些病人可能面临着试验治疗副作用的风险。由于缺乏"不可逆转点"的准确定义，因此我们不可能知道，在大多数临床试验中是否存在纳入或者排除一些这样的病人而掩盖了治疗效果的可能性。

生活质量和健康质量

病人自己对生活质量和健康质量的感受以及他们对治疗的喜好是评价治疗效果的一项极其重要因素,但是本指南中复习的多数临床试验常常对此未给予评价或者未正确评价。当对免疫抑制治疗短期和长期的获益与风险进行分析时,能够认识这一点相当重要,因为试验中没有考虑到病人的真实感受或者治疗对病人生活质量的影响。这些未评价的因素可能明显地影响研究结果(例如,使用激素治疗的年轻女性对身体形象变化的顾虑可能会影响对治疗的依从性)。最近使用的可以更加迅速评估患者相关预后(patient-related outcomes,PROMS)的分析方法,能够对所有慢性疾病的生活质量进行更加标准化的评估。

在评价肾小球肾炎治疗时缺乏这些指标是一大缺憾。

年龄、性别、种族和遗传背景的影响

已经发表的针对肾小球肾炎治疗的随机对照研究仍然很少,多数研究质量不一、样本小而且随访时间短。这导致研究结果难以向所有人群推广,例如,我们不能确定已发表的研究显示的治疗效果(或无效)是否对不同种族病人和(或)不同年龄或性别的病人有同样的效果。其他章节会对此局限性进行讨论,现举例如下:套用儿童微小病变肾病(Minimal-change disease, MCD)的推荐治疗方案治疗成人 MCD 是否合理？反之亦然；将经研究证实对于白人有效的治疗狼疮性肾炎的方案应用于其他种族是否合理？一个疗程的免疫抑制治疗对于年轻人有效是否也可同样的应用于老年人？

此外，现有的随机对照研究不足以发现治疗的少见副作用。现在还不清楚，药物遗传学的一些新发现是否能够改变免疫抑制剂和其他制剂的药物代谢动力学和（或）药效动力学特点。虽然早期的证据显示一些遗传学特点可改变临床预后[6]，但是，也需要考虑药物遗传学检测的费用问题，迄今为止，尚缺乏有力的证据证明药物遗传学检测可以改善肾小球肾炎的治疗。

肾小球疾病合并症的处理

肾小球疾病的一系列合并症缘于临床表现，而不是病理类型。积极处理这些并发症（虽然不是本指南的主题）应视为医疗常规，且对疾病的自然病程有着明显的正面影响。这些措施包括控制血压、减少蛋白尿、减轻水肿和肾病综合征其他的代谢和血栓栓塞并发症，这些并发症可有较高的发病率和死亡率。如果有效，这些相对无毒性的治疗方法可能会减少（或至少可调整）具有潜在副作用的免疫抑制剂的应用。快速缓解的激素敏感型 MCD 以及表现为单纯性血尿、肾功能正常、无蛋白尿、也无高血压的肾小球肾炎患者通常不需要使用这些支持治疗。后一种情况临床常见,例如 IgA 肾病。

高血压

　　和所有的 CKD 相同,控制血压的目的是预防高血压的心血管并发症以及延缓 GFR 的下降速度。改善生活方式(限盐、维持体重正常、规律运动和戒烟)应该是降压治疗的一部分。

　　目前还没有理想的血压控制目标,推荐降压目标应该是<130/80mmHg。有限的文献支持,当尿蛋白>1g/d 时应目标血压<125/75mmHg[7]。即将出版的针对 CKD 血压控制的改善全球肾脏病预后组织(Kidney Disease:Improving Global Outcomes,KDIGO)指南中将详细讨论此问题。还没有具体的证据推荐肾小球肾炎病人是控制收缩压还是舒张压更为重要,以及何时测量血压更好。已有非常强的理论和试验证据支持血管紧张素转化酶抑制剂(angiotensin-converting enzyme inhibitor, ACEI)和血管紧张素受体拮抗剂(angiotensin-receptor blocker, ARB)为首选的治疗方案,这也在临床研究中得到了证实[8]。对于儿童肾小球肾炎病人,可采用已经发表[9,10]或现有标准,将血压控制到相应性别和年龄的收缩压和舒张压的第五十个百分位以下。

　　本指南没有对肾小球肾炎和其他 CKD 患者降压药物的选择以及降压目标的证据进行系

统复习,即将出版的 KDIGO 临床实践指南将评价这些问题。

蛋白尿

减少尿蛋白的治疗是重要的,因为这可反映出控制原发疾病的效果、肾小球高压的降低以及足细胞损伤的好转,后者可能是肾小球硬化的主要因素。多数研究显示,如果蛋白尿降至低于 0.5g/d,则可以明显延缓多数肾小球疾病肾功能恶化速度。例外的是 MCD 和激素敏感型肾病综合征(Steroid-sensitive nephrotic syndrome,SSNS),这种疾病尿蛋白的完全缓解意味着病情痊愈。蛋白尿或者蛋白尿中的某些因子可能对肾小管间质有毒性作用。尿蛋白减少至非肾病范围可以使肾病综合征患者的血清蛋白(主要是白蛋白)水平升至正常,从而缓解肾病综合征的许多症状以及代谢合并症,改善生活质量。

降蛋白的药物是 ACEI 或者 ARB,这些药物减少尿蛋白的特点是剂量依赖性,可以减少尿蛋白高达 40% ~ 50%。患者严格限制盐摄入量时,效果更好。没有证据显示 ACEI 和 ARB 在减少尿蛋白方面有所不同。两者联合使用可能有协同的降尿蛋白作用,但是风险效益比分析的结果对这种联合方案存有争议,特别是对于 GFR 明显降低者。由于 ACEI 和 ARB 降低 GFR,Scr 常增加 10% ~ 20%。除非 Scr 持续上升,这种中等程度升高反映肾脏血液动力学的变化,而不是疾病恶化,因此不必立即停药。

关于这些药物的剂量以及蛋白尿的目标水平的推荐超出了本章范围,对于已经有相关证据的内容,将在具体肾小球肾炎的章节讨论。

蛋白尿患者应保证足够的蛋白质摄入量 $[0.8 \sim 1.0 g/(kg \cdot d)]$,并提高大量的碳水化合物摄入量以最大程度地利用蛋白质。

蛋白尿部分缓解的意义将在相关章节讨论。除此以外,本指南没有就减少尿蛋白对CKD 的益处以及药物选择的相关证据进行全面复习。即将出版的 KDIGO 临床实践指南将评价肾脏保护治疗的相关证据。

高脂血症

肾小球疾病合并高脂血症应该按照具有心血管疾病高危因素病人的指南进行治疗。这一点对于以下病人特别重要:临床未完全好转的病人或者同时存在心血管疾病的其他危险因素者,其中最常见的因素是高血压和蛋白尿。对于肾小球疾病,特别是肾病综合征,单纯限制饮食中脂肪和胆固醇摄入量仅可起到轻微的控制血脂效果。虽然尚未证实他汀类药物(羟甲基戊二酰辅酶 A 还原酶抑制剂)可以减少肾病综合征患者心血管事件的发生,但是,这类药物可以有效地改善血脂异常并且耐受性好。虽然尚未证实,但是,他汀类药有可能可以延缓 GFR 减退。他汀类药和其他类药物联合应用需要谨慎,例如,与钙调磷酸酶抑制剂联合使用时可明显地增加肌痛/肌炎的风险。

肾病水肿

主要治疗措施是在适当限制饮食中盐摄入量(钠摄入 60 ~ 80mmol[1.5 ~ 2g]/24h)基础上的利尿治疗。即使 GFR 正常,肾病综合征病人也常表现为利尿剂抵抗。和静脉注射相比,口服袢利尿剂使用更方便、作用时间更长,因此常作为首选利尿方法,每日 1 次或 2 次。但是由于严重肾病综合征时存在肠壁水肿,利尿剂经胃肠道吸收的量明显受影响,可能需要静脉注射或者输注利尿剂以达到有效的利尿效果。此外,袢利尿剂联合噻嗪类利尿剂或者美托拉宗常可以改善"利尿剂抵抗",提高利尿效果。也可以采用静脉输注白蛋白联合利尿剂治疗利尿剂抵抗,但是这种方法的疗效有待证实。有时需要使用超滤脱水治疗难治性水肿。

如果严格控制超滤脱水的速度,缓慢脱水,一般不会出现明显的低容量状态,但是儿童和老年人容易发生这种并发症。老年人合并糖尿病或者高血压容易发生低容量休克和急性缺血性肾损伤。

高凝状态

当血清白蛋白低于 2.5g/dl(25g/L)时,发生血栓并发症的风险明显增加。严重水肿导致的活动减少、肥胖、病情反复发作或者入院做手术等可进一步增加血栓发生的风险。对于高危病人需要给予低剂量的预防性抗凝治疗（例如，肝素每次5000u，皮下注射，每日两次）。如果有动脉或静脉血栓形成或者肺栓塞的明确证据，则需要使用足量的低分子肝素或华法林抗凝治疗。血清白蛋白低至 2.0～2.5g/dl（20～25g/L）伴有下列情况一项或多项者也需给予足量的抗凝治疗：蛋白尿＞10g/d；体重指数（BMI）＞35kg/m^2；易栓症家族史；充血性心衰纽约心脏协会分级Ⅲ或Ⅳ级；近期腹部或者骨科手术史；长期卧床。预防性抗凝治疗的禁忌证包括：依从性差、出血性疾病、近期消化道出血史、中枢系统疾病出血倾向（脑瘤，脑动脉瘤）、影响华法林代谢或者效果的遗传性疾病。

在最初治疗时，可以使用显著高于一般剂量的剂量抗凝，这是因为肝素是通过抗凝血酶Ⅲ起作用，而后者在肾病综合征时可从尿中丢失导致血浆浓度降低。长期抗凝应选择华法林，但是，由于肾病综合征者血清白蛋白浓度的波动可引起和蛋白结合的药物量发生变化，因此抗凝治疗过程中需要密切监测抗凝效果。虽然没有具体证据支持，一般建议目标国际标准比值（international normalized ratio，INR）为 2～3。

感染的风险

临床上，高度警惕肾病综合征患者发生细菌感染是重要的。这一点对于儿童有腹水的肾病综合征患者尤其重要，此时需要做腹水的显微镜检查和细菌培养以除外自发性细菌性腹膜炎。即使是仅有腹部的临床症状，也可出现菌血症。血沉对诊断没有帮助，但是，C-反应蛋白升高有意义。一旦做完细菌培养，就应给予静脉使用抗生素治疗，治疗药物应含有青霉素（治疗肺炎球菌感染）。如果感染复发，应该检查血清免疫球蛋白。如果血清 IgG<600mg/dl（6g/L），有限的证据显示每月静脉输注免疫球蛋白 10～15g 以维持 IgG>600mg/dl（>6g/L）可以减少感染的发生风险[11]。

　　肾小球肾炎表现为肾病综合征者易发生侵袭性肺炎球菌感染，因此需要接种 7 价共轭（7vPCV）和 23 价多糖（23vPPV）肺炎球菌疫苗以及每年接种流感疫苗一次。糖皮质激素治疗似乎并不影响疫苗的效果。患者服用免疫抑制剂或者细胞毒类药物是接种麻疹、腮腺炎、风疹、水痘、轮状病毒等活疫苗的禁忌证。当泼尼松减量至<20mg/d 和（或）停用免疫抑制剂至少 1～3 个月后，可以接种这些疫苗。水痘可以是致命性疾病，特别是儿童患者。因此，凡是接触水痘患者即应给予注射带状疱疹免疫球蛋白，在出现疱疹样病变后即应给予无环鸟苷或更昔洛韦抗病毒治疗[12]（详见第 3 章，儿童激素敏感性肾病综合征的治疗）。

糖皮质激素和免疫抑制疗法的应用

　　后面的章节将依据现有证据重点讨论肾小

球肾炎中常见病理类型的治疗及其疗效。

　　医生需要不断地权衡治疗的风险和获益，然后谨慎决定治疗方案。本指南中的任何内容都不能代替医生决策过程。医生寻求的理想治疗方案是以最小剂量的免疫抑制剂而最大限度地减少快速复发（如获得肾病综合征的缓解），并防止疾病进展。不过医生还必须认识到某些患者可能需要较长时间的免疫抑制治疗，因为患者面临的长期威胁是，如果防治失败而发生 ESRD 可缩短预期寿命，此外长时间免疫抑制治疗的唯一好处是，推迟因肾移植需要长期接受免疫抑制药物治疗的时间。

　　除了认识到已知的获得完全缓解的益处以外，人们已经意识到减少尿蛋白的短期和长期获益。因此治疗慢性肾小球肾炎的重点已经从治愈模式转向为控制模式。这种模式将使用更多的免疫抑制治疗（或重复治疗），从而接触更多毒性药物。

　　推荐的免疫抑制剂的特异性的不良反应以及相应的常规预防措施超出本指南范围，但是临床医生比较熟悉这些内容并已有相关文献复习[13]。需要长期服用这些免疫抑制剂的具体方案参见后续章节。

不良反应

　　在开始治疗之前，一定要同病人和家属讨论免疫抑制疗法潜在的不良反应，不应该过分夸大这部分内容。许多药物的不良反应很严重，而且可能有很长的潜伏期（如环磷酰胺）。必须兼顾针对肾小球肾炎的免疫抑制治疗的潜在风险和患者病情的严重性。对于临床状况较好的病人，有时很难平衡免疫抑制剂的近期不良反应与进展至 ESRD 的可能性。但是对于晚期 CKD 患者，特别是 ESRD 病人，即使是给予透析或移植治疗，他们的寿命也会明显缩短，因此，必须尽早平衡获益与风险。医生必须认识到这一难题，对于治疗证据不强（但可能改变生活状态）且风险较大者，应该充分告知病人。病人对任何不良反应的接受和认识程度可明显影响治疗的选择（例如，年轻女性对环孢霉素的多毛副作用的接受程度就不如老年男性病人）。病人对治疗的认可程度可能与医生不同，这导致病人对治疗的依从性问题。

当使用更为积极的免疫抑制治疗方案时，可能需要采用预防治疗以减少可能的药物不良反应。具体的推荐方案超出了本指南的范围，并且还没有针对肾小球肾炎具体治疗的预防证据，但是对肾移植免疫抑制治疗的预防有较好的证据。常用的预防方案是使用抗生素预防机会性感染和使用 H2-受体拮抗剂或质子泵抑制剂预防消化性溃疡。其他两个很重要而且更有针对性的例子是，使用二磷酸盐（除非病人肾衰竭）减少长期糖皮质激素治疗引起的骨密度减少，以及在使用环磷酰胺和苯丁酸氮芥等对性腺有毒性的药物之前,采取措施储存/保存精子或卵子。

药物监测

治疗面很窄的免疫抑制剂有环孢霉素 A 和他克莫司等钙调磷酸酶抑制剂。没有随机对照研究比较不同血液浓度的这些药物对肾小球肾炎的疗效。药物的剂量和目标血浓度是来自肾移植的经验。血药浓度监测的主要目的是既能维持药物疗效,同时也可避免药物浓度过高引起毒性。常使用蛋白尿减少来评价药物疗效,钙调磷酸酶抑制剂的谷浓度达到实体器官移植的亚治疗剂量时即可出现疗效。还没有使用监测霉酚酸浓度来调整霉酚酸酯剂量治疗肾小球肾炎的研究。

女性肾小球肾炎患者的妊娠

在有生育潜力的女性病人,必须考虑到妊娠的风险。影响妊娠预后的主要因素是妊娠时的 GFR。需要注意的问题包括免疫抑制剂、ACEI 和 ARB 等药物的毒性,特别是在妊娠的前三个月,以及不稳定的肾脏病情对胎儿和妊娠母体的影响。在妊娠期间或分娩后,狼疮性肾炎有复发的风险。

治疗费用和相关问题

出版本指南的目的是为全球所有国家的医生提供治疗肾小球肾炎的循证医学建议。推荐的药物在世界上多数地区可以买到,并且价格较低。这些药物包括泼尼松、硫唑嘌呤和环磷酰胺片。监测(例如定期查血常规)也比较便宜而且容易做到。

一些药物(如钙调磷酸酶抑制剂和霉酚酸酯)的价格仍然比较贵。但是通过开发和销售非专利药物和生物仿制药可迅速降低药物费用。然而,必须注意采取措施保证这些不太昂贵的非专利药物生物利用度的变化不影响疗效和安全性。

一些地区仍然不能做血浆置换治疗,这不仅是因为费用昂贵、置换液(包括人血白蛋白和新鲜冰冻血浆)很难得,而且还涉及设备和人员费用问题。

一些本指南建议为潜在的"抢救"性治疗(如利妥昔单抗)在大多数地区是相当昂贵的。这方面迫切需要开展临床试验以证实其疗效。如果有全国或者国际性登记提高这些药物的全面的观察性研究资料,那也会提高对此昂贵治疗的认识,很可惜并不存在这样的研究。

移植后肾小球肾炎的复发

几乎所有本指南讨论的病理类型(MCD 除外)在肾移植后都有可能复发。疾病复发是肾移植失败的第三个常见原因。目前,没有办法预防移植肾肾小球肾炎复发。尽管疾病复发率高,移植肾长期存活率仍然很高,肾移植仍然是肾小球肾炎导致的 ESRD 的最佳治疗选择。一些特殊类型的肾小球肾炎在移植前需要做特殊处理,将在每一相关章节讨论具体问题。

研究建议

本临床实践指南所复习的证据缺乏随机对照研究的强有力资料支持治疗推荐或建议。这就提出一个问题,和肾脏病及内科疾病的许多其他领域相比,为什么设计较好并有足够力度的治疗肾小球肾炎的随机对照研究比较少。多种类型肾小球肾炎的自然病程进展缓慢,因此设计试验证实确切的预后资料(使用 ESRD 或者死亡)需要长期的随访,这将明显增加科研支出以及医生和病人的付出。为了提高事件发生率,研究经常使用"复合终点"。此外,设计肾小球肾炎临床试验有两个因素需考虑。一方面,人们普遍认识到大多数肾炎不是常见病;另一方面,需要在一个合理时间范围内入选足够的样本量,这是任何成功研究的重要因素。这需要多中心、多国家合作才能够完成,反过来,也是对研究机构和费用的共同挑战。这些因素导致基金管理部门和医药公司对肾小球肾炎的临床试验不像对更常见、危害更大的心血管和癌症等领域的研究那样感兴趣。

然而,目前迫切需要进行这些研究。如果不能控制疾病的进展,无论是对社会还是对肾小球肾炎病人和家属的医疗费用常被严重低估了。作为本指南的一项重要内容,在每一章我们都对最紧迫的不确定性领域做了随机对照研究和其他领域研究的推荐,这些研究结果将对临床实践有指导意义。

(周福德 译)

第3章 儿童激素敏感型肾病综合征的治疗

前言

本指南对 1~18 岁儿童激素敏感型肾病综合征(steroid-sensitive nephrotic syndrome,SSNS)的治疗进行推荐,这类肾病综合征对激素有效并可获得完全缓解。在第 2 章中已经讨论向全球推广本治疗的经济学意义。本章内容不适用于 1 岁以下的肾病综合征患者,这些患者常和基因突变有关,病理类型与微小病变肾病(Minimal-change disease,MCD)不同。

3.1:初次发作 SSNS 的治疗

3.1.1:我们推荐给予糖皮质激素(泼尼松或泼尼松龙)* 治疗至少 **12** 周。(**1B**)

    3.1.1.1:我们推荐单次口服泼尼松(**1B**)的初始剂量为 **60mg/(m² · d)** 或 **2mg/(kg · d)**,至最大剂量为 **60mg/d**。(**1D**)

    3.1.1.2:我们推荐每日口服泼尼松 **4~6** 周(**1C**),随后改为隔日单次口服

泼尼松 40mg/m² 或 1.5mg/kg（最大剂量为隔日 40mg）（1D）持续治疗 2～5 个月，随后逐渐减量。（1B）

* 泼尼松和泼尼松龙药效相同，使用剂量一样，都经过随机对照研究验证过。本章所有提及的泼尼松是指泼尼松或泼尼松龙。本指南中的口服糖皮质激素指泼尼松或泼尼松龙。

背景

16 岁以下的儿童肾病综合征的发病率为 1～3/10 万人口[14]。80% 的儿童对糖皮质激素（以下简称激素）治疗有效[14]。国际儿童肾脏病研究协作组（international study of kidney disease in children，ISKDC）研究显示，93% 的儿童 MCD 以及 25%～50% 的儿童系膜增生性肾炎（membranoproliferative glomerulonephritis，MPGN）或者局灶节段性肾小球硬化症（focal segmental glomerulosclerosis，FSGS）对激素有效[15]，因此儿童肾病综合征患者不需常规进行肾活检。多数复发的病例仍然对激素有效并可获完全缓解，可维持肾功能正常，长期预后好[16-18]。相反，如果不治疗，儿童肾病综合征有较高的死亡风险，常见的死亡原因是细菌感染[19]。最近的一项针对 1970～2003 年期间的 138 例儿童 SSNS 的研究显示仅有 1 例死亡（0.7%）[20]。

肾病综合征、完全缓解、早期有效、早期和

晚期激素无效(激素抵抗)、不频繁复发、频繁复发以及激素依赖的定义见表1。随着发病年龄的增加,早期治疗无效的病例有增多的趋势[14]。这一趋势在非洲及美国黑人儿童[21]以及儿童的非 MCD[15]的其他病理类型均得到证实。首次复发后不久以及初次激素治疗过程中出现复发均易发生后期激素抵抗[22]。

表 1　儿童肾病综合征的相关定义

分类	定　义
肾病综合征	水肿,uPCR ≥200mg/mmol(≥2g/g),尿试纸检测尿蛋白≥300mg/dl 或 3+,低白蛋白血症≤2.5g/dl(≤25g/L)
完全缓解	连续 3 天 uPCR<20mg/mmol(<0.2g/g)或尿试纸检测尿蛋白<1+。
部分缓解	蛋白尿较最初值降低≥50% 并且 uPCR 在 0.2～2g/g(20～200mg/mmol)
未缓解	尿蛋白定量比基础值减少不足 50% 或者 uPCR 持续 > 2g/g (> 200mg/mmol)
初治有效	在激素治疗 4 周之内获得完全缓解
初治无效/激素抵抗	使用激素治疗 8 周仍未获得缓解
复发	连续 3 天 uPCR ≥200mg/mmol(≥2g/g)或者尿试纸检测尿蛋白≥3+
不频繁复发	初治有效 6 个月内复发一次,或者在任何 12 个月内复发 1～3 次

续表

分类	定　义
频繁复发	初治有效 6 个月内复发 2 次或更多,或者在任何 12 个月内复发 4 次或更多
激素依赖	在激素治疗过程中或者在停药的 14 天之内连续复发 2 次
晚期无效	在一次或一次以上缓解后,使用激素治疗 4 周或以上仍持续蛋白尿

uPCR:尿蛋白/肌酐比值

原理

- 有中等力度的证据显示,对于儿童首次发作的 SSNS 病人给予三个月的泼尼松治疗可以降低复发风险,治疗疗程延长至 6 个月时,效果更好。
- 有中等力度的证据显示,激素应该每日服用一次,至少服用 4 周,随后改为隔日一次疗法治疗 2~5 个月。
- 激素的起始剂量是根据 ISKDC 的建议,并没有经过随机对照研究验证。

激素在儿童初次发作 SSNS 中的应用

　　80% ~90% 儿童肾病综合征经过激素治疗可获完全缓解[14,17]。但是,使用 ISKDC 建议的 2 个月激素治疗方案[23] 以及欧洲儿童肾病计划方案[24]治疗,80% ~90% 病人会出现 1 次或多次复发[17,18]。因此,若干项随机对照研究评价了延长治疗疗程对初次发作的 SSNS 的疗效。一项对 6 个随机对照研究(422 例儿童)进行的荟萃分析[25]显示,和疗程为 2 个月的激素治疗相比,3 个月及以上的激素治疗可以使 12~24 个月时肾病综合征复发的风险减少 30%[复发的相对危险度(RR)为 0.70,95% 置信区间(CI)为 0.58~0.84]。如果泼尼松用至 6 个月,治疗的益处明显增加(RR = 1.26~0.112 ×疗程;r^2 = 0.56,$P = 0.03$)[25]。对 4 个随机对照研究(382 例儿童)的荟萃分析[25]显示,和疗程为 3 个月的激素疗法相比,6 个月的激素疗法明显降低了 12~24 月的复发风险(RR0.57,95% CI0.45~0.71)。两组之间的治疗不良反应没有显著性差异。但是这些研究没有具体设计观察治疗的不良反应,因此可能会低估了激素的不良反应[25]。

尚无随机对照研究观察不同初始剂量的激素对初次发作的儿童肾病综合征的疗效。1979 年,ISKDC 根据治疗经验推荐初始泼尼松的剂量为 60mg/(m^2 · d),相当于 2mg/kg。尽管理论研究显示根据体重计算的总剂量明显低于根据体表面积计算的结果,但是这是否有临床意义还不明确,所以两种方法都可以用来计算泼尼松的剂量[26]。两项随机对照研究显示,每日一次服用激素的方法和分两次服用激素的方法的平均缓解时间无明显差别(加权后的平均差异为 0.04 天,95% CI –0.98 ~ 1.06)[25]。

使用每日一次泼尼松治疗,大多数(94%)儿童在 4 周之内缓解[27]。为了减少复发的风险,对于初次发作的肾病综合征每日服用泼尼松至少需 4 周。一项随机对照研究显示,疗程为 1 个月的激素疗法的 6 个月和 12 个月的复发风险明显高于 2 个月的激素疗法(12 个月的 RR 1.46,95% CI 1.01 ~ 2.12)[28]。每日激素治疗 4 周后,泼尼松应减为隔日一次,而不是 7 天中的连用 3 天方案。一项随机对照研究也证实前一种方案的复发风险明显降低[29]。由于隔日激素治疗对正常生长影响比较小,因此建议采用隔日一次(而不是每日一次)泼尼松维持缓解[30]。尽管在法国对于使用 4 周激素治疗没有获得缓解的儿童,在判断为激素抵抗型之前,广泛使用大剂量的静脉甲泼尼龙治疗[31],但是,这一方案没有证据支持。

3.2:复发型 SSNS 的激素治疗

3.2.1:儿童不频繁复发型 SSNS 的激素治疗:

3.2.1.1:我们建议对于儿童不频繁复发型采用每日一次泼尼松 **60mg/m²** 或者 **2mg/kg**(最大剂量 **60mg/d**)治疗,在完全缓解至少 3 天后可开始减量。(**2D**)

3.2.1.2:我们建议在获得完全缓解后,激素改为隔日一次疗法(每次 **40mg/m²** 或者每次 **1.5mg/kg**,

最大剂量 40mg/次）至少 4 周。（*2C*）

3.2.2：频繁复发型（frequently relapsing, FR）和激素依赖型（steroid-dependent, SD）SSNS 的激素治疗：

3.2.2.1：我们建议对于频繁复发型或者激素依赖型 SSNS 复发病例使用每日一次的泼尼松治疗，在完全缓解至少 3 天后可开始减量，改为隔日一次泼尼松治疗至少 3 个月。（*2C*）

3.2.2.2：我们建议对于激素依赖型 SSNS 患者采用最低剂量的泼尼松隔日服用以维持缓解，以避免重大副作用。（*2D*）

3.2.2.3：如果隔日疗法无效，我们建议对于激素依赖型 SSNS 患者采用最低剂量的泼尼松每日服用以维持缓解，以避免重大不良反应。（*2D*）

3.2.2.4：已经隔日服用泼尼松的 FR 型或 SD 型 SSNS 儿童发生上呼吸道感染及其他感染期间，我们建议改为每日服用泼尼松以减少复发的风险。（*2C*）

背景

80%～90% 的儿童肾病综合征经激素治疗

获得缓解后可出现一次或多次复发[17,18]。其中
一半病例表现为不频繁复发并可以给予短疗程
激素治疗,其他病例表现为频繁复发型或者激
素依赖型 SSNS[17,18]。首次复发的间隔较短[32]、初
次治疗 6 个月内复发多次[15,18]、起病时的年龄较
小[33,34]、男性[34]、初次完全缓解比较晚[31,35]、初次
复发时存在感染[32]以及起病时有血尿者[35],易表
现为频繁复发或者转变成激素依赖型 SSNS。
初次治疗后早期复发是频繁复发型的最公认的
指标。没有研究评价其他因素是否是预测频繁
复发型或者激素依赖型的高危因素。频繁复发
型或激素依赖型 SSNS 以及年龄小的首发 SSNS
患者其复发或者激素依赖肾病综合征的病程比
不频繁复发或者发病年龄大者为长[16,33]。对于
频繁复发型 SSNS 需要使用激素治疗以获得病
情缓解,并且采用隔日小剂量维持缓解,不需要
重新使用其他的激素替代药物。尽管激素依赖
型 SNSS 患者已经使用激素替代药物治疗,但
仍需要每日或隔日服用小剂量激素维持缓解。

原理

- 对于儿童不频繁复发型 SSNS,激素治疗方
  案是基于国际儿童肾脏病研究协作组的经
  验性推荐以及对于频繁复发型 SSNS 的随机
  对照研究结果。

- 有低质量的证据表明,延长激素治疗疗程可
  以增加儿童频繁复发型或激素依赖型 SSNS

的缓解时间。

- 有低质量的证据显示,在儿童激素依赖型 SSNS 患者发生上呼吸道感染时,将隔日服用激素改为每日服用可以减少复发风险。
- 有极低质量证据显示,低剂量的隔日或者每日服用激素治疗可以减少儿童频繁复发型或激素依赖型 SSNS 复发的风险。

儿童不频繁复发型 SSNS 复发时激素的用法

尚无随机对照研究验证激素治疗对不频繁复发型 SSNS 的疗效。对于儿童频繁复发型 SSNS,国际儿童肾脏病研究协作组研究结果显示,每日服用泼尼松治疗 8 周方案和每日服用泼尼松至缓解后减为每 7 天连续用 3 天泼尼松的方案,在治疗后 7 个月的复发次数无明显差异(9 个月的复发 RR 为 1.07,95% CI 0.77 ~ 1.50)[25]。基于这些资料,我们建议对于不频繁复发型 SSNS 患者应该给予每日泼尼松治疗至病情缓解,随后减为隔日泼尼松治疗 4 周。

儿童频繁复发和激素依赖型 SSNS 的激素用法

约 40% 儿童 SSNS 为频繁复发型或激素依赖型。一项关于儿童复发型肾病综合征的 RCT 研究显示,和疗程为 2 个月的方案相比,7 个月的泼尼松治疗方案可以明显减少 12 个月和 24 个月复发的风险[25]。结合这些以及针对于初发 SSNS 的泼尼松疗程的研究资料,我们有理由建

议,对于儿童频繁复发型或激素依赖型 SSNS
的激素治疗疗程应该比治疗不频繁复发型的疗
程更长。三项随机对照研究显示,儿童激素依
赖型 SSNS 患者发生上呼吸道感染时采用每日
泼尼松治疗可以降低复发的风险[25,36,37]。

为了维持儿童激素依赖型 SSNS 的缓解,
最低剂量的泼尼松隔日疗法可维持缓解。一项
观察性研究显示,和历史性对照相比,隔日小剂
量泼尼松(隔日的平均剂量为 0.48mg/kg)可以
减少复发的风险[38]。英国儿童肾脏病学会指南
推荐,给予隔日口服泼尼松每次 0.1 ~ 0.5mg/
kg 治疗儿童激素依赖型 SSNS,至少 3 ~ 6 个月
后再减量[39]。印度儿童肾脏病治疗组指南推荐
泼尼松剂量减至隔日服用每次 0.5 ~ 0.7mg/kg
或更低剂量持续 9 ~ 18 个月,并密切监测激素
的不良反应[40]。一项非随机对照研究显示,和
没有使用小剂量激素治疗的历史性对照相比,
每日小剂量泼尼松(0.25mg/kg)可更加有效地
维持缓解,复发率从 2.25 次/人年降至 0.5 次/
人年[41]。

3.3:使用激素替代性药物治疗频繁复发型或激素依赖型 SSNS

3.3.1:对于发生激素相关性不良反应的频繁复发型 SSNS 和激素依赖型 SSNS 者,我们推荐使用激素替代性药物。(1B)

3.3.2:对于频繁复发型 SSNS 患者,我们推

荐使用烷化剂作为激素替代药物,包括环磷酰胺和苯丁酸氮芥(*1B*)。对于激素依赖型 SSNS 患者,我们建议使用烷化剂作为激素替代药物,包括环磷酰胺和苯丁酸氮芥(*2C*)。

3.3.2.1:我们建议服用环磷酰胺 2mg/(kg·d)8～12 周(最大累积剂量为 168mg/kg)。(*2C*)

3.3.2.2:我们建议在使用激素治疗缓解后再开始使用环磷酰胺治疗。(*2D*)

3.3.2.3:我们建议苯丁酸氮芥可作为环磷酰胺的替代药物,剂量为 0.1～0.2mg/(kg·d),服用 8 周,最大累积剂量为 11.2mg/kg。(*2C*)

3.3.2.4:我们不建议使用第二个疗程的烷化剂治疗。(*2D*)

3.3.3:我们推荐左旋咪唑作为激素替代性药物。(*1B*)

3.3.3.1:鉴于多数儿童患者停用左旋咪唑后会复发,我们建议左旋咪唑的用法为,隔日 2.5mg/kg(*2B*),至少治疗 12 个月。(*2C*)

3.3.4:我们推荐环孢霉素和他克莫司等钙调磷酸酶抑制剂作为激素替代药物。(*1C*)

3.3.4.1:我们建议环孢霉素的起始剂量

　　　　　　　4～5mg/(kg·d),分两次服用。
　　　　　　　(2C)

3.3.4.2:当病人不能接受环孢霉素影响容
　　　　　貌的不良反应时,可使用他克莫
　　　　　司替代环孢霉素。我们建议他克
　　　　　莫司的起始剂量为 0.1mg/(kg·
　　　　　d),分两次服用。(2D)

3.3.4.3:在治疗期间监测钙调磷酸酶抑制
　　　　　剂(calcineurin inhibitor,CNI)
　　　　　的浓度以减少毒性。(未分级)

3.3.4.4:由于停用 CNIs 后多数儿童会复
　　　　　发,因此,我们建议使用 CNI 至
　　　　　少 12 个月。(2C)

3.3.5:我们建议霉酚酸酯(mycophenolate
　　　　mofetil,MMF)作为激素替代药物。
　　　　(2C)

3.3.5.1:由于停用 MMF 后多数儿童会复
　　　　　发,因此,我们建议 MMF 的起始
　　　　　剂量为 1200mg/(m²·d),分两次
　　　　　服用,至少持续 12 个月。(2C)

3.3.6:我们建议利妥昔单抗治疗仅限于合理
　　　　应用泼尼松和激素替代药物治疗后仍
　　　　然频繁复发和(或)发生严重治疗不良
　　　　反应的激素依赖型 SSNS 儿童。(2C)

3.3.7:我们不建议咪唑立宾作为治疗频繁复
　　　　发型和激素依赖型 SSNS 的激素替代
　　　　药物。(2C)

3.3.8：我们不推荐硫唑嘌呤作为治疗频繁复发型和激素依赖型 SSNS 的激素替代药物。(*1B*)

背景

约半数复发的儿童 SSNS 表现为频繁复发型和激素依赖型 SSNS[17,18]。多数儿童 SSNS 的长期预后是疾病的完全缓解和肾功能维持正常。因此,减少治疗的长期不良反应是一个重要目的。儿童频繁复发型和激素依赖型 SSNS 需要长期激素治疗,可引起明显的不良反应,包括影响正常的生长发育、行为变化、肥胖、Cushing 综合征、高血压、眼病、糖耐量异常和骨密度减低。年龄小并且青春期以后持续复发者,不良反应可能会持续到成年[42]。为了减少激素不良反应的发生风险,儿童频繁复发型和激素依赖型 SSNS 可能需要其他药物治疗,这些药物包括烷化剂(环磷酰胺和苯丁酸氮芥)和 CNI(环孢霉素和他克莫司)。这些药物的不良反应包括增加感染的风险和影响生育(烷化剂)[42,43]以及肾功能损害和高血压(钙调磷酸酶抑制剂)[44]。CNI 和 MMF 比其他药物价格更加昂贵,这一点限制了在许多国家的使用这些药物。

原理

对于儿童频繁复发型和激素依赖型 SSNS

患者：

- 有中等质量的证据支持使用烷化剂（环磷酰胺和苯丁酸氮芥）、左旋咪唑和 CNI（环孢霉素和他克莫司）。
- 有低质量的证据支持使用 MMF。
- 有极低质量的证据支持利妥昔单抗的效果。
- 有中等质量的证据表明咪唑立宾和硫唑嘌呤无效。

　　儿童频繁复发型和激素依赖型 SSNS 患者到青少年期或成人时也常持续复发，因此需要长期使用不同剂量的泼尼松获得并维持缓解。使用激素替代药物治疗有效的病人可获得以下好处：生长发育明显改善、体重指数降低、类皮质醇增多表现减轻和其他激素相关的不良反应的改善[45-48]。在考虑使用激素替代药物治疗之前，必须对所有病例评估这类药物治疗的不良反应以及其减少复发的风险和减少激素不良反应的好处。

　　14 项随机对照研究分别同安慰剂、无特殊治疗或者泼尼松比较环磷酰胺（3 个试验）、苯丁酸氮芥（2 个试验）、左旋咪唑（6 个试验）、咪唑立宾（1 个试验）和硫唑嘌呤（2 个试验）对于儿童频繁复发型和（或）激素依赖型 SSNS 的疗效。这些试验要么是没有区分频繁复发型和激素依赖型 SSNS，要么是仅包含了激素依赖型 SSNS 患者。环磷酰胺、苯丁酸氮芥和左旋咪唑等治疗方案在短期随访（6～12 个月）期间可降低复发风险超过 50%（表 2）。两个随机对照研究显示,环孢霉素和环磷酰胺减少复发的风险没有区别,环孢霉素和苯丁酸氮芥减少复发的风险也没有区别。随机对照研究也发现,左旋咪唑和静脉使用环磷酰胺减少复发的风险没有区别,口服环磷酰胺和口服苯丁酸氮芥减少复发的风险也没有区别[49]。

烷化剂

虽然烷化剂（环磷酰胺和苯丁酸氮芥）有明显的不良反应,但是,这些药物可以使患者停用所有药物并维持长期缓解。随访 6 ~ 12 个月的随机对照研究显示,和泼尼松、安慰剂或没有特殊治疗相比,烷化剂可以减少复发风险约 65%（RR 0.34,95% CI 0.18 ~ 0.63）[49]（表 2）。一项对观察性研究和随机对照研究的系统综述显示,烷化剂治疗频繁复发型 SSNS 的两年缓解率为 72%,5 年缓解率为 36%;但是对于激素依赖型 SSNS 效果较差,两年和 5 年的缓解率分别为 40% 和 24%[43]。对于发病年龄<3 岁的 SSNS[50] 以及在 3.8 岁之前[51] 使用环磷酰胺治疗不易获得完全缓解,而对于年龄>7.5 岁者使用环磷酰治疗更易获得完全缓解[51]。环磷酰胺治疗 8 周比治疗 2 周更加有效地减少复发的风险（表 3）。一项随机对照研究显示,8 周和 12 周的环磷酰胺治疗激素依赖型 SSNS 病人在减少复发的风险方面没有显著性差异（表 3）。但

表2 使用激素替代药物治疗儿童频繁复发型或激素依赖型 SSNS 的随机对照研究的荟萃分析

药物	RCT 数量	病人数	复发 RR(95% CI)	随访时间(月)	相对风险降低
环磷酰胺[a]	3	102	0.44(0.26~0.73)	6~12	56%
苯丁酸氮芥[b]	2	41	0.13(0.03~0.57)	12	87%
左旋咪唑[c,d]	5	269	0.43(0.27~0.68)	4~12	57%
咪唑立宾[e]	1	197	复发率比值[f] 0.81(0.61~1.05)	18	无明显变化
硫唑嘌呤[g]	2	60	0.90(0.59~1.38)	6	无明显变化

CI:置信区间;FR:频繁复发型;RCT:随机对照研究;SD:激素依赖型;SSNS:激素敏感型肾病综合征。
a:环磷酰胺联合泼尼松 vs 泼尼松。
b:苯丁酸氮芥联合泼尼松 vs 泼尼松,或者 vs 安慰剂联合泼尼松。
c:左旋咪唑联合泼尼松 vs 安慰剂联合泼尼松,左旋咪唑联合泼尼松 vs 泼尼松,左旋咪唑 vs 无特殊治疗。
d:排除一个使用相当小剂量左旋咪唑的试验(见正文)。
e:咪唑立宾联合泼尼松 vs 安慰剂联合泼尼松。
f:复发率比值=[总复发次数÷治疗组观察时间]÷[总复发次数÷对照组观察时间]。
g:硫唑嘌呤联合泼尼松 vs 安慰剂联合泼尼松,硫唑嘌呤联合泼尼松 vs 泼尼松。

表 3　使用激素替代药物治疗频繁复发型和激素依赖型 SSNS 的随机对照研究

药物	RCT 数量	病人数	复发 RR(95%CI)	随访时间(月)	结论
环磷酰胺 8 周 vs 2 周	1	29	0.25(0.07~0.92)	12	8 周效果更好
环磷酰胺 8 周 vs 12 周	1	73	0.98(0.74~1.28)	24	无明显差异
8 周环磷酰胺 vs 8 周苯丁酸氮芥	1	50	1.15(0.69~1.94)	12	无明显差异
静脉 vs 口服环磷酰胺	2	83	0.99(0.76~1.29)	12~24	无明显差异
环磷酰胺 vs 环孢霉素	1	55	1.17(0.49~2.35)	9	治疗期间无明显差异
苯丁酸氮芥 vs 环孢霉素	1	40	0.82(0.44~1.53)	6	治疗期间无明显差异
静脉环磷酰胺 vs 左旋咪唑	1	40	1.00(0.7~1.43)	12	无明显差异

续表

药物	RCT数量	病人数	复发 RR（95%CI）	随访时间（月）	结论
霉酚酸酯 vs 环孢霉素	1	24	5（0.68～36.66）	12	无明显差异（小样本）
环孢霉素 5mg/kg vs 2.5mg/kg）	1	44	危险比 0.37（0.18～0.79）	24	大剂量效果更好

CI：置信区间；FR：频繁复发型；RCT：随机对照研究；SD：激素依赖型；SSNS：激素敏感型肾病综合征。
摘自 Hodson 等[49]。

是,欧洲儿童肾病计划研究的结论是,和环磷酰胺治疗 8 周的历史性对照相比,12 周的环磷酰胺更加有效[52]。环磷酰胺可以引起出血性膀胱炎,但是,这种治疗剂量很少出现这个合并症。不过,应该尽可能在儿童肾病已缓解、尿量恢复正常以及能够接受大量液体入量时使用环磷酰胺。如果患者可能不依从口服治疗的话,可采用静脉给药。两个随机对照研究显示,口服和静脉使用环磷酰胺在 12~24 个月随访期间的复发风险没有明显差异。但是,在 6 个月时,和口服环磷酰胺治疗 8~12 周相比,每月静脉注射环磷酰胺一次治疗 6 个月的缓解率更高(表3,网络在线附表 1~3)。研究已证实苯丁酸氮芥 $0.1~0.2mg/(kg \cdot d)$ 治疗 8 周(累积剂量 $11.2mg/kg$)是有效的(表 2)。大剂量并不增加疗效,反而会增加合并症的风险,特别是血液系统和感染等不良反应[53]。

不建议给予第二个疗程烷化剂治疗。烷化剂具有明确的性腺毒性,男性比女性更易受影响。环磷酰胺的总剂量和精子数量 $<10^6/ml$ 之间存在着剂量依赖性关系。环磷酰胺的"安全"剂量还不清楚,但是男性最大累积剂量 $168mg/kg[2mg/(kg \cdot d)$ 治疗 12 周]低于文献报道的引起无精子症的总剂量($>200~300mg/kg$)[43,54]。关于苯丁酸氮芥性腺毒性的文献很少,来自于治疗淋巴瘤的研究发现累计剂量达 $10~17mg/kg$ 可以引起无精症,提示苯丁酸氮芥的治疗面很窄[55]。研究报道苯丁酸氮芥比环磷酰胺引起恶性肿瘤的风险高[43]。

左旋咪唑

6 项随机对照研究中的 5 个研究显示,和泼尼松、安慰剂或无特殊治疗相比,左旋咪唑可以明显减少复发的风险（RR 0.50,95% CI 0.25～0.99）[49]（表2）。其中 4 项研究的对象是儿童频繁复发型和激素依赖型 SSNS,左旋咪唑的用法为 2.5mg/kg,隔日服用。第六个试验显示,和安慰剂相比,小剂量左旋咪唑(7 天中连用 2 天,每天 2.5mg/kg)不能减少复发风险[56]。停用左旋咪唑后,多数儿童复发。观察性研究显示,使用左旋咪唑治疗 12～24 个月,可以更长期地减少复发频率[57-59]。左旋咪唑的不良反应不常见而且很轻微,可以出现轻度白细胞减少和胃肠道不适。罕见左旋咪唑引起皮肤血管炎的报道[60]。多数国家无左旋咪唑。

钙调磷酸酶抑制剂(CNI)

两个随机对照研究显示,环孢霉素和环磷酰胺或者苯丁酸氮芥在减少复发风险方面没有明显差异[61,62]。但是,环孢霉素治疗后 12～24 月的复发率明显高于烷化剂。一项日本的随机对照研究报道,在治疗 24 周期间,49 例使用环孢霉素治疗的儿童中 50% 复发,59 例安慰剂组中 70% 复发[63]。对使用烷化剂治疗后复发的激素依赖型 SSNS 儿童患者的观察性研究显示，环孢霉素可使 60% ~ 90% 患者维持缓解[64-66]。但是，对于经肾活检证实为 MCD 的儿童激素依赖型 SSNS 患者，治疗两年后仅有 40% 维持缓解，停用环孢霉素平均 26 天之内所有患者复发[65]。多数研究使用环孢霉素的方法是，3 ~ 6mg/(kg·d)，分两次服用，目标 12 小时谷浓度维持在 80 ~ 150ng/ml(87 ~ 125nmol/L)。为了减少环孢霉素的肾毒性，在稳定缓解 3~6 个月后，维持较低的谷浓度。一项随机对照研究显示，维持 12 小时谷浓度在 60 ~ 80ng/ml 之间(50 ~ 67nmol/L)[平均剂量 4.7mg/(kg·d)]治疗组的维持缓解率明显高于环孢霉素 2.5mg/(kg·d)治疗组(表3，网络在线附表6、7)[67]。少数资料建议使用峰浓度(C2)来监测药物疗效，而不是使用谷浓度(C0)[68]。

没有他克莫司治疗儿童 SSNS 的随机对照研究。在北美洲，由于环孢霉素对外貌的不良影响，他克莫司普遍用于治疗儿童频繁复发型和激素依赖型 SSNS。尽管来自于治疗激素依赖型 SSNS 的观察性研究报道，他克莫司的疗效与环孢霉素相似，但是目前很少有资料支持其应用[69]。基于肾移植的应用经验，建议根据 12 小时谷浓度调整他克莫司剂量，使之维持在 5 ~ 10ng/ml(6 ~ 12nmol/L)之间。

环孢霉素的主要不良反应是肾功能损害、高血压、齿龈增生和多毛。儿童高血压和肾功能损害的发生率为5%~10%[49,64,66]。使用环孢霉素治疗1年以上儿童的多毛和齿龈增生的发生率分别为70%和30%[64]。他克莫司也可引起肾功能损害和高血压,但是多毛的发生率明显较少;有报道使用他克莫司治疗儿童肾病综合征可发生他克莫司相关的糖尿病[70]。

环孢霉素治疗12个月或更长时间的儿童,30%~40%病人肾活检可见肾小管间质病变。治疗4年或更长时间,这些病变的发生率可增至80%[71]。环孢霉素相关性小动脉病不常见。安全治疗的疗程不明确,一些作者建议钙调磷酸酶抑制剂治疗疗程不应超过两年[71],也有其他专家建议长疗程环孢霉素具有很好的耐受性[72]。

一项非随机对照研究显示,儿童激素依赖型SSNS患者在服用环孢霉素同时服用酮康唑可以平均减少环孢霉素剂量48%,并不降低疗效,相当于经节省费用38%[73]。建议使用这项措施,以助于减少这类药物治疗的费用。

酶酚酸酯(MMF)

目前,所有关于霉酚酸类药物治疗肾病综合征的研究中使用的是MMF。小样本的随机对照研究,MMF治疗1年组12例有5例复发,而环孢霉素治疗组12例有1例复发。虽然这种差异没有达到明显的统计学差异,但是由于病例数太少而难以比较MMF和环孢霉素的相

对效果(表3,网络在线附表4、5)[74]。MMF治
疗期间GFR稳定,但是,环孢霉素治疗组GFR
下降。一项对33例儿童(26例为频繁复发型
SSNS)应用MMF治疗6个月的前瞻性研究中,
24(75%)例儿童在治疗期间维持缓解,12例在
停用MMF6个月后没有复发;在随访18~30个
月期间,12例中的8例仍持续维持缓解[75]。一
项对42例儿童激素依赖型SSNS的回顾性研
究,所有病人治疗至少6个月,结果显示平均复
发次数减少3.8次/年[76]。MMF的耐受性较好,
少数儿童发生白细胞减少和腹痛。观察性研究
显示,少数病人使用MMF多达45个月并且耐
受性良好[76]。多数研究使用的MMF剂量为
1200mg/(m^2·d)或者约30mg/(kg·d),分两
次服用。有学者使用MMF联合环孢霉素治疗
儿童难治性激素依赖型SSNS,结果显示可以减
少环孢霉素的剂量[77]。如果患者不能耐受MMF
的副作用,可用霉酚酸钠代替,但是没有资料支
持在肾病综合征患者使用霉酚酸钠。针对服用
环孢霉素的儿童肾移植病人的单剂量药代动力
学试验显示,450mg/m^{2}的霉酚酸钠与600mg/
m^2 MMF产生的霉酚酸量相似[78]。一项比较
MMF和环磷酰胺的RCT研究已开始入选患者
(ClinicalTrial. gov identifier NCT 01092962)。

频繁复发型和激素依赖型SSNS的首选药物

尚无随机对照研究证明哪一种激素替代药

物应该作为儿童频繁复发型和激素依赖型
SSNS 的首选药物。表 4 总结了烷化剂、左旋咪
唑、钙调磷酸酶抑制剂和 MMF 的优点和缺点。
本表帮助临床医生和病人家属决定选择哪一种
药物作为儿童频繁复发型和激素依赖型 SSNS
的首选药物。

表 4　激素替代药物作为频繁复发型和激素
依赖型 SSNS 的首选药物的优点和缺点

药物	优点	缺点
环磷酰胺	延长停药的缓解期 价廉	对激素依赖型 SSNS 效果差 治疗期间需监测血常规 潜在的严重短期和长期副作用 仅能使用一个疗程
苯丁酸氮芥	延长停药的缓解期 价廉	对激素依赖型 SSNS 效果差 治疗期间需监测血常规 潜在的严重副作用 仅能使用一个疗程 一些国家对 SSNS 无适应证
左旋咪唑	副作用少 价廉	需要长期治疗以维持缓解 药物紧缺 一些国家对 SSNS 无适应证

续表

药物	优点	缺点
环孢霉素	对一些儿童 SD 型 SSNS 可延长缓解时间	需要长期治疗以维持缓解 昂贵 肾毒性 外貌的副作用
他克莫司	对一些儿童 SD 型 SSNS 可延长缓解时间	需要长期治疗以维持缓解 昂贵 肾毒性 糖尿病的风险 一些国家对 SSNS 无适应证
霉酚酸酯	对一些儿童 FR 和 SD 型 SSNS 可延长缓解时间 副作用少	需要长期治疗以维持缓解 效果可能不如钙调磷酸酶抑制剂 昂贵 一些国家对 SSNS 无适应证

　FR:频繁复发型;SD:激素依赖型;SSNS:激素敏感型肾病综合征

利妥昔单抗治疗激素依赖型 SSNS

　　利妥昔单抗治疗激素依赖型 SSNS 的作用有待于进一步研究证实。一项随机对照开放性研究入组 54 例泼尼松和 CNIs 依赖的激素依赖型 SSNS 患者,结果显示,利妥昔单抗明显减少 3 个月的复发率(治疗组 18.5%,对照组为 48.1%),并且增加了停用泼尼松和 CNIs 的可能性[79],这些资料证实了一些病例报告的研究结果。这些病例报告使用利妥昔单抗,一种抗 CD20 分子的单克隆抗体,每次 $375mg/m^2$,每周 1 次,最多用四周,可使 80% 的儿童获得长期缓解[80,81]。一组报道显示,利妥昔单抗可引起急性反应,例如发热、呕吐、腹泻、皮疹以及 1/3 病人出现支气管痉挛[81]。其他报道的严重不良反应包括卡氏肺孢子虫肺炎和肺纤维化[80,82]。一项针对环孢霉素依赖的激素依赖型 SSNS,比较利妥昔单抗和安慰剂疗效的 RCT 研究已开始入选患者(Clinicaltrials. gov identifier NCT 01268033)。

其他药物

在日本,咪唑立宾是一种广泛使用的激素替代药物。一项随机对照研究(197 例患者)显示咪唑立宾治疗组和安慰剂对照组的复发率没有显著性差别(以总的复发次数/观察时间的比值来表示,复发率比值 0.81,95% CI 0.61 ~ 1.05)[63](表 2)。

由于两个随机对照研究均已证实硫唑嘌呤治疗组和安慰剂对照组的复发风险没有明显差异,因此,不推荐硫唑嘌呤作为激素替代药物治疗频繁复发型和激素依赖型 SSNS(RR 0.90, 95% CI 0.59 ~ 1.38)[49](表 2)。

3.4：肾活检的适应证

3.4.1：儿童 SSNS 肾活检适应证包括（未分级）：

- 初始对激素治疗有效，后期出现治疗无效者；
- 高度怀疑为另一种非 MCD 的肾脏病理类型时；
- 儿童在钙调磷酸酶抑制剂治疗期间出现肾功能减退。

原理

对于曾经历一次或多次缓解的儿童出现激素治疗无效时（晚期无效），需要做肾活检以明确肾脏病理诊断。对于儿童肾病综合征在没有肾活检时即可给予激素治疗，这种治疗方式没有固定的年龄上限限制，特别是在北欧和印度，这些国家 40% ~ 50% 青少年肾病综合征为 MCD[14,83,84]。但是，在 FSGS 和其他病理类型构成比较高的国家，特别是非洲或美国黑人，诊断肾病综合征并在治疗之前考虑常规作肾活检是合理的[85]。同时，如果钙调磷酸酶抑制剂治疗持续时间超过两年，有时也推荐对这些儿童 SSNS 患者每年做肾活检一次[71]。但是，目前还没有资料明确这种规律性肾活检的利大于弊。儿童出现肾功能恶化时，特别是在减少钙调磷酸酶抑制剂剂量后仍持续存在肾功能恶化者，应该做肾活检。

对于儿童频繁复发型和激素依赖型 SSNS 患者在使用激素替代药物治疗之前没有必要常规做肾活检。研究显示影响儿童肾病综合征肾脏存活的最重要因素不是肾脏病理诊断,而是使用任何治疗获得并维持缓解[86]。

3.5:儿童 SSNS 的预防接种

3.5.1:为了减少儿童 SSNS 发生严重感染的风险(未分级):

- 儿童应该接种肺炎疫苗。

- 儿童和他们的家属应该每年接种流感疫苗。

- 接种活疫苗应该推迟至泼尼松剂量小于 $1mg/(kg \cdot d)$(< 20mg/d)或者 $2mg/kg$ 隔日一次(每次 <40mg,隔日一次)。

- 服用激素替代免疫抑制性药物者禁止接种活疫苗。

- 健康的家庭成员应该接种活疫苗以减少将感染传播给接受免疫抑制治疗的患儿的风险。但是,在接种 3 ~ 6 周内应避免患儿直接接触接种者的胃肠道、泌尿道和呼吸道分泌物。

- 与水痘感染者密切接触后,服用免疫抑制剂的未接种过疫苗的患儿可使用带状疱疹病毒免疫球蛋白。

原理

儿童肾病综合征是发生侵袭性肺炎球菌感染的高危人群[87]，应该根据当地初次和再次免疫接种的推荐给予 7 价共轭肺炎疫苗（7vPCV）和 23 价多糖肺炎疫苗（23vPPV）接种。没有对儿童肾病综合征患者接种 7vPCV 疫苗的效果进行研究。服用大剂量泼尼松［60mg/（m² · d）］的严重肾病综合征儿童和服用隔日小剂量泼尼松儿童对接种 23vPPV 的血清学反应是相同的[88]。多数患者体内抗体浓度可持续存在至少 36 个月[89]。患 SSNS 的儿童和他们的家属每年应该接种流感疫苗一次[90,91]。

活疫苗

儿童服用免疫抑制剂或者细胞毒类药物禁止接种活疫苗（麻疹、流行性腮腺炎、风疹、水痘、轮状病毒）[90,91]。如需接种，需要推迟至：

- 泼尼松剂量小于 1mg/（kg · d）（<20mg/d）或者每次小于 2mg/kg，隔日服用（<40mg，隔日一次）。
- 停用细胞毒类药物（环磷酰胺和苯丁酸氮芥）3 个月以上。
- 停用其他免疫抑制剂（钙调磷酸酶抑制剂、左旋咪唑和 MMF）一个月以上。

接受免疫抑制治疗患儿的健康兄弟姐妹以

及密切接触者均应该接种麻疹、流行性腮腺炎、风疹、水痘和轮状病毒疫苗（需要时），以防抵抗力低下的患儿被感染[90]。但是，在接种3～6周之内应避免患儿直接接触接种者的胃肠道、泌尿道和呼吸道分泌物。

水痘免疫接种

服用免疫抑制剂的儿童发生水痘感染可出现生命危险。对儿童肾病综合征患者，包括隔日服用小剂量泼尼松者，水痘免疫接种是安全、有效的[12]。

- 尚未应用免疫抑制剂或者细胞毒类药物并且仅服用每日或者隔日小剂量泼尼松的儿童SSNS患者，如果未接种水痘疫苗，应该给予水痘免疫接种[90,91]。
- 未接种水痘疫苗的服用免疫抑制剂治疗的儿童SSNS的家庭，在患儿同其他感染水痘的儿童或者感染带状疱疹的成人密切接触后，应该尽快联系医生，以便在接触72小时内能够给患儿注射带状疱疹免疫球蛋白（如果有药的话）[90]。
- 当免疫力低下的儿童感染水痘时，应该在疾病初发时给予阿昔洛韦或伐昔洛韦治疗。

研究建议

需要做随机对照研究了解以下信息：

- 了解烷化剂、左旋咪唑、MMF、钙调磷酸酶抑制剂对频繁复发型和激素依赖型 SSNS 的相对疗效。

- 了解环孢霉素和他克莫司对于频繁复发型和激素依赖型 SSNS 的相对疗效和副作用。

- 了解在钙调磷酸酶抑制剂治疗激素依赖型 SSNS 方案中联用霉酚酸的额外疗效与风险。

- 了解利妥昔单抗单用或者联合其他激素替代药物治疗激素依赖型 SSNS 的额外疗效与风险。

补充材料

附表 1：静脉注射和口服环磷酰胺治疗儿童频繁复发型肾病综合征的对比研究资料。

附表 2：对静脉注射和口服环磷酰胺治疗儿童频繁复发型肾病综合征的对比研究的系统综述。

附表 3：静脉注射和口服环磷酰胺治疗儿童频繁复发型肾病综合征的对比研究汇总表（预后为等级变量）。

附表 4：比较 MMF 和 CsA 治疗儿童频繁复发型肾病综合征的 RCT 研究汇总表（预后为等级变量）。

附表 5：比较 MMF 和 CsA 治疗儿童频繁复发型肾病综合征的 RCT 研究汇总表（预后为连续变量）。

附表 6：比较小剂量和标准剂量 CsA 治疗儿童频繁复发型肾病综合征的 RCT 研究汇总表（预后为等级

变量）。

　　附表7：比较小剂量和标准剂量 CsA 治疗儿童频繁复发型肾病综合征的 RCT 研究汇总表（预后为连续变量）。

　　参见：http://www.kdigo.org/clinical_practice_guidelines/GN.php

（周福德　译）

第4章 儿童激素抵抗型肾病综合征

前言

本章阐述 1～18 岁激素抵抗型肾病综合征（steroid-resistant nephrotic syndrome，SRNS）的治疗推荐。SRNS 是指糖皮质激素（以下简称"激素"）治疗未获得缓解的肾病综合征。本章既不适合 1 岁以下的儿童，也不适合肾小球损伤类型不是微小病变肾病（Minimal-change disease，MCD）、膜增生性肾炎（membranoproliferative glomerulonephritis，MPGN）和局灶节段性肾小球硬化症（focal segmental glomerulosclerosis，FSGS）者。

本指南在全球应用产生的费用影响在第 2 章讨论。

4.1：对 SRNS 儿童的评估

4.1.1：我们建议至少使用激素治疗 8 周才能诊断激素抵抗。（*2D*）

4.1.2：SRNS 儿童需要做以下评估（未分级）：

- 肾活检；

- **GFR 或计算 eGFR 评估肾功能；**
- **尿蛋白定量。**

背景

没有获得部分或完全缓解的所有 SNRS，特别是病理类型为 FSGS 者，5 年内发展至终末期肾脏病（end-stage renal disease，ESRD）的风险为 50%[86]。持续肾病综合征可导致病人生活质量差、血栓栓塞意外事件、高血压、腹膜炎及其他严重感染、持续的高脂血症和死亡[92-95]。ESRD 儿童的寿命明显缩短，开始透析治疗的患者的平均寿命为 19 岁，肾移植患者的平均寿命为 40 岁[96]。

应该权衡疾病相关并发症所造成的累积负担和激素及其他免疫抑制剂所造成的潜在的药物相关不良反应。这些问题已在第 3 张 SSNS 和第 1 章前言部分讨论了。

治疗可能带来的益处包括疾病痊愈、肾病综合征缓解和（或）延缓进展至 ESRD。肾脏病医生和患儿的家属或照顾者之间必须做有效沟通，就治疗无获益达成共识，无获益包括不能阻止肾功能向 ESRD 发展恶化、对多种药物无效以及累积药物相关毒性的问题。

原理

- 治疗儿童 SRNS 之前首先需要确定是激素抵抗，常用的定义为口服泼尼松或者泼尼松龙*至少 8 周无效者。

- 有必要做肾活检,以除外继发性肾病综合征以及评估肾间质纤维化和肾小球硬化程度。
- 就诊时肾功能水平(eGFR)以及肾功能随着时间进展恶化与未来发生肾衰竭的风险有关。
- 尿蛋白定量是基本检查,它可作为判断治疗反应的依据。

*泼尼松和泼尼松龙是等价的,使用的剂量相同,均有随机对照研究证据。本章所有提及的泼尼松指泼尼松或者泼尼松龙。所有提及的口服激素是指泼尼松或者泼尼松龙。

激素抵抗

定义抵抗所需的激素最小治疗量还不清楚。SRNS 定义不一致造成比较各治疗试验很困难。国际儿童肾脏病研究协作组(international study of kidney disease in children,ISKDC)的研究结果显示,95% 的 SSNS 经过每日激素治疗 4 周后尿蛋白可消失,再继续使用 3 周隔日激素治疗后,100% 蛋白尿可消失[27]。随后研究也报告了,在随机对照研究中的低剂量泼尼松治疗组延长激素治疗时间以及在一些观察性研究中应用静脉或口服大剂量激素后部分无效病例仍可获得缓解[97,98]。目前还不清楚这种迟发缓解是否是由于延长激素治疗时间所致,还是之前治疗的后续效应,以及是疾病的自然转归。因此,我们选择了激素抵抗的常用定义之一,即激素治疗最少 8 周,泼尼松 2mg/(kg·d)或者 60mg/m²服用 4 周,随后改为隔日服用 1.5mg/(kg·d)或者 40mg/m²4 周[99]。此时,激素抵抗提示需要做肾活检明确肾病病理诊断。可以继续使用激素治疗 4 周,共 12 周,同时等待病理结果。

肾活检

一致推荐 SRNS 病人应该做肾活检。检查项目包括光镜、免疫荧光和电子显微镜检查,这项检查可能诊断导致肾病综合征的病因,例如免疫球蛋白 A 肾病或者狼疮性肾炎。然后,根据病理结果决定治疗方案(见第 10 章免疫球蛋白 A 肾病和第 12 章狼疮性肾炎)。病理诊断也可能为 FSGS,尽管是激素抵抗,也可能是 MCD。在第 2 章里,我们提到为了肯定地除外仅累及 5% 肾小球的疾病需要肾穿刺标本含有 20 个肾小球;因此,常规肾活检标本肾小球数目少于这个数时,有可能会漏诊 FSGS。肾活检病理诊断也应该描述肾间质和肾小球纤维化程度,这些病变程度可用于对儿童 SRNS 预后的评价。肾活检结果也常用于向病人和家属解释治疗无效的原因并告知预后。

实验室检查

诊断 SRNS 同时需要检查肾功能以了解预

后、评估后续治疗的反应。尽管在肾病综合征时计算 eGFR 不准确,诊断时的肾功能水平是将来发生肾衰竭的影响因素之一。应该采用蛋白-肌酐比值(protein-creatinine ratio uPCR)法测量尿蛋白量,为判断部分缓解、完全缓解和无效提供依据(第 3 章表 3.1)[86,100-103]。为了避免体位因素对检查结果的影响,应该使用清晨第一次尿测量 uPCR[104],也可留取 24 小时尿做蛋白定量,但是由于儿童没有相应留尿意识,因此这种方法不可行。观察性研究显示,经过任何一种或者联合治疗获得完全缓解的 FSGS 病人的 5 年肾脏存活率可达 90%[86,103]。成人 FSGS 部分缓解者肾脏病 5 年存活率为 80%,没有儿童的相应资料[103]。不缓解预示 5 年肾脏存活率将近 50%[86,100,103]。

一些对 FSGS 合并 SRNS 的研究发现了一些基因突变。在 1 岁以上的儿童 SRNS 患者中,podocin 突变发生率为 0% ~ 30%。关于 SRNS 相关基因突变的患病率报道差异很大,例如对一组 18 例美国黑人儿童 FSGS 的研究中没有发现 podocin 突变[105],而同一组研究人员对另一组欧洲 25 例儿童研究发现 podocin 突变患病率为 28%[106]。由于检测方法的变异性、高昂的费用、在某些人群中患病率很低甚至于等于零,以及我们缺乏对证实有基因突变的患者的疗效和预后的系统性研究,因此本指南不推荐常规进行基因突变检查。

4. 2：SRNS 的治疗推荐

　4. 2. 1：我们推荐钙调磷酸酶抑制剂作为儿童 SRNS 初始治疗方案。(*1B*)

　　4. 2. 1. 1：我们建议钙调磷酸酶抑制剂治疗至少持续 6 个月，如果没有获得部分或者完全缓解，则可停药。(*2C*)

　　4. 2. 1. 2：如果治疗 6 个月至少获得了部分缓解，那么我们建议钙调磷酸酶抑制剂至少需持续 12 个月。(*2C*)

　　4. 2. 1. 3：我们建议钙调磷酸酶抑制剂与小剂量激素联合使用。(*2D*)

　4. 2. 2：我们推荐对儿童 SRNS 使用血管紧张素转化酶抑制剂 (Angiotensin-converting enzyme inhibitor, ACEI) 或者血管紧张素受体拮抗剂 (angiotensin-receptor blocker, ARB) 治疗。(*1B*)

　4. 2. 3：对于经钙调磷酸酶抑制剂治疗无效的儿童：

　　4. 2. 3. 1：对于钙调磷酸酶抑制剂联合激素治疗未获得完全或部分缓解的儿童，我们建议可考虑使用霉酚酸酯 (*2D*)、大剂量激素 (*2D*) 或者这些药物联合使用 (*2D*)。

　　4. 2. 3. 2：我们建议对于儿童 SRNS 不要给予环磷酰胺治疗。(*2B*)

　4. 2. 4：对于完全缓解后肾病综合征复发者，

　　　　我们建议选择下述方案之一重新治疗:(2C)

- 口服激素(2D);
- 重新使用以前有效的免疫抑制剂(2D);
- 换一种免疫抑制剂以避免累积的潜在毒性(2D)。

背景

　　肾病综合征持续不缓解是发生肾衰竭的危险因素,这就是一旦诊断了激素抵抗就应使用另一种药物治疗的原因。

　　除了有免疫调节作用以外,环孢霉素和激素都对足细胞细胞骨架有直接作用[107],提示这些药物可能通过多种机制治疗肾病综合征。

原理

- 中等质量证据显示,环孢霉素可以使多数儿童 SRNS 获得完全或部分缓解。
- 低质量证据显示,他克莫司具有相似的控制蛋白尿作用。由于他克莫司多毛和齿龈增生的发生率低于环孢霉素,因此依从性可能较好。
- 中等质量证据显示肾素-血管紧张素系统(renin-angiotensin system, RAS)阻断剂可以减少尿蛋白。
- 病人对任何治疗或联合治疗都无效者,肾衰竭发生风险明显增高。

钙调磷酸酶抑制剂治疗

环孢霉素已经被广泛用于治疗 SRNS 的临床研究中。在 3 个随机对照研究中包括 49 例病人,26 例使用环孢霉素治疗,23 例使用安慰剂或对照疗法[108-110]（表 5）,环孢霉素治疗 6 个月后,31% 患者获得完全缓解,38% 获得部分缓解。这些随机研究中,治疗组累积完全和部分缓解率为 69%,明显好于对照组的 0~16% 缓解率。一项比较环孢霉素（$N=72$）和霉酚酸酯联合大剂量口服地塞米松（$N=66$）的 RCT 研究结果显示,环孢霉素治疗 12 个月后 19.4% 病例获得完全缓解,26.4% 获得部分缓解[111]。病例报道显示,podocin 突变相关的肾病综合征完全和部分缓解少见。但是,也有获得缓解的报道并建议对这些病人可以使用钙调磷酸酶抑制剂治疗,至少可能获得部分缓解[112]。

一项研究比较他克莫司和环孢霉素对 41 例激素抵抗型肾病综合征的疗效[113],结果显示两种药物在控制蛋白尿方面没有显著性差异。该试验也显示,环孢霉素和他克莫司在肾毒性、高血压和糖尿病等副作用没有明显差异。环孢霉素和他克莫司最明显的副作用差异是多毛（95% 比 0%,$P<0.001$）和齿龈增生（60% 比 5%,$P<0.001$）,这些副作用明显影响患者对治疗推荐的依从性。

表 5　CNI 治疗 SRNS 的临床试验

作者	N	治疗	对照	治疗疗程(月)	缓解:完全或部分	缓解的 RR 值	结论
Lieberman 1996[109]	24	环孢霉素	安慰剂	6	12(100%) vs 2(17%)	0.05 (0.00~0.73)	环孢霉素组缓解率>安慰剂组
Ponticelli 1993[110]	17[a]	环孢霉素	支持疗法	12[b]	6(60%) vs 0 (0%)	0.44 (0.21~0.91)	环孢霉素组缓解率>对照组
Garin 1988[108]	8	环孢霉素	无	2	0(0)vs 0(0)	1	无明显差异
Choudhry 2009[113]	41	他克莫司	环孢霉素	12	18(86%) vs 15(75%)	1.14 (0.84~1.55)	无明显差异
Gipson 2011[111]	138	环孢霉素	MMF/地塞米松	12	33(45.8%) vs 22(33%)	1.35 (0.90~2.10)	无明显差异

CNI:钙调磷酸酶抑制剂;SRNS:激素抵抗型肾病综合征;RR:相对危险度。
a:儿童
b:6 个月足量,以后每 2 个月减少 25%。

钙调磷酸酶抑制剂治疗的最佳疗程不明确。已发表的儿童随机对照研究治疗疗程是 6 个月和 12 个月。治疗 4.4 ±1.8 周后尿蛋白减少[109]，平均完全缓解和部分缓解时间是 8 和 12 周[113]。停药后，高达 70% 的对钙调磷酸酶抑制剂起效的病人出现复发。延长治疗 12 个月以上是预防复发的常用做法；但是这种做法对复发风险、长期肾功能和出现肾毒性等的影响尚未确定。监测药物浓度是常用的措施，但是对 SRNS 的最佳浓度还不明确。

尚无研究比较单用环孢霉素和小剂量激素联合环孢霉素的疗效差异。因此，激素是否有必要作为钙调磷酸酶抑制剂治疗 SRNS 的辅助治疗还不清楚。本文中推荐使用小剂量激素联合治疗与多数临床试验一致。推荐逐渐减少激素剂量至最小剂量以维持缓解。

一些基因突变性 SRNS 的小样本队列研究报道了足细胞超微结构变化的基因突变对免疫调节治疗疗效的影响，这些研究的病例数在4～34 例之间，有效率在 7%～80%[112]。没有随机对照研究评价基因突变对 SRNS 治疗效果的影响[114]。

RAS 阻断剂

除了钙调磷酸酶抑制剂类药物，推荐给 SRNS 患者使用 RAS 阻断剂以减少蛋白尿。两项随机对照研究证实 ACEI 类药物依那普利[115]

和福辛普利[116]可以减少尿蛋白。降尿蛋白效果呈现出剂量依赖性特点：依那普利 0.1mg/kg 可减少蛋白尿 33%，依那普利 0.6mg/kg 减少蛋白尿 52%[115]。

关于成人和儿童 FSGS 回顾性队列研究的流行病学证据显示，蛋白尿不能获得部分或者完全缓解者的肾衰竭的风险明显增高[99,103]。目前，仅有两项 RCT 研究为环孢霉素联合 RAS 阻断剂治疗 SRNS 提供了证据。

钙调磷酸酶抑制剂类药物的替代治疗

大剂量激素治疗

有极低质量的证据显示，在初始传统的激素治疗后，延长口服或静脉使用激素治疗时间有增加缓解的可能性。一项对儿童 SRNS 的研究中，激素抵抗定义为经过每日口服泼尼松 4 周和隔日口服泼尼松 4 周无效，给予这些患者静脉使用激素（甲泼尼龙或者地塞米松）6 次联合口服泼尼松治疗，治疗 2 周后评价短期疗效。由于仅有少数的随机分组至甲泼尼龙治疗组的患者使用该药物，因此此研究的质量非常差。其余患者使用地塞米松治疗。总共有 81 例患者接受治疗，最后 78 例患者完成了整个试验。激素冲击治疗可使 34% 的患者完全缓解，13% 的患者部分缓解，甲泼尼龙和地塞米松的疗效没有差异[117]。表 6 汇总了一些关于小剂量激素治疗 SRNS 的小样本随机研究的缓解率,可以看出多达 44% SRNS 病人经过延长激素治疗获得缓解;对照组 0~17%(平均 8%)获得缓解。

表 6　激素治疗 SRNS 随机试验的缓解情况

试验	治疗	缓解情况	缓解数	总数	有效(%)
ISKDC 1974[97]	泼尼松	完全	6	13	46.2
Tarshish 1996[98]	泼尼松	完全或部分	9	21	42.9
泼尼松疗效		**完全或部分**	**15**	**34**	**44.1**
Lieberman 1996[109]	安慰剂	部分	2	12	16.7
Ponticelli 1993[110]	未用激素	完全或部分	0	7	0.0
Garin 1988[108]	安慰剂	完全	0	4	0.0
未用激素疗效		**完全或部分**	**2**	**23**	**8.7**

　ISKDC:国际儿童肾脏病研究协作组;SRNS:激素抵抗型肾病综合征

MMF

　　一项 RCT 研究比较 MMF 联合口服地塞米松和环孢霉素治疗的疗效。霉酚酸酯(mycophenolate mofetil,MMF)治疗组 12 个月的缓解率(完全缓解+部分缓解)为 33%。此研究显示两个治疗方案疗效没有差异(表 5)[111]。使用霉酚酸酯治疗儿童 SRNS 的观察性研究显示相似结果,治疗至少 6 个月的完全缓解率为 23%~62%,部分缓解率为 25%~37%,无效为

71

$8\% \sim 40\%$[116,118]。

细胞毒药物

两项随机对照试验研究显示细胞毒类药物联合泼尼松治疗并不比单用激素更有效,基于这些中等质量证据,我们建议对于儿童 SRNS 患者不应该使用细胞毒类药物。由于样本量少,证据分级为中等质量[97,98](表7)。ISKDC 临床试验显示,环磷酰胺联合激素治疗的完全缓解率为 10/18,单用激素治疗的完全缓解率为 6/13,两组之间的完全缓解率无显著性差异(RR 1.01,95% CI 0.74 ~ 1.36),环磷酰胺组不良反应增多[119]。虽然,不精确性可能影响危险评估,但是 RR 和 CI 都接近于 1。Tarshish 试验比较环磷酰胺联合激素和单用激素治疗,结果显示联合治疗组缓解率(16/32)和单药治疗组缓解率(12/21)(P=NS)没有明显差异,加用环磷酰胺没有作用。另外一项随机试验比较环磷酰胺联合甲泼尼龙(N=17)和环孢霉素(N=15)的疗效差异。这项研究在 12 周时被提前终止了,因为环孢霉素组的完全和部分缓解率为 60% ,明显高于环磷酰胺组的 17% (P<0.05)[120]。目前,细胞毒类药的可能不良反应(包括严重感染、增加晚期发生恶性肿瘤的风险、影响生育、出血性膀胱炎和脱发)远远超过了治疗的获益,因此不推荐使用(参见网络在线附表14)[43]。

表 7　细胞毒药在 SRNS 病人中的应用

作者	N	治疗	对照	完全或部分缓解	缓解 RR	结论
ISKDC 1974[97]	31	口服环磷酰胺+泼尼松 3 个月	泼尼松 3 个月	10(56%) vs 6(46%)	0.83(0.40~1.70)	ND
Tarshish 1996[98]	53	口服环磷酰胺×3 月+泼尼松 q.o.d 12 个月	泼尼松 q.o.d 12 个月	16(50%) vs 12(57%)	1.17(0.64~2.13)	ND

ISKDC:国际儿童肾脏病研究协作组;ND:不确定;p.o:口服;q.o.d:隔日一次;,SRNS:激素抵抗型肾病综合征

利妥昔单抗

由于缺乏随机对照研究以及药物的严重不良反应,这种不良反应在停药后可能持续很长一段时间,因此不推荐使用利妥昔单抗治疗SRNS[82]。尽管这可能是一个有前途的药物,还需要前瞻性随机研究证实药物疗效。

疾病复发

SRNS 在完全缓解后复发时,我们建议再重新使用免疫抑制剂治疗。这个推荐是基于以下事实,未控制的 SRNS 即可出现由于持续肾病综合征引起的并发症,同时,也是肾衰竭的高危因素。我们没有文献证据支持选择哪一种具体的方案。治疗选择没有先后次序,包括口服激素,重新使用以往有效的免疫抑制剂或者选择另一个免疫抑制剂以避免潜在的毒性。需要反复评估获益与风险,每次复发时这种评估变得尤为重要。

研究建议

- 需要开展随机对照研究比较钙调磷酸酶抑制剂和其他免疫抑制剂以及非免疫抑制药物治疗抵抗型肾病综合征的疗效差异。
- 需要研究基因突变相关的肾病综合征的治疗方案。
- 需要做随机对照研究了解利妥昔单抗治疗SRNS 的疗效。

补充材料

附表8：以安慰剂为对照研究 CsA 治疗儿童激素抵抗性肾病综合征的 RCT 证据资料。

附表9：对儿童激素抵抗型肾病综合征治疗的荟萃分析及系统综述。

附表10：比较 CsA 和环磷酰胺治疗儿童抵抗型肾病综合征的研究。

附表11：比较 CsA 和环磷酰胺治疗儿童抵抗型肾病综合征的研究汇总表（预后为等级变量）。

附表12：ACEI 治疗儿童激素抵抗型肾病综合征的 RCT 研究证据。

附表13：ACEI 治疗儿童激素抵抗型肾病综合征的 RCT 研究汇总表（预后为连续变量）。

附表14：比较激素联合口服环磷酰胺和单用激素治疗儿童激素抵抗型肾病综合征或 FSGS 的研究证据。

附表15：激素联合口服环磷酰胺和单用激素治疗儿童激素抵抗型肾病综合征或 FSGS 的研究汇总表（预后为等级变量）。

附表16：激素联合口服环磷酰胺和单用激素治疗儿童激素抵抗型肾病综合征或 FSGS 的研究汇总表（预后为连续变量）。

附表17：比较静脉注射和口服环磷酰胺治疗儿童激素抵抗型肾病综合征的 RCT 研究汇总表（预后为连续变量）。

附表18：比较他克莫司和环孢霉素治疗儿童激素抵抗型肾病综合征的 RCT 研究汇总表（预后为等级变量）。

附表19：比较他克莫司和环孢霉素治疗儿童激素抵抗型肾病综合征的 RCT 研究汇总表（预后为连续变量）。

参见：http://www.kdigo.org/clinical _ practice _ guidelines/GN. php

（周福德　译）

第5章　成人微小病变肾病

引言

本章将对成人微小病变肾病（minimal-change disease, MCD）作出治疗推荐。本指南在全球应用的医疗成本已在第二章中做出说明。

5.1：成人初发 MCD 的治疗

> **5.1.1：**推荐糖皮质激素作为肾病综合征患者的初始治疗。(*1C*)

> **5.1.2：**建议泼尼松或泼尼松龙*每日顿服 1mg/kg（最大剂量 80mg），或者隔日顿服 2mg/kg（最大剂量 120mg）。(*2C*)

> **5.1.3：**如果能耐受，达到完全缓解的患者，建议起始的大剂量糖皮质激素维持至少 4 周；未达到完全缓解的患者，建议起始的大剂量糖皮质激素维持不超过 16 周。(*2C*)

> **5.1.4：**达到缓解的患者，建议糖皮质激素在缓解后的 6 个月内缓慢减量。(*2D*)

5.1.5：使用糖皮质激素有相对禁忌证或不能耐受大剂量糖皮质激素的患者（如未控制的糖尿病、精神疾病、严重的骨质疏松），建议口服环磷酰胺或钙调磷酸酶抑制剂，见频繁复发MCD的讨论部分。（*2D*）

5.1.6：非频繁复发患者，建议使用5.1.2、5.1.3和5.1.4推荐的相同起始剂量和维持时间的糖皮质激素。（*2D*）

泼尼松和泼尼松龙等效，剂量相同；基于不同国家，两者均被用于临床随机对照试验（RCTs）。本章涉及泼尼松的所有内容均适用于泼尼松和泼尼松龙。涉及口服糖皮质激素的所有内容均适用于泼尼松和泼尼松龙。

背景

MCD指表现为肾病综合征、光镜下肾小球无病变（或仅轻微系膜病变）、免疫荧光阴性（或微弱的C3、IgM染色）、电镜下足突融合但无电子致密物沉积[121]。

尽管自发缓解可见于MCD[122-125]，但是未治疗的肾病综合征可以导致很多疾病，如部分与脂代谢紊乱有关的加速的动脉粥样硬化[126]、感染[125,127]和血栓栓塞事件[128]。因此，应给予对应治疗，并力求缓解。治疗的基石是糖皮质激素。儿童MCD对糖皮质激素非常敏感，但成人反应较慢,可能在治疗 3 ~ 4 个月后才出现反应。成人 MCD 对糖皮质激素的反应较难预测,只有 75% 的患者有效(见表 8)。而且,不同于儿童,设计较好的、针对成人 MCD 治疗的 RCT 研究还很少。

尽管成人 MCD 常见急性肾损伤(acute kidney injury,AKI)(多达 20% ~ 25%)[129,130],但其自然病程不包括进展性的慢性肾脏病(chronic kidney disease,CKD)。因此如果出现 CKD,则提示潜在的局灶节段性肾小球硬化(focal segmental glomerulosclerosis,FSGS)。

超过一半成人 MCD 会复发,三分之一的患者可能变成频繁复发或激素依赖[130-133]。此外,儿童 MCD 患者到成人后,40% 复发[16],而且不断复发。继发性 MCD 不常见,但是必须考虑到,包括霍奇金病、锂和非甾体抗炎药[134]。

糖皮质激素普遍耐受性好;但激素依赖(steroid-dependent,SD)或频繁复发(frequently relapsing,FR)的患者长期或反复使用糖皮质激素,相关不良反应也变得常见。

疾病相关定义

蛋白尿预后的定义见第 6 章表 10。MCD 没有蛋白尿部分缓解。

原理

● 仅有低质量证据推荐糖皮质激素治疗成人

MCD。这一推荐很大程度上是借鉴儿童 RCT,并结合成人小规模 RCT 和观察性研究。

- 仅有低质量证据来明确成人合适的糖皮质激素剂量和疗程,通常是先予大剂量糖皮质激素,缓解后缓慢减量以尽量减少复发。
- 非常低质量的证据显示成人 MCD 隔日与每日使用糖皮质激素是等同的。
- 成人 MCD 达到缓解的时间长于儿童 MCD。

表8　MCD 用药方案

药物和剂量表

初始治疗

泼尼松

每日顿服 1mg/kg(最大剂量 80mg)或隔日顿服 2mg/kg(最大剂量 120mg)

—直到完全缓解(至少 4 周,最多 16 周)

—完全缓解后逐渐减量,减量过程至少 6 个月

FR 或 SD 型 MCD

1. 环磷酰胺(口服)一个疗程

   如能耐受,2~2.5mg/(kg·d),共 8 周

2. 使用环磷酰胺后仍复发,或育龄患者

   a. 环孢素,起始剂量 3~5mg/(kg·d)(平分至 2 次)

   b. 他克莫司,0.05~0.1mg/(kg·d)(平分至 2 次)

维持缓解 3 个月后,减量至维持缓解的最低剂量,维持 1~2 年

3. 不能耐受糖皮质激素和(或)钙调磷酸酶抑制剂

   a. 霉酚酸酯 500~1000mg/次,每日 2 次,共 1~2 年

FR:频繁复发;MCD:微小病变;SD:激素依赖。

针对糖皮质激素,有几个儿童大宗的前瞻性 RCT 研究[99,135]以及儿童和成人的观察性研究[129,130,132,133]。在一个早年的多中心对照研究中,125 例成人肾病综合征患者(包括 31 例只靠光镜诊断的 MCD)分为糖皮质激素组和无治疗组。泼尼松剂量至少 20mg/d,疗程至少 6 个月的患者更早、更快出现尿蛋白减少,但是随访至两年半,两组的尿蛋白和血清白蛋白无差别[123]。同样,在一个 28 例成人 MCD 的小规模 RCT 研究中,比较隔日使用泼尼松 125mg 共 2 个月和安慰剂,随访 77 个月,两组的总缓解率无差别,但是,安慰剂组很多患者还是最终接受了泼尼松治疗。不管怎样,泼尼松治疗组缓解更快,2 个月时 12/14 例完全缓解,而对照组为 6/14 例[124,136]。

尽管在成人无比较每日和隔日口服糖皮质激素的对照研究,但观察性研究显示疗效无差别[130]。糖皮质激素可使 80% 成人 MCD 完全缓解。与儿童相比,达到完全缓解的时间延长,至 4 周时 50% 有效,其余 10%~25% 需要 12~16 周[129,130]。儿童糖皮质激素治疗 6 个月的复发率比治疗 3 个月低[135]。成人糖皮质激素的合理减量方案尚不清楚,但是糖皮质激素一般在达到缓解后每周减 5~10mg 或更少,总疗程至少 24 周[125,129,130]。

只有很少的初治患者接受过非激素治疗(如环磷酰胺[132,137,138]或环孢素[139])。在这些有限的经验中,一般有效率为75%,与糖皮质激素相当。

非频繁复发的患者,可以反复使用糖皮质激素,用法类似初次治疗。没有RCT研究来指导成人复发型MCD的治疗。再次使用泼尼松一般可以达到缓解。

5.2:频繁复发/激素依赖(FR/SD)型MCD

　　5.2.1:建议口服环磷酰胺2~2.5mg/(kg·d),共8周。(*2C*)

　　5.2.2:使用环磷酰胺后仍复发和希望保留生育能力的患者,建议使用钙调磷酸酶抑制剂[环孢素3~5mg/(kg·d)或他克莫司0.05~0.1mg/(kg·d),分两次口服]治疗1~2年。(*2C*)

　　5.2.3:对于不能耐受糖皮质激素、环磷酰胺和钙调磷酸酶抑制剂的患者,建议使用霉酚酸酯每次500~1000mg,每日2次,共1~2年。(*2D*)

原理

- 低质量的证据显示烷化剂在成人FR/SD型MCD中有一定价值。支持点源于儿童RCT和成人观察性研究。

- 低质量的证据显示钙调磷酸酶抑制剂可诱导成人MCD完全或部分缓解,但停药后的复发率可能高于烷化剂。

- 非常低质量的证据显示霉酚酸酯可不与糖

皮质激素或钙调磷酸酶抑制剂合用。

在观察性研究中看到,环磷酰胺可使相当一部分成人达到缓解[129,130,132]。复发间期长于环孢素(见下)。在一个观察性的研究中,环磷酰胺治疗 SD 型成人的初始效率非常好(这一研究中全部 9 例患者都能够停用激素)[129],但是其中 5 例复发。在这一研究中,FR 型 MCD 患者平均随访 9.1 年后仍有 80% 维持缓解,看起来好于 SD 型 MCD。同样,环磷酰胺在 SD 型儿童中的效果可能差于 FR 型[43]。在另一个研究中,21/36 例 FR/SD 型成人 MCD 8 周内达到缓解,16 周时再有 4 例(共 25/31 例,69%)达到缓解。在环磷酰胺的基础上加用泼尼松似乎无额外收益。环磷酰胺的缓解期似乎比激素长[132]。在另一个研究中,20 例(FR 或 SD 型 MCD)患者使用环磷酰胺,55% 达到完全或部分缓解[130]。另外,还有一篇静脉环磷酰胺有效治疗成人患者的报道[140]。

许多观察性研究报道环孢素的缓解率为 70%~90%[130,141]。在一个 73 例 FR/SD 型成人和儿童肾病综合征(31 例 MCD,42 例 FSGS)的 RCT 研究中,分别使用环磷酰胺[2.5mg/(kg·d)]共 8 周和环孢素[5mg/(kg·d)]共 9 个月后 3 个月内减停;9 个月时,两组之间缓解率无显著差别:环磷酰胺组 64%(18/28 例)、环孢素组 74%(26/35 例)保持缓解;但在两年时,环磷酰胺组 63%、环孢素组仅 25% 仍保持缓解[62]。另一个 52 例的 RCT 研究,环孢素联合泼尼松 0.8mg/(kg·d)组比只接受泼尼松 1mg/(kg·d)组更快达到缓解,提示环孢素不但可减少服用糖皮质激素的剂量,还可以促使缓解(见在线附表 20,21)[142]。

环孢素的合理剂量及疗程仍不清楚。一个在 FR/SD 型成人和儿童肾病综合征进行的 RCT 研究中,环孢素剂量为 5mg/(kg·d)共 9 个月,之后需超过 3 个月时间逐步减停[62]。达到完全缓解后,若突然中断治疗,则环孢素依赖的可能性很高。36 例成人延长治疗至平均 26 个月,之后逐渐减停,11/14 例在无激素的情况下保持缓解,3 例在使用小剂量激素时保持缓解;20% 患者环孢素依赖,环孢素剂量<3mg/(kg·d)足以维持缓解。累积缓解率似乎在 6 个月时到达平台[143,144]。

在 SD 型患者中进行的一个小规模 RCT 研究中,24 周的他克莫司对比静脉环磷酰胺,他克莫司组的有效率类似于环孢素。这一研究中的所有患者均能停用糖皮质激素[140]。

在成人 MCD 患者中,有关钙调磷酸酶抑制剂治疗剂量的数据不足。开始使用表 8 建议的剂量并达到缓解后,钙调磷酸酶抑制剂应缓慢减量至维持缓解的最小剂量。许多患者可完全停用糖皮质激素[140],在开始使用钙调磷酸酶抑制剂后应该尽量力争减停糖皮质激素。

儿童 MCD 中,霉酚酸酯已被作为激素替代药物使用(见推荐3.3.5),而成人仅限于病例报道[145-147]。

5.3:糖皮质激素抵抗型 MCD

5.3.1: 对糖皮质激素抵抗型患者进行再评估以寻找肾病综合征的其他病因。(未分级)

原理

● 糖皮质激素抵抗型 MCD 提示 FSGS。

大概 10% 成人 MCD 是激素抵抗(如前所述每日或隔日使用糖皮质激素 16 周后无效)。激素抵抗原因可能是未发现的 FSGS(因为是局灶病变,在肾活检标本中可能未被发现)。可考虑重复肾活检,结果可能为 FSGS,预后比 MCD 差。无针对成人激素抵抗型 MCD 治疗的 RCT 研究,观察性研究也非常少。建议使用第 6 章的治疗策略。

5.4:支持治疗

5.4.1: 如果有适应证,建议伴发 AKI 的 MCD 患者接受肾脏替代治疗,但需合用糖皮质激素,同初发的 MCD 治疗。(2D)

5.4.2: MCD 初发肾病综合征,建议无需使用他汀类药物治疗高脂血症,正常血压患者无需使用血管紧张素转化酶抑制剂(Angiotensin-converting enzyme inhibitor,ACEI)和血管紧张素受体拮

抗剂（angiotensin-receptor blocker，ARB）来减少尿蛋白。（*2D*）

原理

- 成人 MCD 可伴发 AKI。持续使用激素，AKI 一般可逆，暂时可能会需要支持治疗，包括肾脏替代治疗。激素治疗后，成人 MCD 的蛋白尿通常会缓解，伴随蛋白尿的缓解，高脂血症也会缓解，从而不需要使用他汀类药物。

- 糖皮质激素治疗后，成人 MCD 的蛋白尿通常会缓解，如果缓解发生早，不必要使用他汀类药物和肾素-血管紧张素系统（renin-angiotensin system，RAS）阻断剂帮助减少尿蛋白。

MCD 患者可伴发 AKI，严重时需要透析。AKI 的危险因素包括高龄、高血压、严重的肾病综合征和潜在的肾动脉硬化[130,148]。肾功能通常能恢复，即使是最严重的患者，但出现肾衰竭的患者可能会残留慢性肾脏损伤[130]。建议对 AKI 患者进行容量状态的严密评估、维持激素治疗及其他支持性治疗。

仅有一个 40 例成人的小规模研究，这些患者在儿童时期反复发作肾病综合征，未发现心血管疾病发病率增加，提示儿童时期肾病综合征复发后间断出现的高脂血症并没有增加长期心血管疾病的危险[149]。基于逐个案例的研究，

FR/SD 型成人 MCD 在未达到快速缓解时可考虑使用抗高血脂药物和 ACEI/ARB。值得注意的是,对正积极使用利尿剂的严重肾病综合征患者加用 ACEI 或 ARB 可能诱发 AKI[150]。

经济因素

泼尼松和环磷酰胺比钙调磷酸酶抑制剂和霉酚酸酯便宜。在患者不能负担或获得更贵药物的情况下,成本因素需要考虑[151]。加用酮康唑可明显减少钙调磷酸酶抑制剂的花费,并且安全,但需监测后者药物浓度以避免肾毒性[73]。

研究建议

- 研究成人初发 MCD 用钙调磷酸酶抑制剂或霉酚酸酯替代糖皮质激素的 RCT。
- FR/SD 型 MCD 中比较钙调磷酸酶抑制剂和环磷酰胺的 RCT,并明确在钙调磷酸酶抑制剂中优先选用环孢素还是他克莫司。
- 美罗华在 FR/SD 型 MCD 中作用的 RCT。
- 左旋咪唑在 FR/SD 型 MCD 中作用的 RCT。
- 收集上述 RCT 研究中的证据以评估 FR/SD 型 MCD 及其相应治疗的长期心血管、代谢、感染及骨质方面的风险。

补充资料

附表20. 总结成人微小病变肾病第一次复发后使

用环孢素 A 对比激素的 RCT 研究(预后为等级变量)

　　附表21. 总结成人微小病变肾病第一次复发后使用环孢素 A 对比激素的 RCT 研究(预后为连续变量)

　　本指南网上版本有补充资料的链接:

http://www.kdigo.org/clinical_practice_guide-lines/GN.php

（刘刚　译）

第6章 成人特发性局灶节段性肾小球硬化的治疗

引言

本章将对活检证实的成人特发性局灶节段性肾小球硬化（focal segmental glomerulosclerosis，FSGS）做出治疗推荐。本指南在全球应用的医疗成本已在第二章中做出说明。

6.1：FSGS 的初始评估

  6.1.1：全面评估以除外继发性 FSGS。（未分级）

  6.1.2：不常规进行遗传学检查。（未分级）

背景

FSGS 典型表现包括节段性系膜基质增多伴毛细血管腔闭塞、硬化、玻璃样变、泡沫细胞和节段性瘢痕形成、球囊粘连。最近提议的一个病理学分类提出了非硬化型 FSGS[152]。10～20 年来，发现了多种 FSGS 的致病原因，因此这段时期内 FSGS 的发病率、发病年龄及临床表现有了很大变化。目前，FSGS 是人类肾活检最常见的肾小球病理类型之一[153,154]，同时是非洲裔美国人和美国西班牙裔蛋白尿最常见的病因。

原理

- FSGS 分为特发性（原发性）FSGS 和继发性 FSGS。这并非仅仅是定义的区别，更与治疗有关。特发性 FSGS 是指除外了所有的继发因素[155]。FSGS 的继发因素见表 9，需对患者进行详细检查，包括病史、体格检查、家族史、肾脏影像学和肾脏病理检查（包括电镜）[156]。

- 对成人 FSGS，即使是激素抵抗型，进行遗传学检查缺乏研究依据。没有 FSGS 家族史的成人患者中，NPHS1（nephrin）、NPHS2（podocin）、α-actinin 4、CD2AP 和 TRPC-6 的基因突变率仅有 0% ~ 3%[105,157-163]。此外，存在遗传学异常的部分患者激素也有效，因此遗传学检查结果不应影响治疗决策。

  非洲裔美国人中 FSGS 很可能伴有载脂蛋白 L1（APOL1）基因突变[164]。多数患者就诊时为非肾病水平蛋白尿。该基因突变的治疗意义目前尚不清楚，因此本指南不建议常规筛查 APOL1 基因突变。

表9　FSGS 的病因

特发性(原发性)FSGS

继发性 FSGS

1. 家族性

   a. α-actinin 4 基因突变

   b. NPHS1(nephrin)基因突变

   c. NPHS2(podocin)基因突变

   d. WT-1 基因突变

   e. TRPC6 基因突变

   f. SCARB2(LIMP2)基因突变

   g. INF2(formin)基因突变

   h. CD2 相关蛋白基因突变

   i. 线粒体病

2. 病毒相关

   a. HIV 相关肾病

   b. 细小病毒 B19

3. 药物

   a. 海洛因肾病

   b. α-干扰素

   c. 锂

   d. 氨羟二磷酸二钠/阿伦膦酸盐

   e. 促进合成代谢的激素

4. 肾小球肥大或高滤过介导的结构功能适应性改变

   4.1 肾容积减少

      a. 先天性肾单位减少症伴代偿肥大

      b. 单侧肾发育不良

      c. 肾发育异常

      d. 肾皮质坏死

      e. 反流性肾病

　　f. 手术肾切除

　　g. 慢性异体移植肾病

　　h. 导致功能肾单位减少的任何肾脏疾病

4.2　初始肾容积正常

　　a. 糖尿病

　　b. 高血压

　　c. 肥胖

　　d. 发绀型先天性心脏病

　　e. 镰形细胞贫血

5. 恶性疾病(淋巴瘤)

6. 肾小球病瘢痕形成后出现的非特异型FSGS

　　a. 局灶增生性肾小球肾炎(IgAN,LN,寡免疫复合
　　　物局灶坏死性或新月体性GN)

　　b. 遗传性肾炎(Alport综合征)

　　c. 膜性肾病

　　d. 血栓性微血管病

FSGS:局灶节段性肾小球硬化;GN:肾小球肾炎;HIV:人类免疫缺陷病毒;IgAN:IgA肾病;LN:狼疮性肾炎。
引用经同意改编使用。[155]

6.2:FSGS 的初始治疗

6.2.1:推荐只有对出现肾病综合征的特发性 FSGS 使用糖皮质激素和免疫抑制剂。(*1C*)

6.2.2:建议泼尼松 * 每日顿服 1mg/kg(最大

剂量 80mg）或隔日顿服 2mg/kg（最大剂量 120mg）。（2C）

6.2.3：建议初始大剂量糖皮质激素使用至少 4 周,如果能耐受,应用至完全缓解,但最长不超过 16 周。（2D）

6.2.4：建议达到完全缓解后糖皮质激素在 6 个月内缓慢减量。（2D）

6.2.5：使用糖皮质激素有相对禁忌证或不能耐受大剂量糖皮质激素的患者（如未控制的糖尿病、精神因素、严重的骨质疏松）,建议首选钙调磷酸酶抑制剂。（2D）

*泼尼松和泼尼松龙等效,剂量相同;基于不同国家,两者均被用于临床随机对照试验（RCTs）。本章涉及泼尼松的所有内容均适用于泼尼松和泼尼松龙。涉及口服糖皮质激素的所有内容均适用于泼尼松和泼尼松龙。

背景

　　FSGS 患者持续蛋白尿会明显增加进展性慢性肾脏病以及伴随的心血管疾病发病率和死亡率风险。风险高低取决于蛋白尿量和肾功能水平。

　　治疗的潜在益处包括疾病治愈、控制和（或）延缓至终末期肾脏病（end-stage renal

disease,ESRD)的进程。FSGS 的预后指标可分为肾脏和蛋白尿事件。疾病治愈和控制主要看蛋白尿的变化(见表10)。

多数特发性 FSGS 的自然病程很长,即使是完全缓解患者仍有 40% 的复发率,部分缓解患者仍有肾功能缓慢进展的危险,还有一小部分患者治疗无效。因此,要不断地权衡免疫抑制剂治疗的潜在益处与风险[13]。

表10 成人 FSGS 肾病综合征的定义

完全缓解	尿蛋白<0.3g/d 或<300mg/g(<30mg/mmol) ACR,SCr 正常和血清白蛋白>3.5g/dl(35g/L)
部分缓解*	尿蛋白 0.3~3.5g/d[300~3500mg/g(30~350mg/mmol) ACR],同时 SCr 稳定(肌酐变化<25%) 或者尿蛋白降至 0.3~3.5g/d[300~3500mg/g(30~350mg/mmol) ACR]并且从基线下降>50%,同时 SCr 稳定(肌酐变化<25%)
复发	完全缓解后,尿蛋白>3.5g/d 或>3500mg/g(>350mg/mmol) ACR
频繁复发	无成人定义
激素依赖	激素治疗过程中或停用2周内复发2次
激素抵抗	泼尼松 1mg/(kg·d) 或隔日 2mg/kg 治疗>4 个月后仍持续蛋白尿

FSGS:局灶节段性肾小球硬化;GFR:肾小球滤过率。
* 两种部分缓解的定义均被用于文献中

特发性 FSGS 患者的预后可通过蛋白尿的严重性和持续时间预测。即使较早期的研究,当时还只有很少患者使用肾素-血管紧张素系统(renin-angiotensin system, RAS)阻断剂,非肾病水平蛋白尿患者的预后较好,平均随访6.5 ~ 9.3 年肾脏存活率超过 95%[165-167],这一结论现在仍然正确。最近的一个研究得出结论:与没有缓解相比,即使是部分缓解(尿蛋白降至非肾病水平)肾脏存活率也明显改善(分别为 80% 和 40%)[103]。

许多观察性研究已证明蛋白尿缓解(自发或经治疗后)能改善预后[103,168-171]。许多单因素和多因素的研究显示蛋白尿缓解与泼尼松治疗有关[103,172-174]。

出现肾病综合征的原发性 FSGS 自然病程差异大。重要的预测因子包括蛋白尿的程度、肾功能和肾小管间质损伤的程度[101,165,175]。现在认为对糖皮质激素和免疫抑制剂抵抗是 ESRD 的最强预测因子[166,176]。未达到缓解的患者预后差,5 年肾脏存活率平均为 65%(60% ~ 90%),10 年肾脏存活率为 30%(25% ~ 56%)[165-167,177]。

原理

- 多数肾功能恶化的患者存在持续肾病水平蛋白尿;非肾病水平蛋白尿患者发展至肾衰竭和 ESRD 的危险性低。

- 持续存在非肾病水平蛋白尿患者的心血管疾病发病率和死亡率增加,需控制相关危险因素,包括使用 RAS 阻断剂减少尿蛋白和严格控制血压。
- 低质量证据推荐出现肾病综合征的原发性 FSGS 使用糖皮质激素或免疫抑制剂。
- 没有证据支持在继发性 FSGS 使用糖皮质激素或免疫抑制剂。

RAS 阻断剂和控制血压

FSGS 患者的最佳保守治疗方案应遵照持续蛋白尿患者的指南(见第 2 章)。RAS 阻断剂应常规使用,但是对于肾病综合征患者,可以延缓使用以观察初始糖皮质激素的疗效。这在重症肾病综合征患者中尤为重要,这是因为在这类患者中使用 RAS 阻断剂会增加因低灌注和急性肾小管坏死而导致的急性肾损伤的风险[148,178]。

糖皮质激素

糖皮质激素治疗仅用于特发性 FSGS 肾病综合征患者。尚无资料支持对非肾病水平蛋白尿患者应使用糖皮质激素治疗。但是对于肾病水平蛋白尿的 FSGS 患者,尽管没有随机对照试验,却有大量观察性研究肯定糖皮质激素的疗效。

1985 年以前,特发性 FSGS 曾被看成是预后不良的激素抵抗性疾病[165]。但在 1985 年之后,一些观察性研究报道了该病会因初始激素剂量的提高及延长治疗时间而使预后改善。

各家报道的治疗方案不尽相同:治疗时间从 4 个月到 24 个月不等,泼尼松从 0.3 到 1.5mg/(kg·d) 不等,完全缓解率为 28% 到 74%,部分缓解率为 0~50%,完全缓解的平均时间是 3 至 4 个月,最长的完全缓解可出现在 8 个月[166,168,169,171]。

开始泼尼松治疗的时机一直有争论。自发缓解确有发生,报道为 5%~23% 之间。尖端型 FSGS、肾功能正常以及尿蛋白相对较少的患者更有可能自发缓解[179]。对这些患者,可以推迟泼尼松治疗,以便观察能否用 RAS 阻断剂和其他保守方法即可自发缓解,但尚未就此方式的风险与获益进行系统的研究分析。

在缺乏专门针对 FSGS 的证据的情况下,建议可以将成人微小病变的指南用于激素敏感的原发性 FSGS 患者中,以指导进一步治疗。

对于继发性 FSGS,没有证据支持使用糖皮质激素,目前也不使用免疫抑制治疗。[180]

其他免疫抑制剂

对于原发性 FSGS,成人患者可能对推荐的持续糖皮质激素疗法耐受性差,但尚未有随机对照试验研究支持用另外的免疫抑制剂作为一线治疗。

一项回顾性的观察试验研究比较了单用大剂量口服泼尼松[1mg/(kg·d)]至少4个月，随后减量，和小剂量泼尼松[0.5mg/(kg·d)]联合环孢素[初始3mg/(kg·d)，随后减量至50mg/d]或者小剂量泼尼松联合硫唑嘌呤[初始2mg/(kg·d)，随后减量至0.5mg/(kg·d)]。平均疗程20个月。16名伴有肥胖、骨病或轻度糖尿病的患者接受小剂量泼尼松。三种治疗方法缓解率相当：单用泼尼松组缓解率63%（共9例），泼尼松联合硫唑嘌呤组80%（共6例），泼尼松联合环孢素组86%（共10例）[172]。另一项研究中，6例患者使用他克莫司作为初治治疗，全部获得缓解[181]。

一项在经过6个月的RAS阻断剂治疗仍持续肾病综合征的成人FSGS患者中进行的随机研究分为霉酚酸酯(2g/d，共6个月)联合小剂量泼尼松[0.5mg/(kg·d)，共8~12周]组和大剂量泼尼松[1mg/(kg·d)12~24周，随后减量过程大于8周]组，发现两组缓解率相似，分别是71%（12/17例）和69%（11/16例）[111]。这些有限的数据表明不能耐受长期大剂量泼尼松治疗的患者也许可以用免疫抑制剂替代（单独使用或联合小剂量泼尼松）。基于在激素抵抗型FSGS患者中的研究，更倾向于使用钙调磷酸酶抑制剂(见下文)。

6.3:复发的治疗

　　**6.3.1:建议肾病综合征复发的治疗同成人微
　　　　小病变复发的治疗建议(见 5.1 和
　　　　5.2 章节)。(2D)**

原理

● 针对激素有效型 FSGS 复发后的治疗推荐的
证据质量较低,建议参考复发微小病变的治
疗指南(见 5.2 章节)。

6.4:激素抵抗型 FSGS 的治疗

　　**6.4.1:对于激素抵抗型 FSGS 患者,建议使
　　　　用环孢素 3 ~ 5mg/(kg·d),分两次
　　　　服用,至少 4 ~ 6 个月。(2B)**

　　**6.4.2:如果获得部分或完全缓解,建议继续
　　　　使用环孢素至少 12 个月,随后缓慢减
　　　　量。(2D)**

　　**6.4.3:不能耐受环孢素的激素抵抗型 FSGS
　　　　患者,建议使用霉酚酸酯联合大剂量
　　　　地塞米松。(2C)**

背景

　　关于泼尼松治疗多长时间定义为激素抵抗
在文献中尚未达成一致。一些作者建议泼尼
松治疗仅 4 ~ 8 周后就应换用免疫抑制剂,而
另一些人将泼尼松 1mg/(kg·d)治疗 4 个月

后仍持续蛋白尿定义为激素抵抗[144,170,182,183]。我们建议泼尼松使用 4 个月后才能定义为治疗抵抗。

原理

在激素抵抗型 FSGS 患者中,环孢素能有效诱导蛋白尿的缓解。缓解可以发生缓慢,可能在治疗 3~6 个月后才出现。

- 部分缓解可以明显改善预后。
- 环孢素停药后复发常见。延长治疗可获得更持久缓解。6 个月疗程的环孢素常出现复发。类似于成人 MCD,环孢素有效的 FSGS 患者可采取延长治疗时间并缓慢减量的策略(表 11)。
- 对于激素抵抗型蛋白尿患者,支持其他药物的证据有限。

表 11 治疗程序表

药物和剂量方案

初始治疗

泼尼松*

1mg/(kg·d)(最大剂量 80mg/d)或隔日泼尼松 2mg/kg(最大剂量 120mg),最少 4 周,最长 4 个月;如完全缓解,泼尼松减量,例如:每两周减 10mg,减至 0.15mg/(kg·d)时,每 2~4 周减 2.5mg

激素抵抗型(SR)FSGS 患者应 6 周内减停泼尼松

SR 型 FSGS 的治疗

续表

药物和剂量方案

环孢素

3～5mg/（kg·d）：分两次给药［初始目标浓度是125～175ng/ml（104～146nmol/L）］。如缓解，继续治疗1年，之后缓慢减量：每2个月减25%剂量。如果6个月无缓解，则停药

或者

他克莫司

0.1～0.2mg/（kg·d）分两次给药［初始目标浓度是5～10ng/ml（6～12nmol/L）］。如果缓解，参考环孢素治疗建议

联合

泼尼松

0.15mg/（kg·d）共4～6个月，然后4～8周内逐渐减停

FSGS：局灶节段性肾小球硬化；SR：激素抵抗。

钙调磷酸酶抑制剂

两项随机对照研究显示，对于激素抵抗型肾病综合征（steroid-resistant nephrotic syndrome，SRNS）的 FSGS 患者[110,184,185]，环孢素比不治疗能更有效诱导蛋白尿缓解。其中一项研究是环孢素联合小剂量泼尼松，总结在附表14，两项研究的缓解率分别是 60% 和 69%。但是环孢素停药后的复发率分别是 69% 和 61%。其中一项研究显示，使用环孢素的另一个优点是减

缓肾功能恶化,治疗组 25% 患者 SCr 翻倍,而对照组为 52%。另一项低质量的对照研究(在线附表14)和各种非对照研究已证实环孢素能降低 FSGS 患者蛋白尿水平[141,186-189]。这些观察性研究报道的缓解率是 10% ~75%。报道的缓解率差异可能与激素抵抗的定义、之前使用过烷化剂以及联合使用小剂量的泼尼松有关。通常在 2~3 个月之内出现缓解,但也可能更长(4~6 个月)。所有研究均报道了高复发率(60% ~80%)。6 个月内对环孢素有反应的患者有时可维持用药数年而没有药物对肾功能损伤。但是,即使是蛋白尿已缓解[188],肾功能恶化也可能发生,更可能见于使用大剂量环孢素[>5.5mg/(kg·d)]、已存在肾小球滤过率降低[<60ml/(ml·1.73m^2)]以及已存在肾小管间质纤维化的患者[144]。

没有使用他克莫司的随机对照研究。非对照研究表明他克莫司可能作为环孢素的替代药物[181,190]。Segarra 等[190]治疗了 25 例环孢素抵抗或依赖的 FSGS 患者,他克莫司剂量为 0.15mg/(kg·d),药物谷浓度为 5~10μg/L。环孢素依赖患者的缓解率是 100%,环孢素后续抵抗患者的缓解率为 100%,环孢素作为初始治疗并出现抵抗的患者的缓解率为 62%。这些有限的观察性研究表明他克莫司可作为不能耐受环孢素患者的替代药物。

其他免疫抑制剂

近期在儿童和青年激素抵抗型 FSGS 中进行的一个随机对照研究比较了环孢素和霉酚酸酯联合大剂量地塞米松[111]，两组缓解率无统计学差异。这一研究在很大程度上不被支持，并且霉酚酸酯方案的劣势是不能被排除的。有病例报道和小规模观察性研究报道了烷化剂、西罗莫司、利妥昔单抗的有效性，但是对于激素抵抗型 FSGS 患者，还没有足够的证据支持上述任何一种药物的使用。

研究建议

- 需要对比就诊时即予糖皮质激素治疗和延迟糖皮质激素治疗的 RCT。
- 需要在激素抵抗型 FSGS 中比较钙调磷酸酶抑制剂、烷化剂和霉酚酸酯疗效的 RCT。
- 需要对最新提出的 FSGS 分类[152]的可重复性、对预后的影响以及预测糖皮质激素和免疫抑制剂疗效的验证研究。

附加资料

附表 14：激素抵抗型肾病综合征和（或）儿童 FSGS 中研究口服环孢素联合激素对比激素的证据概要。

附表 15：激素联合口服环磷酰胺和单用激素治疗儿童激素抵抗型肾病综合征或 FSGS 的对比研究汇总

表(预后为等级变量)。

附表 16:激素联合口服环磷酰胺和单用激素治疗儿童激素抵抗型肾病综合征或 FSGS 的对比研究汇总表(预后为连续变量)。

本指南网上版本有附加资料的链接:

http://www.kdigo.org/clinical_practice_guidelines/GN.php

（刘刚 译）

第7章 特发膜性肾病

引言

本章为经病理证实的特发性膜性肾病(idi-opathic membranous nephropathy,IMN)提供推荐治疗方案。对于继发性膜性肾病的治疗不在本章讨论,与乙肝和丙肝相关的膜性肾病见第9章。本指南在全球应用的医疗成本已在第二章中做出说明。

7.1:评价 IMN

7.1.1:进行适当的检查,诊断特发性膜性肾病之前必须排除继发病因。(未分级)

背景

MN 的诊断是基于肾脏活检。有诊断意义的特征包括:毛细血管壁增厚、无细胞增生、免疫荧光见 IgG 和 C3 沿毛细血管壁沉积以及电子显微镜下上皮下电子致密物沉积。MN 常常继发于其他疾病(继发 MN)[191-193]。与成人(25%)相比,继发 MN 在儿童中(75%)更为常见(见表12)。根据病史、体格检查和必要的实验室检查(比如血清学检查和影像学检查),通

表 12　成人 MN 的病因组成比

病因	中国 Zeng 等人[196] (N=390)	日本 Abe 等人[191] (N=137)	法国 Cohen 等人[192] (N=82)	芬兰 Honkanen[197] (N=82)	美国 Ehrenreich 等人[198] (N=167)
IMN	31.8	65.0	79.3	69.8	62.3
继发性 MN	68.2	35.0	20.7	30.2	37.7
自身免疫性疾病	50.0	25.5	6.1	17.7	7.2
感染	12.0	5.1	2.5		2.4
肿瘤	3.1	1.5	4.9	2.1	1.8
药物或者中毒	3.1	2.2	6.1	10.4	4.2

IMN：特发性膜性肾病，MN：膜性肾病。
表中的数值为百分比。
Abe 等、Cohen 等和 Ehrenreich 等人亦报道糖尿病所继发的 MN，分别占继发 MN 病例的 0.7%、1.2% 和 16.8%。
经美国肾脏病基金会[196] 允许引自 Zeng, CH, Chen, HM, Wang RS et al. Etiology and clinical characteristics of membranous nephropathy in Chinese patients. Am J Kidney Dis 2008;52:691-698, 网上链接地址 http://www.ajkd.org/article/S0272～6386 (08)01058～5/fulltext.

过光镜、免疫荧光显微镜、电镜仔细查看肾脏标本,排除继发 MN 后方可诊断 IMN。在特发性膜性肾病中,沉积的 IgG 亚型主要是以 IgG4 为主,在继发性膜性肾病中则是以 IgG 的其他亚型为主[194,195]。从 IMN 中甄别出继发 MN 非常重要,对于后者主要是针对病因的治疗,而一些针对 IMN 的治疗方案对病人及其肾脏具有潜在毒性。正确的诊断能够避免不必要的滥用药物。

原理

继发性 MN 在 MN 中所占的比例随着年龄和地域而有所不同[191-193,196,197,199-202]。认识 MN 的潜在病因对治疗和判断预后具有重要意义。

典型的膜性肾病见于成人(仅有小于 3% 的病例是儿童)。继发的病因及其所占比例在不同地区有所不同[191-193,196,197,199-203](表 12)。特发 MN 通常是"排除性诊断"。最近的研究发现[200],70% ~ 80% IMN 病人循环中存在针对 M 型磷酸酯酶 A2 受体构象依赖性抗原决定簇的 IgG4 亚型自身抗体。这些自身抗体在继发 MN 病人中不存在或不常见。如果可以证实继发 MN 病人不存在抗磷酸酯酶 A2 受体抗体,并找到敏感且特异的检验方法,也许 IMN 可以成为"纳入性诊断"。IMN 中沉积的 IgG 亚型以 IgG4 为主,而继发的 MN 中以 IgG1、IgG2 和

（或）IgG3 为主[194,195]。

膜性肾病最重要的继发病因包括：系统性狼疮（年轻女性）、慢性乙型肝炎病毒感染（尤其在东亚[196]）、药物（如非甾体抗炎药、金和汞复合物）和恶性肿瘤（尤其是发病年龄大于 65 岁的病人）。在考虑免疫抑制治疗之前应当排除继发性 MN。细致的形态学检查（电镜下电子致密物在系膜区沉积和免疫荧光检查见显著的 IgG1、IgG3 亚型的沉积）可以提示继发性 MN 的可能，但不能作为诊断标准（见表 13 列出了 MN 详细的继发性因素）。

表 13　已报道的继发性 MN 的病因

自身免疫	感染
自身免疫病	乙型肝炎病毒
系统性红斑狼疮	丙型肝炎病毒
类风湿关节炎	人类免疫缺陷病毒
混合结缔组织病	疟疾
皮肌炎	血吸虫病
强直性脊柱炎	丝虫病
系统性硬化症	梅毒
重症肌无力	肠球菌性心内膜炎
大疱性类天疱疮	包虫病
自身免疫性甲状腺疾病	麻风病
干燥综合征	
颞动脉炎	
克罗恩病	
移植物抗宿主病	

续表

恶性肿瘤	
癌症	**非癌症**
肺	霍奇金淋巴瘤
食道	非霍奇金淋巴瘤
结肠	白血病(慢性淋巴细胞白血病)
乳房	间皮瘤
胃	黑素瘤
肾	肾母细胞瘤
卵巢	肝脏腺瘤
前列腺	血管淋巴增生
口咽	神经鞘瘤
	神经母细胞瘤
	肾上腺神经节瘤
药物或毒物	**其他**
金	糖尿病(相关还是病因?)
青霉胺	结节病
布西拉明	镰状细胞病
汞复合物	多囊肾
卡托普利	α_1 抗胰蛋白酶缺乏
对苯甲酸	Weber-Christian 病
三甲双酮	原发性胆管硬化
非甾体抗炎药	系统性肥大细胞增多症
环氧化酶-2 抑制剂	格林巴利综合征
氯吡格雷	荨麻疹血管炎
锂	溶血尿毒症综合征
甲醛	疱疹性皮炎
碳氢化合物	骨髓异常增生综合征

研究建议

- 需要进一步的研究确证抗 M 型磷酸酯酶 A2 受体抗体用于区分原发和继发 MN 的准确性。
- 需要进一步的研究寻找一组最划算的检查，为老年 MN 病人筛查潜在恶性肿瘤。

7.2：哪些 IMN 病人需要考虑皮质激素和免疫抑制剂治疗

7.2.1：我们推荐仅在患者出现肾病综合征并有下列至少一项情况时，再考虑应用糖皮质激素和免疫抑制剂治疗：

- 尿蛋白持续超过 4g/d，或是较基线上升大于 50%，同时在 6 个月的抗高血压和抗尿蛋白（见第一章）的观察期内未见下降趋势；(1B)
- 出现严重的、致残的或有生命威胁的与肾病综合征有关的症状；(1C)
- 诊断 IMN 之后的 6～12 个月内 Scr 升高 ≥30%，同时 eGFR 不低于 25～30ml/(min·1.73m^2)，且除外其他原因引起的肾功能恶化；(2C)

7.2.2：对于 Scr 持续 > 3.5mg/dl（> 309μmol/L）［或 eGFR < 30ml/(min·1.73m^2)］、超声下肾脏体积明显缩小（例如，长径<8cm）或者合并严重、致命性感染的患者不应

再予免疫抑制剂治疗。(未分级)

背景

IMN 最常见的首发表现为肾病综合征且肾功能正常。大约 50% 持续大量蛋白尿的病人在多年后最终进展至终末期肾脏病(end-stage renal disease,ESRD)。肾病综合征完全缓解预示长期肾脏良好和病人存活。部分缓解也大大降低了进展至 ESRD 的风险(见表 14 中用于本章的完全缓解和部分缓解的定义)。因此,治疗的目的在于使蛋白尿持续减少。所有目前的治疗均有毒性,因此,甄别高危病人显得尤为重要,这样才能使治疗相关的不良反应降到最低。观察期内蛋白尿的程度和持续时间能帮助选择适合治疗的病人。对于 IMN 病程中的"不可逆点"尚没有一致的定义(此点之后使用免疫抑制药物的弊大于利)。然而,严重的肾间质纤维

表 14   IMN 完全缓解和部分缓解的定义

完全缓解:尿蛋白<0.3g/d(uPCR<0.3g/g 或<30mg/mmol)间隔至少 1 周 2 次达到标准,同时血清白蛋白正常以及 SCr 正常

部分缓解:尿蛋白 < 3.5g/d (uPCR < 3.5g/g 或 < 350mg/mmol),且较峰值下降至少 50% ;间隔至少 1 周 2 次达到标准,同时血清白蛋白正常或改善,以及 SCr 稳定

MN:膜性肾病;uPCR:尿蛋白/肌酐比值;见第一章,参见既往发表资料(Jha et al. and Passerini et al. [204,205])

化、肾小管萎缩及肾小球硬化伴持续不可逆的
Scr>3.5mg/dl（>309μmol/L）［或 eGFR<30ml/
（min·1.73m^2）］可能都提示病程的不可逆性
和免疫抑制剂治疗无效。

原理

- 有低到中等水平的证据支持以下推荐：时
  间-平均蛋白尿低于 4g/d、获得完全或部分
  缓解的病人具有良好的长期预后。

- 观察性研究发现，在 IMN 的自然病程中，男
  性、持续大量蛋白尿以及诊断时 Scr 升高都
  预示肾功能的进行性恶化的可能，虽然这些
  并不一定都是独立危险因素。

- 大约30%~35%的 IMN 病人的肾病综合征
  最终自发缓解，因此仅予支持治疗（包括
  RAS 阻断剂，详见第一章）观察至少 6 个月
  是合理的，除非病人出现无法解释的肾功能
  快速恶化或是与肾病综合征相关的并发症。
  但是，初发时尿蛋白水平越高，自发缓解的
  几率越低。

- 界定部分缓解的时间可能很困难，因为一些
  病人的蛋白尿经历缓慢下降的过程，甚至在
  未经特殊治疗的情况下，几年后下降至非肾
  病范围。

- 目前支持运用预测模型来确定 IMN 进展的风
  险（如 6 个月的观察期内持续蛋白尿>4g/d
  或肾功能下降）。

- 有低水平的证据支持以下推荐:对于尿蛋白量持续进行性下降、肾功能稳定、无肾病综合征相关合并症的病人,应当适当延长观察期。

大约 80% 的成人 IMN 患者以肾病综合征首诊[206],其余病人表现为非肾病范围的蛋白尿(见第一章的定义)。疾病过程可能反复自发缓解和复发[197,207-214]。在大约 20% 的病人中,肾病综合征自发完全缓解,另外 15% ~20% 病人自发部分缓解。缓解可能会延迟至 18 ~24 个月。在最近的一项研究中,平均缓解时间为首诊后的 14.7 ± 11.4 个月[215]。大约 15% ~30% 的患者经历至少 1 次复发,其中大约 50% 病人将停留在肾病综合征状态。对自然病程的研究和安慰剂对照的干预治疗研究显示:大约 30% ~40% 的持续肾病综合征病人在 10 年内进展至 ESRD[208,216]。持续肾病综合征不缓解的病人也面临着相关合并症,包括感染、血栓栓塞事件、加速进展的动脉粥样硬化性心血管疾病。

自发缓解的可能性与初发的年龄、性别、蛋白尿的程度以及肾功能有关[216,217]。那些蛋白尿>8g/d 并持续 6 个月以上者,其病情进展风险最高。一个经过验证的计算模型能够甄别高危病人,其准确率达到 85% ~90%[218]。该模型纳入以下指标:6 个月内平均蛋白尿水平、诊断时的肌酐清除率以及 6 个月内肌酐清除率变化斜率。根据这个模型,低危病人表现为肌酐清除率正常、尿蛋白持续<4g/d 并且在 6 个月的观察期内肾功能稳定;中危病人(即 10 年内发展至进展性慢性肾脏病(chronic kidney disease,CKD)的可能性为 50% ~55%)为在 6 个月的观察期内肾功能正常且保持稳定,但持续存在 4 ~8g/d 的蛋白尿;高危病人(诊断后 10 年内进展至晚期 CKD 的可能性在 65% ~80%)则表现为蛋白尿持续>8g/d,无论其肾功能水平如何[219,220],通过治疗获得缓解者预后能够改善[221,222]。10 年的无肾衰生存率在完全缓解组、部分缓解组以及未缓解组分别为 100%、90% 和 50%。完全或部分缓解的病人肌酐清除率下降率相似:完全缓解者下降率为每年 1.5ml/min,部分缓解者下降率为每年 2.0ml/min。虽然基线尿蛋白较高的病人自发缓解较少见,但最近的一个报道显示[215]:基线尿蛋白 8 ~12g/d 的病人的自发缓解率为 26%;尿蛋白 >12g/d 者有 22% 自发缓解。RAS 阻断剂治疗和随访的第一年内尿蛋白下降 50% 均是病情缓解的独立预测因子。大部分观察 IMN 自然病程的研究都是在 RAS 阻断剂问世之前进行的。观察性研究已充分评价了 RAS 阻断剂治疗 IMN 的长期作用,但仅用于那些基线尿蛋白 <10g/d 的病人。最近的一项小规模 RCT(N=27)比较了 ACEI(赖诺普利,最大剂量 10mg/d)和 ARB(氯沙坦,最大剂量 100mg/d)对不同程度蛋白尿(2.5 ~7g/d)的 IMN 的治疗效果。

两种药物的疗效相仿,治疗 12 个月平均可使尿蛋白降低 2.5g/d。缺乏安慰剂对照,同时未能纳入严重蛋白尿(>8 ~ 10g/d)的病人,均削弱了本研究的影响力[223]。仅有低水平的证据支持其他预测因子的价值,如高血压、肾间质纤维化和肾小管萎缩、尿 C5b-9 的持续升高以及尿液中小分子和大分子蛋白(β_2 微球蛋白和 IgG)的排泌量增加[224,225]。MN 的组织学分期对于判断 IMN 的预后或预测治疗反应作用有限。

7.3:IMN 的初始治疗

7.3.1:推荐初始治疗包括为期 6 个月的治疗,即隔月交替的静脉/口服糖皮质激素和口服烷化剂。(1B)

7.3.2:建议选择环磷酰胺而非苯丁酸氮芥作为初始治疗。(2B)

7.3.3:推荐至少坚持初始方案治疗 6 个月后,再予评价是否缓解,除非期间出现肾功能恶化(参见推荐 7.2.1)。(1C)

7.3.4:仅在患者无严重蛋白尿(>15g/d)而出现肾功能快速恶化(1 ~ 2 个月内 Scr 翻倍)时重复肾活检。(未分级)

7.3.5:根据病人的年龄和 eGFR 调整环磷酰胺和苯丁酸氮芥的剂量。(未分级)

7.3.6:我们认为持续(非周期性的)使用烷化剂可能同样有效,但出现毒副作用的风险增加,尤其使用超过 6 个月时。(2C)

背景

三个 RCT 研究发现单用糖皮质激素对 IMN 的疗效并不优于单纯对症治疗。烷化剂（环磷酰胺或苯丁酸氮芥）与糖皮质激素联用能够有效诱导缓解并预防进入 ESRD（在线附表 22 ~ 25）。环磷酰胺的毒副作用小于苯丁酸氮芥。

原理

• 有中等水平的证据支持对于满足 7.2.1 标准的病人，采用 6 个月的周期疗法，交替使用烷化剂（环磷酰胺或苯丁酸氮芥）外加静脉和口服糖皮质激素（见表 15 描述的治疗方案）作为 IMN 的初始治疗。这一证据表明，对于 IMN 并持续肾病综合征的病人，这种治疗方案在诱导缓解、预防远期的肾功能下降（包括进入透析）优于单纯的支持疗法。IMN 中使用环磷酰胺的风险和不良反应见表 16。

• 其他联合使用环磷酰胺和糖皮质激素的治疗方案也在临床中应用。一些人不采用静脉注射甲泼尼龙；也有人长时间同时使用烷化剂和糖皮质激素，而不是周期性应用[226-228]。然而，这些方案的长期有效性和安全性并未得到证实[229]。没有充分的证据能够证明口服和静脉注射环磷酰胺两者孰优孰劣[230]。

表 15 IMN 的周期性糖皮质激素/烷化剂治疗 (Ponticelli 方案)

第一个月:静脉甲泼尼龙(1g/d)给予 3 剂,口服甲泼尼龙[0.5mg/(kg·d)]27 天
第二个月:口服苯丁酸氮芥[0.15~0.2mg/(kg·d)]或环磷酰胺[2.0mg/(kg·d)]30 天[a]
第三个月:重复第一个月
第四个月:重复第二个月
第五个月:重复第一个月
第六个月:重复第二个月

IMN:特发膜性肾病

a 前 2 个月每 2 周一次,之后 6 个月每个月一次,检测血清肌酐、尿蛋白、血清白蛋白、血白细胞数。如果白细胞总数 <3500/mm^3,则停用苯丁酸氮芥或环磷酰胺,直至白细胞恢复至 4000 以上。

表 16 IMN 的周期性糖皮质激素/烷化剂治疗方案的风险和获益

风 险	获 益
机会感染风险增加	预防进入 CKD 或 ESRD
病毒性肝炎活动	避免出现肾病综合征的并发症(血栓或动脉硬化加速)
脱发	延长寿命、改善生活质量
生殖功能损害(无精症或不排卵)	
出血性膀胱炎(仅见于环磷酰胺)	
肿瘤(骨髓异常增生综合征,急性髓性白血病)	
膀胱、输尿管或盆腔异性细胞癌	
中毒性肝炎	

CKD:慢性肾脏病;ESRD:末期肾病;IMN:特发膜性肾病

117

- 肾病综合征的完全缓解或部分缓解者长期
  预后良好。因此,肾病综合征的持续缓解可
  以作为评价疗效的替代终点。

- 经治的病人在治疗结束后的 12～18 个月内
  仍可能达到完全或部分缓解。因此,只要血
  清白蛋白水平或肾功能没有恶化,亦没有并
  发症,我们可以耐心等待这一段时间再去判
  断初始治疗的成败(见 7.6.1 和 7.6.2)。
  在这段观察期内,病人可以继续接受 ACEI
  或 ARB、其他抗高血压的药物治疗以及支持
  治疗。在对比研究中,与苯丁酸氮芥相比,
  环磷酰胺的安全性较高。有低水平的证据
  指出,与苯丁酸氮芥相比,环磷酰胺缓解率
  更高且缓解时间更长。烷化剂的累积毒性
  可能非常明显,需要医生细心监测。近期,
  一项研究采用环磷酰胺或苯丁酸氮芥为基
  础的方案治疗 IMN。该研究在用药安全性
  方面提出了很大警示,报道的不良反应超过
  80%[231]。这个结果与既往烷化剂/糖皮质激
  素周期治疗的长期 RCT 所得结果不同,既
  往的观察显示这些方案具有良好的耐受性
  和较低的不良事件发生率[229,232,233]。当烷化
  剂用于以下病人时,烷化剂/糖皮质激素方
  案的风险增加:肾功能受损,老年,和(或)
  本研究提及的并存疾病。

- 由于 IMN 病人的 GFR 下降缓慢,尤其是在
  没有大量蛋白尿的时候。因此,任何 GFR 的

快速下降都提示存在其他引起肾功能恶化的因素(如新月体肾炎或急性间质性肾炎,后者常与药物相关),需要改变治疗方案。重复的肾活检对于明确病因是十分必要的。

- 在 Ponticelli 方案治疗中,大约 25% 的病人肾病综合征会复发。自发缓解的病人也有相似的复发率(见 IMN 复发的治疗 7.7)。

一项始于上世纪 80 年代的开放性 RCT 采用为期 6 个月的苯丁酸氮芥和糖皮质激素的交替疗法(见表 15 描述的方案[229,232,233]),经过 10 年的随访,治疗组(N = 42)92% 的病人和对照组(N = 39)60% 的病人存活且肾功能正常(P = 0.0038),两组病人分别有 61%(其中 40% 完全缓解)和 33%(其中 5% 完全缓解)达到缓解。另一项 RCT[234]将以上的交替疗法与单一激素[口服泼尼松龙 0.5mg/(kg·d)代替苯丁酸氮芥]治疗 6 个月比较。最初 3 年,苯丁酸氮芥组的治疗缓解率明显高于单一激素治疗。这种差别在第 4 年消失,可能是由于入选病人仅有少数处于高危。苯丁酸氮芥治疗组的缓解维持时间也较长。另有一个 RCT[235]将苯丁酸氮芥联合糖皮质激素与环磷酰胺[2.5mg/(kg·d)]联合糖皮质激素这两个方案进行比较。两组肾病综合征的缓解率相似(82% 比 93% ; P = 0.116)(附表 22~25)。然而,苯丁酸氮芥组中因严重的不良反应导致终止治疗者的比例高于环磷酰胺组(12% vs 4%)。其他小规模试验和几项荟萃分析以及系统综述均表明,烷化剂的缓解率较高,但还不能评价其对肾功能的长期益处[204,236-240]。

更近的一项开放性研究[204]对 Ponticelli 方案得出了与早期临床试验相似的结果。以视觉模拟量表作为评价工具,治疗组的生活质量在整个随访期明显较好。两组的并发症发生率无明显差异。

一个小规模的开放性 RCT(N=29)研究了环磷酰胺联合中等量激素治疗 12 个月对病情进展高危(以尿 IgG 和尿 β2 微球蛋白水平评价)的 IMN 病人的疗效,既往认为这些病人在 12 个月内将出现 Scr 水平上升>25% 且 Scr>135μmol/L(>1.5mg/dl),或出现 Scr 较基线升高>50%。这个研究将早期开始治疗与 Scr 升高>25%~50%再开始治疗进行了比较。他们发现,早期开始治疗者更快达到缓解,但 6 年后整体的缓解率、Scr 水平、平均尿蛋白水平、复发率或治疗相关不良事件并无明显差异[241]。

本研究与同一作者的早期观察性研究的观点一致,均支持对 IMN 早期采用保守的治疗。然而,延长疗程及肾功能受损[Scr>1.5mg/dl(>135μmol/L)]均使这些治疗方案的不良反应增加。整个治疗方案的证据等级为 2B 级[241-243]。烷化剂细胞毒药物的不良反应不可忽视,包括生殖毒性、膀胱癌、骨髓抑制、产生白血病以及严重的机会性感染(见表16)。应根据病人的状况(如年龄、并存疾病)平衡风险与收益。表17列出了一些烷化剂-糖皮质激素周期性治疗的禁忌证。环磷酰胺的不良反应整体少于苯丁酸氮芥。目前没有证据提示静脉使用环磷酰胺在治疗 IMN 具有优势,因此不推荐这种治疗方案。基于有限的药代动力学数据,GFR降低时应下调烷化剂的剂量,以避免骨髓毒性。硫唑嘌呤单药治疗或联合糖皮质激素治疗并不能影响 IMN 的病程[244-246]。来自非 IMN 病人的证据显示,接受糖皮质激素免疫抑制治疗的病人应给予甲氧苄胺-磺胺甲基异恶唑预防伊氏肺孢子菌感染。有骨质疏松危险因素者(如老年或绝经后女性),如无禁忌证[如 eGFR < 30ml/(min·1.73m^2)],均应该接受双磷酸盐治疗(见第一章)。

表17　周期性糖皮质激素/烷化剂方案治疗 IMN 的禁忌证

未经治疗的感染(HIV、乙型肝炎或丙型肝炎、结核、真菌感染等)
肿瘤[肺、皮肤(除了鳞状上皮细胞、乳房、结肠等)]
尿潴留
无法随访监测
白细胞减少(<4000/mm^3)
Scr>3.5mg/dl(300μmol/L)

IMN:特发膜性肾病;HIV:人类免疫缺陷病毒;SCr:血清肌酐

IMN 患者肾功能恶化常是缓慢的过程,常在持续大量蛋白尿多年后才发展至晚期 CKD。没有极大量蛋白尿(如>15g/d)情况下出现肾功能快速恶化,常提示存在其他病因,如急性双侧肾静脉血栓、合并新月体肾炎或急性间质性肾炎。重复肾活检是辨别病因以调整治疗的最合适手段。但是,肾功能急性恶化可见于极大量蛋白尿(>10~15g/d)的病人,可能是血流动力变化的结果。这种肾功能恶化常在肾病状态缓解后得到逆转,并不需要改变治疗方案。

对于合并肾功能损害[如 eGFR 在 30~60ml/(min·1.73m^2)]的 IMN 患者使用免疫抑制剂治疗的前瞻性对照研究非常少。目前没有足够证据对这部分病人做任何治疗推荐。肾功能损害患者服用烷化剂的血液学毒性发生的几率可能会增加,他们发生 CNI 肾毒性也是一个重要问题。给 IMN 合并慢性肾功能不全者使用这些药物应该非常谨慎。

研究建议

- 需要寻找合适的临床、病理及生物学标志物,以鉴别能够从治疗中获益的病人,亦能使其他病人避免不必要的使用药物。由于缺乏可靠的证据,尚无法提供使药物毒性最小化的最理想的药物剂量,尤其是环磷酰胺的生殖毒性和膀胱毒性。
- 需要 RCT 研究比较烷化剂和 CNI 和(或) MMF 作为 IMN 肾病综合征初始治疗的

疗效。

- 需要进一步研究肾脏病理和尿的生物标志物对判断预后和(或)治疗反应的价值。

- 在自然病程的观察研究和将来所有的 IMN 治疗研究中,均应动态监测抗 PLA2R 抗体和尿生物标志物(如尿 IgG、β2 微球蛋白),以确定他们在判断自发缓解、治疗反应及预后的价值。

7.4:IMN 初始治疗的替代方案:CNIs

7.4.1:我们推荐对符合初始治疗标准(见 7.2.1)、但不愿接受糖皮质激素/烷化剂周期治疗方案或存在禁忌的病人使用环孢素或他克莫司至少 6 个月(见表 18 治疗的推荐剂量)。(*1C*)

7.4.2:我们建议经 6 个月治疗后仍未达到部分或完全缓解者,停止使用钙调磷酸酶抑制剂(calcineurin inhibitor,CNI)。(*2C*)

7.4.3:如果达到完全或部分缓解,且没有限制继续治疗的 CNI 相关肾毒性发生,则建议在 4~8 周内将 CNI 的剂量减至初始剂量的 50%,全疗程至少 12 个月。(*2C*)

7.4.4:初始治疗期,规律监测 CNI 的血药浓度。若治疗中出现无法解释的 Scr 升高(>20%)则检查 CNI 血药浓度。(未分级)(见表 18 各种 CNI 的推荐

治疗剂量)

原理

有低至中等水平的证据支持 CNI(环孢素或他克莫司)作为糖皮质激素/烷化剂周期疗法治疗 IMN 的替代方案(在线附表 28 ~ 31)。有低水平的证据指出:CNI 应该最少使用 6 个月,如果治疗有效、尿蛋白减少,则应持续使用至最少 6 ~ 12 个月。过早停药则复发率较高。(CNIs 的推荐剂量见表 18)

表 18   CNI 为基础的 IMN 的治疗方案

环孢素:3. 5 ~ 5. 0mg/(kg · d)隔 12 小时分 2 次口服,联合泼尼松 0. 15mg/(kg · d)治疗 6 个月。建议采用最低推荐剂量,继而逐渐加量以避免急性肾脏毒性(Sandimmune®,Neoral®以及其他环孢素制剂)
他克莫司:0. 05 ~ 0. 075mg/(kg · d)隔 12 小时分 2 次口服 6 ~ 12 个月,无需联合泼尼松。建议采用最低推荐剂量,继而逐渐加量以避免急性肾脏毒性

IMN:特发膜性肾病
注:治疗中血药浓度的监测在文中有论述

环孢素

早期的非对照研究显示,环孢素治疗 IMN 初始疗效明显,但复发率高[247,248]。一项单盲随机对照研究入选了 51 例激素抵抗的 IMN 患者,以小剂量激素联合环孢素治疗,对照组为安慰剂联合糖皮质激素[249]。69%的病人蛋白尿完全或部分缓解,但是停用环孢素后复发率较高,1 年末的复发率约 45%。来自"德国环孢素治疗膜性肾病研究组"(German Cyclosporine in NS Study Group)的观察资料表明,延长环孢素的治疗时间至 1 年能获得较高的完全缓解率(34%)和较高的持续缓解[144]。目前推荐,对于环孢素治疗有效的病人,应将疗程延长到至少 1 年[182]。长期的低剂量环孢素[~1.5mg/(kg·d)]可作为达到完全或部分缓解病人的长期维持治疗,尤其对于那些易于复发的病人[250]。根据来自肾脏移植的资料,推荐规律监测环孢素血药浓度和肾功能。通常认为,环孢素血药浓度在 125 ~ 175ng/ml(104 ~ 146nmol/L)(C0,谷浓度)或 400 ~ 600ng/ml(333 ~ 500nmol/L)(C2,服药 2 小时的浓度)[182]是安全的。在线附表 28 ~ 31 总结了使用环孢素的研究[208,247,251-253]。

仅有一个小规模的 RCT 将环孢素应用于大量蛋白尿且肾功能进行性恶化的病人[251]。开始治疗时肌酐清除率为 55ml/min,平均尿蛋白 11g/d。环孢素治疗 12 个月后,尿蛋白显著下降,肾功能的下降速率由每月 2.4ml/min 降至 0.7ml/min。然而,安慰剂治疗组,肌酐清除率下降率不变:从每月 2.2ml/min 到 2.1ml/min(P<0.02)。环孢素治疗停止后的两年内,约 50%的病人病情持续改善[208,247,251-253]。

125

他克莫司

在应用一个他克莫司单药治疗 IMN 的 RCT 中，入选病人(治疗组 N = 25)肾功能正常、平均尿蛋白约 8g/d。病人经过 12 个月他克莫司[0.05mg/(kg·d)]治疗以及 6 个月的减量期，与保守治疗组(n = 23)进行比较[254]。18 个月后，他克莫司组缓解率为 94%，对照组仅为 35%。对照组中 6 例病人、他克莫司组中 1 例病人达到次要终点，即 Scr 上升 50%[254]。停用他克莫司后，约半数病人复发，与环孢素治疗结果相似。仅有低水平的证据支持长期应用低剂量的他克莫司维持缓解。他克莫司维持治疗的安全性并不确定[226,227,229,230,233-235,238,240,242,243,255-258]。

CNIs 和烷化剂的对比研究

仅有一个 RCT 对亚裔特发膜性肾病病人进行研究，比较了他克莫司(N = 39)治疗 6 ~ 9 个月与口服环磷酰胺(N = 34)4 个月的疗效(两组均同时使用泼尼松 8 个月并最后减停)[259]。结果显示，无论是蛋白尿的完全或部分缓解率(79% vs 69%)，还是随访 12 个月的治疗相关不良事件，两组均无差别。两组病人均有大约 15% 的复发。这些证据支持短期使用他克莫司(联合或不联合皮质激素)作为口服烷化剂的替代方案[254]。然而，他克莫司为基础的治疗方案的长期疗效并不确定[259]。

CNIs 在肾功能受损病人中的使用

若同时存在肾功能受损,则 CNIs 的肾毒性将增强。这种情况下,建议优先选择环磷酰胺为基础的方案。仅有较弱的证据能够指导本组病人如何在 CNIs 和烷化剂为基础的方案中做出选择。在这个备受争议的领域有一项正在进行的 RCT(ISRCTN99959692)。其他药物,包括利妥昔单抗、霉酚酸酯(mycophenolate mofetil,MMF)和(或)促肾上腺皮质激素(adrenocorticotropic hormone,ACTH)在本组病人的使用值得进一步研究,但现有证据不足以提出任何指导意见。肾脏病理的肾间质纤维化和(或)肾小管萎缩度的量化评分是否可以作为 IMN 治疗方案的选择依据,目前尚缺乏证据。

研究建议

- 需要 RCT 研究评价 CNI 治疗 IMN 的长期疗效和安全性。
- 需要进一步研究 CNIs 血药浓度监测在 IMN 治疗中的作用。

7.5:不推荐或不建议作为 IMN 初始治疗的方案

 7.5.1:我们推荐糖皮质激素不能单独用于 IMN 初始治疗。(1B)

 7.5.2:我们建议 MMF 不单独用于 IMN 的初始治疗。(2C)

背景

除了糖皮质激素/烷化剂或 CNIs 的联合治疗,还有许多药物被尝试用于 IMN 的初始治疗(符合推荐 7.2.1 标准)。然而,这些药物并未经大规模的 RCTs 证实有效性和安全性,因此不作为 IMN 初始治疗的一线推荐方案。

原理

糖皮质激素单药治疗

有中等水平证据推荐糖皮质激素单药不应作为 IMN 诱导缓解或延缓进入晚期 CKD 的用药。一个早期的研究报道:2~3 个月的大剂量隔天泼尼松治疗能够显著延缓肾功能的恶化,但对蛋白尿的改善没有持续疗效[260]。随后的一项 RCT 采用同等剂量糖皮质激素治疗 IMN,与安慰剂组相比,治疗期内病情没有改善,随后 3 年随访期内蛋白尿和肾功能(Scr)亦无改善。另一个 RCT 比较了为期 6 个月的隔日泼尼松(N=81)治疗和非特异治疗(N=77),结果糖皮质激素单药治疗在诱导缓解或预防复发方面均无优势。即使对于尿蛋白>3.5g/24h 的病人,糖皮质激素单药治疗亦没有显著疗效[261]。然而,针对亚裔(日本裔)的回顾性研究发现糖皮质激素单药治疗可能有益[262]。由于存在无法测量的变量、开始治疗前没有给予足够的观察期,上述分析结果并不可靠。上述得出阴性结果的 RCTs,其入选的亚裔病人过少,而使亚组分析结果效力不足。

MMF(见在线附表 32 ~ 34)

尚没有 RCT 证实 MMF 作为 IMN 的初始治疗能有效地诱导缓解或延缓进展性 CKD 的发生。一项研究入选了 32 例有肾功能损害[Scr> 1.5mg/dl (132μmol/L)]的 IMN 病人,给予 MMF 1g,一日两次,联合糖皮质激素治疗 12 个月,进行了历史对照研究,对照组是口服环磷酰胺[1.5mg/(kg·d)]联合糖皮质激素 12 个月的 32 例病人[263]。MMF 组和环磷酰胺组 12 个月时的累积缓解率分别为 66% 比 72% (P = 0.3)。两组的不良反应发生率相似,但 MMF 治疗组复发更常见,甚至于在治疗过程中就可出现复发[263]。

两项病例数较少的 RCT 研究比较了 MMF 联合激素和烷化剂(环磷酰胺或者苯丁酸氮芥)联合激素的 Ponticelli 方案。其中一项是对 20 例病情进展风险不高的未经治疗 IMN 所致肾病综合征,进行研究比较 MMF 联合激素和改良的使用苯丁酸氮芥的 Ponticelli 方案的疗效差异[264]。两组病例获得缓解的比例无明显差异:MMF 组为 64%,改良的 Ponticelli 方案组为 67%。两组的复发频率和感染发生率都相似。改良的 Ponticelli 方案组比 MMF 组更容易发生白细胞减少。另一项小规模的 RCT 研究是对 21 例未经治疗的 IMN 患者比较 MMF 联合激素和 Ponticelli 方案的疗效差异[264A]。MMF 组和 Ponticelli 方案组的完全和部分缓解率分别为 64%（7/11）和 80%（8/10）。在短期随访过程中，MMF 组无复发病例，Ponticelli 方案组仅有一例 NS 复发。

相反，一项的 RCT 队列研究入选病人全部为未经治疗的 IMN，均是肾功能进展的低危病人。该 RCT 将 36 例表现为肾病综合征的 IMN 病人随机分为保守治疗（RAS 阻断剂、他汀类药物、低盐低蛋白饮食和利尿剂）+MMF（2g/d，无糖皮质激素）（N = 19）和单纯保守治疗组（N=17），治疗 12 个月[265]。12 个月后，两组的完全和部分缓解率无明显差别。

虽然 MMF 联合糖皮质激素可能具有与标准的烷化剂/激素周期治疗方案相似的疗效，但现有的证据水平较低，结果并不一致，而且仅仅是短期的观察结果。MMF 治疗的高复发率确实削弱了将本药用于 IMN 治疗的热情[263]。MMF 单药治疗疗效不佳[265]。

利妥昔单抗

虽然大规模的观察性研究得到了令人振奋的结果，但还没有应用利妥昔单抗治疗 IMN 的 RCT 研究。一项探索性的研究入选了 8 例肾病综合征的 IMN 病人，予以每周一次利妥昔单抗

（$375mg/m^2$）治疗，共 4 周，之后随访 1 年[266,267]。12 个月末时，所有病人蛋白尿均显著降低、肾功能稳定。利妥昔单抗的不良反应也很轻微。来自同一组研究者的一项观察性研究提示，利妥昔单抗可能是肾小管间质轻微损伤病人的最有效治疗选择[268]。

一项前瞻性研究入选了 15 例经 ACEI/ARB 治疗超过 3 个月且收缩压控制在 130mmHg 以下、尿蛋白仍大于 4g/d 的 IMN 病人[269]，观察 6 个月后，尿蛋白>3g/24h 且 CD19+B 细胞计数>15/μl 者接受了同样时程的利妥昔单抗治疗。在 3、6、9 和 12 个月时，尿蛋白由基线的 $13.0±5.7g/24h$（范围在 $8.4 ～ 23.5g/24h$）分别降至 $9.1±7.4g$、$9.3±7.9g$、$7.2±6.2g$ 和 $6.0±7.0g/24h$（范围在 $0.2 ～ 20g/24h$）。12 个月末尿蛋白的平均下降幅度达到 $6.2±5.1g/24h$，具有统计学意义（$P = 0.002$）。利妥昔单抗的耐受性很好，能有效降低部分 IMN 病人的尿蛋白。完全和部分缓解率接近 60%，高于预期的自发缓解率。

另一个观察性研究根据循环 B 细胞计数指导利妥昔单抗的用药剂量，显著降低了用药量[270]。治疗 1 年后，治疗组疾病缓解率与既往的 24 例利妥昔单抗标准剂量 $375mg/m^2$ 治疗 4 周的缓解率相似。

更晚近的一项前瞻性观察研究入选了 20

例基线蛋白尿持续>5.0g/d 的 IMN 病人,接受
利妥昔单抗治疗(每周 375mg/m^2 治疗 4 周)。
无论治疗效果如何,6 个月时再予利妥昔单抗
治疗 4 周[271]。12 个月和 24 个月时,尿蛋白水
平从基线的 11.9g/d 分别下降到 4.2g/d 和
2.0g/d;24 个月时肌酐清除率由 72.4 上升至
88.4ml/(min · 1.73m^2)。在 18 例完成全部 24
个月随访的病人中,4 例达到完全缓解,12 例部
分缓解(完全加部分缓解率为 80%)。随访中
有 1 例复发。这个探索性的试验中半数以上的
病人对既往治疗无反应。未观察到利妥昔单抗
的短期毒性。本研究也强调了烷化剂/激素治
疗同时观察的重要性,因为治疗中尿蛋白呈缓
慢下降,需要数月时间方能达到最低点。

目前仍需要 RCT 确证这些令人鼓舞的结
论。目前的研究结果显示利妥昔单抗可能对治
疗 IMN 具有很大优势。长期的复发率并不清
楚,但短期的复发率较低[271]。由于缺少 RCTs
研究,初治 IMN 时不推荐使用利妥昔单抗。

促肾上腺皮质激素(ACTH)(在线附表 26、27)

一项观察性研究和一个小规模的 RCT 为
长效 ACTH 作为 IMN 的初始治疗提供了初步
的、低水平的证据。

观察发现,使用 Depot 合成 ACTH(Synacthen®)治疗 1 年降低了 IMN 病人的尿蛋白水平[272,273]。新近的一项小规模的开放性探索性 RCT 比较了静脉注射甲泼尼龙、口服糖皮质激素联合细胞毒药物($n = 16$)与合成 ACTH($n = 16$)作为 IMN 的初始治疗,结果发现两种方案的疗效相当[274]。合成 ACTH 相关的不良反应包括:眩晕、糖耐量异常、腹泻和肤色青铜样变,这些不良反应通常在治疗结束后缓解。我们需要更大规模、更具有说服力的 RCT 方能将合成 ACTH 作为 IMN 的初始治疗。新近有一些初步的报道显示,凝胶配方的天然完整 ACTH(从猪提取)具有相似疗效。目前还没有 RCT 采用此剂型。由于没有大规模的和更具有说服力的 RCT,所以目前不推荐天然完整的或人工合成的 ACTH 作为 IMN 的初始治疗方法。

研究建议

- 还需要大规模、长随访期的 RCT 去验证 MMF 联合糖皮质激素对比现有方案作为初始治疗的疗效及安全性。

- 需要一个 RCT 比较利妥昔单抗联合糖皮质激素/烷化剂方案或 CNIs 作为肾病综合征的 IMN 初始治疗的疗效。

- 需要一个 RCT 比较合成 ACTH 或天然 ACTH 与糖皮质激素/烷化剂或 CNIs 治疗初发的 IMN 肾病综合征的疗效。

7.6：推荐方案治疗无效的 IMN

7.6.1：我们建议对于以烷化剂为基础治疗无效的初治 IMN，给予一种 CNI 治疗。(*2C*)

7.6.2：我们建议对于以 CNI 为基础治疗无效的初治 IMN，给予一种烷化剂治疗。(*2C*)

背景

临床试验结果显示，烷化剂/激素交替治疗或给予一种 CNI 作为初始治疗，均能实现较好的肾脏生存和缓解率，甚至是长期的[204,233-235,249,254,275]。然而，9% ～ 28% 的病人经烷化剂/激素交替治疗无效（无法达到缓解），大约 25% 的病人经 CNI 治疗无效。肾病综合征不能达到完全或部分缓解的病人，如无治疗禁忌，应考虑给予其他治疗。治疗无效者对另一治疗方案的反应尚无法准确判断。对一种方案无效并不意味着对另一种方案耐药。

原理

完成全疗程的病人中，10% ～ 30% 对初始治疗无反应。有低水平的证据说明，一种方案治疗无效并不意味对另一种方案也无效。

如果经糖皮质激素/烷化剂交替方案治疗无效，另一治疗选择为 CNIs。关于环孢素的研究最充分。虽然他克莫司治疗的初始缓解率高,但它与激素联合烷化剂治疗的整体治疗有效率相当,尤其在延长疗程并联合中等剂量激素时疗效更好[249]。

不少治疗无效的病人还出现肾功能恶化。仅有一个小规模 RCT 应用环孢素治疗严重蛋白尿(>10g/d)合并肾功能进行性恶化(初始 CrCl 大约在 55ml/min)的病人。环孢素治疗组肾功能的下降速率明显减慢[251]。使用 CNI 治疗6 个月仍无效的病人,建议采用以烷化剂为基础的治疗方案,并以此为初始治疗。但是,对于有肾功能损害的病人,治疗的不良反应发生率更高。目前,英国正在进行一项针对这一组IMN 病人的随机对照研究,了解烷化剂以及CNI 的有效性和安全性(ISRCTN 99959692),此项研究结果可能会改变对这一组病人的治疗推荐。

有肾功能损害的病人[243,251],其骨髓对烷化剂的毒性作用更加敏感,也更易于合并感染。因此,对于 Scr>2.0mg/dl(176μmol/L)的病人,建议苯丁酸氮芥的日剂量不超过 0.1mg/kg,环磷酰胺的日剂量不超过 1.5mg/kg[276],并将总疗程控制在 6 个月以内。同时,对这些病人,预期的不良反应发生率也较高。对于这部分病人使用 CNI 也容易发生肾毒性导致肾功能恶化。

对于烷化剂和 CNI 为基础的方案治疗耐

药的病人,MMF、利妥昔单抗或 ACTH 是否有效尚不明确。迄今也没有相关的 RCT 研究[111,205,263,265,272,274,277]。

当 IMN 肾功能损害时,应考虑是否存在其他原因。快速进展的肾功能不全可能是由于 IMN 病人接受利尿剂、抗生素或非甾体抗炎药治疗后发生了急性过敏性间质性肾炎。那些大量蛋白尿的病人偶尔也可能出现抗-GBM 抗体或 ANCA 导致的新月体肾炎[279,279]。此时,肾脏活检对于确诊十分必要,大剂量的口服泼尼松可能使急性过敏性间质性肾炎肾功能完全恢复,强化免疫抑制治疗也可能使新月体肾炎病人的肾功能完全恢复(见 13 和 14 章)。

最后,单独的静脉甲泼尼龙冲击治疗不应用于耐药 IMN,除非平稳的病程中出现快速进展的肾功能恶化,经肾活检证实在 IMN 基础上出现新月体肾炎。

研究建议

- 需要进行 RCT 研究评价利妥昔单抗对一线方案治疗无效的 IMN 的疗效和安全性。
- 需要 RCT 研究评价烷化剂/糖皮质激素交替疗法或 CNI 对肾功能不全或肾功能在恶化状态的 IMN 病人的疗效和安全性。

7.7:IMN 肾病综合征复发的治疗

　7.7.1:IMN 肾病综合征复发的病人,我们建

议采用原先达到缓解的方案治疗。
（2D）

7.7.2：如果采用 6 个月的糖皮质激素/烷化
剂方案作为初始治疗（见推荐
7.3.1），我们建议仅重复此方案治疗
复发一次。（2B）

背景

临床试验已证实,经糖皮质激素/烷化剂交
替治疗或 CNI 方案治疗达到部分或完全缓解
的病人,其远期肾脏生存率高。然而,25% ~
30% 的病人在停用烷化剂的 5 年内出现肾病综
合征复发,40% ~50% 的病人停用 CNIs 的 1 年
内复发。对于达到完全或部分缓解而出现肾病
综合征复发的病人,应当再予一个疗程的
治疗[280]。

原理

有低水平的证据表明,复发时原方案再次
治疗的反应与首次治疗相似。

有中等水平的证据表明,再次治疗时病人
出现肿瘤、机会感染和生殖功能受损的风险显
著增加。

IMN 病人肾病综合征缓解后若再复发,再
次使用糖皮质激素/烷化剂方案或 CNIs 常常能
再次达到缓解,虽然并非尽然。

大部分重复使用免疫抑制剂治疗的资料来

自于部分缓解后再次复发且肾功能正常的病人[281,282]。对于经第一疗程治疗后复发、伴肾功能损害的 IMN 病人,尚无 RCT 能够指导相应对策[283]。

再次使用烷化剂时,发生肿瘤是我们主要的顾虑。在韦格纳肉芽肿病患者中,环磷酰胺累积剂量达到 36g 者(相当于 100mg/d 治疗 1 年),其发生膀胱癌的风险增加 9.5 倍。增加烷化剂的疗程还与淋巴增殖、骨髓异常增生及白血病相关[284]。综上原因,不推荐反复使用周期性烷化剂治疗(不多于 2 个疗程)。

轻度复发(完全缓解后再次出现低于肾病综合征标准的蛋白尿)不需要特殊治疗,只需保守治疗方可。血压应该保持在 125/75mmHg 以下,ACEI 或 ARB 应该作为此时的一线治疗(见第一章)。

对于 IMN 复发病例可选择 MMF、利妥昔单抗以及 ACTH 等药物治疗。一些观察性研究显示,对于 CNI 依赖的复发病例,利妥昔单抗有一定疗效[285],但是目前还没有足够证据推荐此项治疗。

研究建议

- 需要 RCT 检验 MMF、利妥昔单抗或 ACTH 在复发 IMN 病人中的有效性和安全性。

7.8:儿童 IMN 的治疗

7.8.1:对于儿童 IMN,建议遵循成人治疗方案。(2C)(见推荐治疗 7.2.1 和

7.3.1)

7.8.2：对于儿童 IMN，建议糖皮质激素/烷化剂交替方案最多使用 1 个周期。（2D）

背景

IMN 在儿童并不常见，常表现为肾病综合征或无症状性蛋白尿。IMN 仅占儿童肾病综合征病例的 5%[286,287]。大部分（>75%）的儿童膜性肾病继发于慢性病毒感染（如乙型肝炎病毒）、自身免疫病（如系统性红斑狼疮、甲状腺炎）或药物。

原理

有低水平的证据儿童 IMN 应采用与成人相同的方案治疗，只是在剂量上需要调整。

关于儿童 IMN 的自然病程、治疗选择及长期预后的认识均来自于小规模、非对照的观察性研究[288]。这些研究发现，儿童 IMN 的自发缓解率高、进展至 ESRD 比例低。儿童 IMN 病人常常只需要保守治疗，除非出现严重的症状，因为其自发缓解率似乎高于成人。对于有严重症状的儿童，建议采用与成人相同的药物组合，使用时适当调整药物剂量[289]。大多数试验采用苯丁酸氮芥 0.15～0.2mg/（kg·d）或环磷酰胺 2mg/（kg·d）治疗 8～12 周，联合隔日服用泼尼松治疗。男孩发生生殖毒性的风险高于女孩，

表 19　儿童 IMN 的研究

作者	N	NS	激素	其他免疫抑制	缓解	疾病持续	CRI	ESRD
Habib 等人[291]	50	72%	54%	44%（氮芥和苯丁酸氮芥）	52%	38%	?	10%
Olbing 等人[292]	9	78%	89%	22% 环磷酰胺，11% 硫唑嘌呤	33%	33%	33%	0%
Chan 和 Tsao[293]	10	80%	100%	无	50%	40%	0%	10%
Trainin 等人[294]	14	79%	79%	57% "细胞毒类"	43%	29%	7%	21%
Latham 等人[295]	14	100%	≤93%	≤93% : 环磷酰胺	29%	50%	7%	14%
Ramirez 等人[296]	22	82%	50%	5% 硫唑嘌呤+环磷酰胺，5% 苯丁酸氮芥	27%	45%	23%	5%
Tsukahara 等人[297]	12	25%	425	17% 环磷酰胺	67%	33%	0%	0%

续表

作者	N	NS	激素	其他免疫抑制	缓解	疾病持续	CRI	ESRD
Lee 等人[298]	19	58%	84%	16% 环孢霉素	68%	16%	5%	11%
Chen 等人[299]	13	38%	77%	38%，CNI，23% 硫唑嘌呤或 MMF	？	61%	23%	0%
Valentini 等人[300]	12	75%	83%	58% 环磷酰胺	75%	17%	8%	0

CRI：慢性肾功能不全；ESRD：终末期肾脏病；MN：膜性肾病；MMF：霉酚酸酯

已获 Springer Science+Business 的转载许可 Menon S，Valentini RP. Membranous nephropathy in children：clinical presentation and therapeutic approach. Pediatr Nephrol. 2010;25:1419-1428.[288]

网络连接 http://www.springerlink.com/content/2222k3x10255l528/fulltext.pdf.

并与疗程和累积剂量有关[290]。为了避免发生性腺毒性，环磷酰胺的累积剂量不要超过200mg/kg。

目前尚无使用CNIs治疗儿童IMN的资料。CNI的使用则是基于成人使用CNIs的RCT研究。MMF、利妥昔单抗或ACTH对儿童IMN的疗效尚未进行研究（见表19）。

研究建议

- 儿童IMN的治疗缺乏RCT证据，因此相应的推荐和建议显得苍白无力，需要RCT研究比较烷化剂和CNIs治疗表现为肾病综合征的儿童初发IMN的疗效。

7.9：IMN的预防性抗凝治疗

7.9.1：我们建议伴肾病综合征的IMN病人，如血清白蛋白水平显著降低[<2.5g/dl(<25g/L)]并伴有其他血栓风险，则给予口服华法林预防性抗凝。(2C)

背景

IMN发生静脉血栓栓塞和自发动脉血栓（如深静脉血栓或肺动脉血栓/栓塞）的风险较高，这种风险甚至高于其他类型的肾病综合征[301-303]（见第一章）。这一风险在其他类型的伴严重肾病综合征的原发肾小球肾炎也可能存在,但缺乏相应的证据。目前还没有 RCT 试验研究表现为肾病综合征的 IMN 的预防性抗凝治疗[301-303]。

原理

仅有非常低水平的证据支持对伴严重肾病综合征的 IMN 给予华法林预防性抗凝治疗。然而,基于来自观察性研究的 Markov 模型预测的获益和风险,当血清白蛋白浓度 < 2.0 ~ 2.5g/dl(< 20 ~ 25g/L)且合并至少一个危险因素(尿蛋白 > 10g/d、BMI > 35kg/m^2、血栓栓塞史、有遗传易感性的血栓栓塞家族史、充血性心力衰竭纽约心脏协会 Ⅲ 或 Ⅳ 级、近期腹部或骨科手术、长期制动[301-303])时,应考虑给予预防性抗凝治疗。华法林治疗前常给予短期足量的肝素(普通或低分子肝素)以延长凝血时间。如果存在肾功能不全,低分子肝素的剂量需要调整。由于缺乏新型口服或胃肠外抗凝药在肾病综合征中的应用经验,尚不能对这些药物的使用做出推荐。预防性抗凝的最佳疗程并不确定,但血清白蛋白 < 3.0g/dl(< 30g/L)时持续抗凝应该是合理的。

研究建议

- 需要 RCT 以研究对肾病综合征伴或不伴其他血栓栓塞危险因素的 IMN 病人给予预防

性抗凝的必要性和安全性。

附加资料

附表 22. 烷化剂联合糖皮质激素 vs. 对照组治疗膜性肾病病人的 RCTs 证据

附表 23. 现有的关于烷化剂 vs. 对照组治疗伴肾病综合征的成人特发膜性肾病的系统综述

附表 24. 烷化剂联合糖皮质激素 vs. 对照组治疗膜性肾病的 RCTs 总结列表(分类预后指标)

附表 25. 烷化剂联合糖皮质激素 vs. 对照组治疗膜性肾病的 RCTs 总结列表(可以连续测量的预后指标)

附表 26. 烷化剂联合糖皮质激素 vs. ACTH 治疗膜性肾病的 RCTs 总结列表(分类预后指标)

附表 27. 烷化剂联合糖皮质激素 vs. ACTH 治疗膜性肾病的 RCTs 总结列表(可以连续测量的预后指标)

附表 28. 环孢素 A/他克莫司 vs. 对照组治疗膜性肾病病人的 RCTs 证据

附表 29. 现有的关于环孢素 A/他克莫司 vs. 对照治疗伴肾病综合征的成人特发膜性肾病的系统综述

附表 30. 环孢素 A/他克莫司 vs. 对照治疗膜性肾病的 RCTs 总结列表(分类预后指标)

附表 31. 环孢素 A/他克莫司 vs. 对照治疗膜性肾病的 RCTs 总结列表(可以连续测量的预后指标)

附表 32. MMF vs. 对照治疗伴肾病综合征和特发膜性肾病病人的 RCTs 证据

附表 33. MMF vs. 对照治疗伴肾病综合征的成人特发膜性肾病的 RCTs 总结列表(分类预后指标)

附表 34. MMF vs. 对照治疗伴肾病综合征的成人特发膜性肾病的 RCTs 总结列表(可以连续测量的预后指标)

本指南网络版有附加资料的链接

http://www. kdigo. org/clinical_practice_guidelines/GN. php

（陈旻　译）

第8章　原发性膜增殖肾小球肾炎

引言

本章列出了成人及儿童原因不明的膜增生性肾炎(membranoproliferative glomerulonephritis, MPGN)(原发性 MPGN)的治疗建议。本指南在全球应用的医疗成本已在第二章中做出说明。

8.1:评价 MPGN

　8.1.1:病理表现为 MPGN 的病人,在给予特殊治疗前,应评价是否存在继发性因素。(见表 20)(未分级)

背景

MPGN 是一种由多种病因造成的病理损伤(见表 20)[304,305]。病人多表现为肾病综合征、高血压、肾小球源性血尿和进展性肾功能不全[304,305]。据观察,血清补体水平[C3 和(或)C4]下降很常见,但并非全部如此[305,306]。

根据免疫球蛋白和(或)补体沉积程度和部位,还可以将 MPGN 进一步分类。根据超微

146

结构的表现不同,MPGN 可分为 Ⅰ,Ⅱ 或 Ⅲ 型,该分类方法已被广泛采用。但基于免疫病理学的分类法正在取代上述分类法[307,308]。Ⅰ 型 MPGN 为含有免疫球蛋白和(或)C3 的电子致密物在内皮下和系膜区沉积[305,309,310],常与潜在的慢性丙型肝炎病毒感染有关(见第九章)。Ⅱ 型 MPGN 为基底膜内大量含有补体成分的电子致密物沉积,不含免疫球蛋白[305,309],这一型常被称为"致密物沉积病"。这一类型的病因是遗传或获得性补体调节蛋白异常[305,311]。一些少见的类型(Ⅲ 和 Ⅳ 型 MPGN)常与肾小球基底膜异常及电子致密物在异常部位沉积有关,免疫病理学特点是 IgG 和(或)补体 C3 在肾小球内沉积。其他类型可以表现为补体 C3 在肾小球广泛沉积(而没有 IgG 的沉积)——称为 C3 肾小球肾炎[305,307,08,311]。

MPGN 的治疗首先需要甄别其他继发性因素(见表20)。在一些病人中,C3 肾炎因子(一种针对 C3bBb 的自身抗体)参与 Ⅰ、Ⅱ、Ⅲ 或 C3 型 GN 的致病过程[312,313]。

原发性 MPGN 定义为除外其他可识别的病因的 MPGN,超微病理最典型的特征为 Ⅰ 型 MPGN。Ⅰ 型 MPGN 在发达国家不常见,却是发展中国家的一个相对常见的肾病综合征的类型,尤其是那些地区性感染疾病较严重的地区[314]。

原理

- 由于 MPGN 病因和病理表现的多样性,所有
  MPGN 病人在诊断为原发性 MPGN,进行任
  何治疗之前,均应彻底排查继发性因素。

表 20　与膜增殖肾小球肾炎相关的潜在临床疾病

慢性感染(尤其是丙型肝炎)

自身免疫病(尤其是狼疮性肾炎)

单克隆免疫球蛋白病(尤其是轻链沉积病和单克隆
IgG 疾病)

补体调节异常(尤其是补体 H 因子缺陷)

慢性及已治愈的血栓性微血管病

GN:肾小球肾炎　　LN:狼疮性肾炎

8.2:原发性 MPGN 的治疗

8.2.1:我们建议对于成人或儿童的原发性
MPGN,如出现肾病综合征或进展性
肾功能下降时,需给予口服环磷酰胺
或霉酚酸酯(mycophenolate mofetil,
MMF)联合隔日或每日的低剂量糖
皮质激素治疗,总疗程不超过 6 个
月。(*2D*)

原理

- 有非常低水平的证据支持:对于表现为肾病
  综合征和(或)肾功能恶化的原发性 I 型
  MPGN,应给予免疫抑制剂联合糖皮质激素

治疗。

原发性 MPGN 的诊断需满足以下条件：（1）肾活检病理表现为 MPGN 样病变，（2）除外所有的继发性因素。如果是继发性 MPGN，即 MPGN 的病因明确（见表20），则应针对病因治疗。对于表20列举的继发病因的治疗方法，逐一回顾其支持证据不属于本指南的内容范围。这部分将只涉及不存在导致 MPGN 潜在病因或病生理机制的病例。这些病人大多电子显微镜下表现为 I 型。

许多关于原发性 MPGN 治疗的早期研究很可能在不经意间包含了继发性 MPGN 的病例。因此，鉴于目前所知，在诠释早期试验时，应特别谨慎[304,305,307,308]。现今，除了地区性感染疾病较严重的发展中国家，真正的原发性 MPGN 非常少见。少数的几个关于儿童和成人原发性 MPGN 治疗的 RCT 研究所得结果不一致且不确定[304,305]。许多已发表的研究实验设计较差或可信度低，因此，所谓"原发性 MPGN"推荐治疗方案的证据基础很弱。早期认为对成人 MPGN 有益的阿司匹林联合双嘧达莫治疗，后来也遭到否定[315,316]，"抗血小板"治疗对原发性 MPGN 是否有益目前仍不确定[317,318]。

观察性研究和一个 RCT 研究提示，长期隔日糖皮质激素治疗儿童原发性 MPGN 有效。但这些试验结果并不肯定，也没有得到其他 RCT 研究证实[319-322]。

目前还未在 RCT 研究中验证免疫抑制剂（环磷酰胺或 MMF）联合大剂量静脉或口服激素的疗效。然而，一些小规模的、短期随访的观察性研究提示该疗法有效，但实验研究对象大多为病程快速进展或持续严重肾病综合征的患者，前者常有广泛的新月体形成[145,317,323-329]。在这些报道中可能存在发表偏倚。肾功能快速进展是给予免疫抑制治疗的唯一指征，但疗效和安全性的整体证据较弱。见第 13 和 14 章关于 MPGN 合并广泛新月体形成、肾功能快速进展病例的治疗。

研究建议

● 需要 RCT 研究验证糖皮质激素联合免疫抑制剂（如环磷酰胺、MMF 或利妥昔单抗）治疗成人和儿童原发性 MPGN 的疗效和安全性。

补充资料

附表 35. 隔日泼尼松龙治疗 vs. 对照治疗成人和儿童 MPGN 的 RCTs 证据

附表 36. 隔日泼尼松龙治疗 vs. 对照组治疗 MPGN 病人的总结表（分类预后指标）

附表 37. 隔日泼尼松龙治疗 vs. 对照治疗 MPGN 病人相关研究的总结表（可以连续测量的预后指标）

附表 38. 双嘧达莫联合阿司匹林 vs. 安慰剂治疗 MPGN 病人相关研究的总结表（分类预后指标）

附表 39. 双嘧达莫联合阿司匹林 vs. 安慰剂治疗

MPGN 病人相关研究的总结表(可以连续测量的预后指标)

　　附表 40. 华法林联合双嘧达莫 vs. 对照组治疗 MPGN 病人相关研究的总结列表(分类预后指标)

　　附表 41. 华法林联合双嘧达莫 vs. 对照组治疗 MPGN 病人相关研究的总结列表(可以连续测量的预后指标)

　　本指南网上版本有附加资料的链接:

　　http://www.kdigo.org/clinical_practice_guidelines/GN.php

(陈旻　译)

第9章 感染相关的肾小球肾炎

9.1：我们建议对于以下感染相关的肾小球肾炎
应首先对于感染进行合理的治疗，并且对
于肾脏病的临床表现进行标准化的治疗：
(**2D**)

- 链球菌感染后的肾小球肾炎；
- 感染性心内膜炎相关的肾小球肾炎；
- 分流性肾炎。

引言

这一章节主要讲述感染相关的肾小球肾炎
治疗建议，包括细菌、病毒、真菌、原虫和蠕虫感
染相关的各种肾炎（表21）。本指南在全球应
用的医疗成本已在第二章中做出说明。

细菌感染相关的肾小球肾炎

背景和原理

细菌感染相关的肾小球肾炎（又称作感染
后肾小球肾炎）的雏形为链球菌感染后肾小球

肾炎,主要见于儿童在咽部或者皮肤感染(脓疱病)后,特别是由致肾炎链球菌株感染引起,通常预后好。

　　然而在过去的 10 年,感染后肾小球肾炎的菌谱已经发生了变化。在发达国家链球菌感染后肾小球肾炎发病率,特别是流行性链球菌后肾小球肾炎在持续性下降。最近的系列报道表明链球菌感染后肾小球肾炎只占急性肾小球肾炎的 28% ~ 47%,金黄色葡萄球菌和表皮葡萄球菌占 12% ~ 24%,而革兰氏阴性杆菌占的比例高达 22%[330-332]。细菌性感染性心内膜炎或者分流性感染也常常与感染后肾小球肾炎相关。而非典型的感染后肾小球肾炎主要见于处于免疫功能低下状态的成人,如酗酒、糖尿病或毒瘾者。虽然儿童非典型链球菌感染后肾小球肾炎仍然在发病几周内可以自发的缓解,但是处于免疫功能低下状态的成人患不典型感染后肾炎往往预后要差得多,长期随访中只有不到 50% 的病人能够达到完全缓解[333]。

链球菌感染后肾小球肾炎

背景和原理

　　链球菌感染后肾小球肾炎的诊断首先是急性肾炎病人存在前驱链球菌感染,肾炎常发生在链球菌性扁桃体炎后的 7～15 天内,或者脓疱病后的 4～6 周[334]。

致肾炎链球菌的抗原本质仍然存在争议[334-336]。除非对诊断存在疑问、或为了评估预后、或(和)为了治疗方案的选择,否则对于链球菌感染后肾炎一般不需要肾活检。肾脏病理常表现为急性毛细血管内增生性肾小球肾炎,伴有系膜区或者毛细血管袢颗粒样免疫复合物沉积。

急性肾炎综合征的临床表现通常持续不到 2 周。对于儿童病人不到 4% 的链球菌感染后肾小球肾炎伴有大量蛋白尿,偶尔个别病人发生新月体肾炎伴有急进性肾功能下降。血清补体 C3 水平通常在发现感染后 8～10 周内恢复正常。如果此前还未经过肾活检,持续低补体超过 3 个月则是一个肾活检的指征。膜增生性肾炎(membranoproliferative glomerulonephritis,MPGN)病变通常是持续低补体血症病人的常见病变。

儿童病人的急性期预后较好,而老年病人在部分报道中死亡率可以高达 20%。尽管链球菌感染后肾小球肾炎的长期预后存在争议,但是长达 15 年随访研究表明除了伴有持续性蛋白尿的老年病人外,终末期肾脏病(end-stage renal disease,ESRD)发生率小于 1%[333,334]。

链球菌感染应当使用青霉素,而对于青霉素过敏的可以选用红霉素治疗,从而控制链球菌感染并防止致肾炎链球菌在病人亲属或接触者中传播。然而抗生素对于逆转肾炎并没有多少帮助,这是因为免疫复合物早已造成了肾小球损伤。

对于伴有严重高血压或者充血性心力衰竭的病人(主要是成人)的急性肾炎综合征需要住院治疗。经利尿治疗后,高血压水肿通常会消散。对于有持续性尿检异常特别是蛋白尿超过 1g/d 持续 6 月以上的成年病人,应当接受血管紧张素转化酶抑制剂(Angiotensin-converting enzyme inhibitor ACEI)或者血管紧张素受体拮抗剂(angiotensin-receptor blocker,ARB)治疗,其使用原则如同其他伴有蛋白尿的肾小球疾病(见第 2 章)。对于伴有持续性蛋白尿超过 6 个月(主要是成人)患者的长期预后明显要差[337]。

对于伴有大量新月体形成和急进性肾小球肾炎的病人可以考虑静脉甲泼尼龙治疗。这主要是由其他伴有急进性肾炎综合征的新月体肾炎推导而来,并没有随机对照试验的证据。

研究建议

- 需要随机对照试验来评估糖皮质激素治疗新月体型链球菌感染后肾炎疗效。
- 需要明确链球菌抗原的本质,为新的免疫预防治疗提供理论基础。

感染性心内膜炎相关的肾炎

背景和原理

随着流行病学的改变以及抗生素的使用，感染性心内膜炎的自然病程已经发生明显的改变[337-340]。

在美国每年诊断感染性心内膜炎 40 例/百万人口。这一疾病在老年人群和没有基础心脏病人中逐渐增加。静脉药瘾、人工心脏瓣膜和结构性心脏病是发病的危险因素。金黄色葡萄球菌已经取代草绿色链球菌成为感染性心内膜炎的主要病因。金黄色葡萄球菌性心内膜炎中肾炎的发生率在 22% ~78% ,特别是在静脉药瘾中发生的危险最高。局灶节段增生性肾炎,常伴有局灶新月体形成,是最典型的病理改变。部分病人可能表现为弥漫性毛细血管内增生性肾炎、伴或不伴有新月体形成[337-340]。

随着感染灶的快速清除和使用 4 ~ 6 周合适的抗生素,该类肾炎的短期预后可较好。

研究建议

- 需要多中心的临床研究以明确感染性心内膜炎相关肾小球肾炎的发病率、患病率以及远期预后。

分流性肾炎

背景和原理

分流性肾炎作为一个免疫复合物介导的肾小球肾炎,是房室分流或者用于治疗脑积水而行脑室颈静脉分流术后的慢性感染引起的并发症[341]。

该病的诊断主要依靠在脑积水行脑室血管分流植入术后的病人:存在临床具有肾脏病临床证据(常常是镜下血尿和蛋白尿,常达到肾病综合征范围,有时伴有 SCr 升高和高血压)和长期发热或慢性感染的证据。病理损害是典型的 1 型 MPGN,伴有 IgG、IgM 和 C3 颗粒样沉积,电子致密物在系膜区和内皮细胞下沉积。

如果早期诊断和治疗感染分流性肾炎的预后是好的。脑室血管分流术后病人可能 30% 的病人存在感染。肾炎可能发生在 0.7% ~ 2% 脑室血管分流术后感染的病人,肾炎可以发生在术后的 2 月到数年之间。感染的微生物通常是表皮葡萄球菌或者金黄色葡萄球菌。与脑室血管分流术相比,脑室腹膜分流术后很少并发肾炎。

延迟诊断常导致延迟抗生素治疗和清除分流,并进一步导致肾脏预后差。

研究建议

● 需要多中心观察性研究以明确分流性肾炎的发病率、患病率和长期预后。

表 21　与肾小球肾炎相关的感染

细菌

麻风分枝杆菌、结核分枝杆菌

梅毒螺旋体

伤寒沙门菌,副伤寒沙门菌,鼠伤寒沙门菌

肺炎链球菌,草绿色链球菌,化脓性链球菌,金黄色葡萄球菌,表皮葡萄球菌,白色链球菌

钩端螺旋体属*

小结肠炎耶尔森菌*

脑炎双球菌,淋球菌*

白喉棒状杆菌*

伯纳特氏立克氏次体*

流产布氏杆菌*

单核细胞增多性李司氏菌*

真菌

荚膜组织胞浆菌*

念珠菌*

粗球孢子菌*

原虫

三日疟原虫,恶性疟原虫

杜氏利什曼原虫

鼠弓形体

克氏锥虫,布氏锥虫

犬弓蛔虫*

续表

病毒

乙型肝炎病毒,丙型肝炎病毒

HIV

EB 病毒

柯萨奇病毒

ECHO 病毒

巨细胞病毒

水痘-带状疱疹病毒

风疹病毒

流感病毒

蠕虫

曼森血吸虫,日本血吸虫,埃及血吸虫

班氏线虫

马来丝虫

非洲眼线虫

旋盘尾丝虫

旋毛线虫*

肠类圆线虫

ECHO,埃柯病毒;GN,肾小球肾炎.

* 只有病例报道记载

9.2:丙型肝炎病毒(Hepatitis C virus,HCV)感染相关的肾炎

(请参照已经发表的 KDIGO 有关慢性肾脏病丙型肝炎病毒感染预防、诊断、评估和治疗临床实践指南[342]。)

9.2.1:我们建议慢性肾脏病 1 期和 2 期合并丙型肝炎感染病人,如同普通人群一样,采用联

合聚乙二醇干扰素和利巴韦林抗病毒治疗。
(*2C*)(参照 KDIGO HCV 建议 2.2.1)

　　9.2.1.1：按照病人的耐受性逐渐增加利巴
韦林剂量。(未分级)

　　9.2.2：我们推荐对于 CKD3～4 期和 5 期未
透析的病人采用聚乙二醇干扰素单药
治疗，并按照肾功能进行调整。(*2D*)
(参照 KDIGO HCV 建议 2.2.2)

　　9.2.3：我们建议 HCV 合并混合型冷球蛋白
血症(IgG/IgM)病人表现肾病综合
征、或进展性肾功能下降、或急性冷球
蛋白血症发作时应当选择血浆置换或
利妥昔单抗或环磷酰胺，并联合静脉
甲泼尼龙和抗病毒治疗。(*2D*)

背景

　　丙型肝炎病毒(HCV)感染是一个很重
要的公共健康问题，估计全世界有 1.3 亿～
1.7 亿 HCV 感染病人[343-345]。HCV 常常引起
肝脏以外的临床表现，包括混合型冷球蛋白
血症、淋巴增殖性疾病、干燥综合征和肾脏
病。令人担忧的是目前在 CKD 病人中尚缺
乏安全有效的治疗 HCV 感染的药物[346]。而
且不幸的是在 HCV 相关的肾脏病人中没有
大样本的临床试验，因此在这一人群中还不
能得出循证医学治疗建议。但是我们可以

把有关非慢性肾脏病人中有关 HCV 的治疗方案剂量进行必要和合适的调整，而推广至慢性肾脏病。

HCV 病人中肾脏受累大多数是由于 II 型冷球蛋白血症，临床表现为蛋白尿、镜下血尿、高血压和轻至中度肾功能受损[347,348]。

肾活检最常见的病理表现是 I 型 MPGN 样损伤[349]，也可以出现小动脉或中等动脉血管炎。免疫荧光检查通常显示 IgM、IgG 和 C3 在系膜区和毛细血管壁沉积。电镜检查内皮下常常见到免疫复合物沉积，同时可能看到提示冷球蛋白的沉积的规则结构[348,350]。而且除了 MPGN，其他类型的肾小球病理类型也可以在丙肝病人中见到，其中包括 IgA 肾病、膜性肾病、感染后肾小球肾炎、血栓性微血管病、局灶节段性肾小球硬化（focal segmental glomerulosclerosis，FSGS）、纤维性和免疫触须样肾小球病[348-354]。

存在 II 型冷球蛋白血症的病人［混合性多克隆 IgG 和单克隆 IgM（类风湿因子阳性）冷球蛋白血症］的患者应当进行有关 HCV 检测。病人存在蛋白尿和冷球蛋白血症时，即使是没有肝脏疾病损伤的临床或生化证据的情况下，也应进行 HCV RNA 检测。同样，HCV 感染的病人应当至少每年进行蛋白尿、血尿和 eGFR 的检查以早期发现可能的 HCV 相关的肾脏病。

普通人群 HCV 感染治疗临床指南已经发表[355]。关于 HCV 相关性肾脏病的相关治疗问题,读者可以参照最近发表的 KDIGO 慢性肾脏病合并丙型肝炎的预防、诊断、评估和治疗临床实践指南[342]。

原理

- 关于 HCV 相关肾炎目前只有低质量证据的推荐建议。有关治疗应当集中在减少或者消除 HCV 病毒复制、减少肾小球 HCV 相关免疫复合物(包括冷球蛋白)在肾脏的沉积。

- 有低质量的研究证据推荐要根据肾功能进行调整干扰素和利巴韦林剂量。

- 有低质量的研究证据建议对于伴有严重肾功能下降的 HCV 相关的肾炎病人需要在常规抗病毒基础上增加免疫抑制或/和激素或/和血浆置换治疗。

HCV 相关肾炎有关长期预后的最好的指标是在停止治疗后病毒学反应(定义为 HCV RNA 从血清中的清除率)仍然持续至少超过 6 个月。在病人肾功能正常的情况下,这一目标可以通过应用聚乙二醇化干扰素-α-2a/2b 联合利巴韦林常常可以很好的达到,这一联合方案在 1、4 型基因型病毒感染病人中持续性病毒学反应率达 45% ~ 50%,2 型或 3 型基因型 70% ~ 80%. 这些均代表了目前标准的 HCV

治疗[342,355]。

治疗 HCV 相关肾炎的方案和各种药物的剂量要随着肾功能严重程度有所变化。对于 eGFR > 60ml/min 病人一般不需要调整剂量[356-358]。

目前 GFR<60ml/min 但是尚未达到透析程度(CKD3 ~ 5 期)的 HCV 感染病人尚缺乏相关治疗信息。推荐的剂量(主要根据专家建议,而不是证据)是聚乙二醇化干扰素-α-2b 1μg/kg 皮下注射每周一次;或者聚乙二醇化干扰素-α-2a 135μg 皮下注射每周一次,同时联合利巴韦林 200 ~ 800mg/d,分两次应用,从小剂量开始,只要副作用小而且尚能应对就逐渐增加剂量(见表22)。溶血常常是限制利巴韦林在 CKD 病人中剂量甚至阻止其应用的原因。

干扰素-α 单药治疗已经用于冷球蛋白血症肾炎的治疗并获得 HCV RNA 的完全清除,肾功能改善;然而当干扰素停用后通常病毒血症和肾脏病再次复发[359,360]。后续的有关干扰素-α 单药治疗的研究[360-363]结果也不尽相同[360]。采用干扰素-α 治疗可能会加重冷球蛋白血症血管炎[364-365]。因此推荐在采用免疫抑制剂控制急性发作期以后加用干扰素-α[366]。

表 22　根据 CKD 分期而采取有关 HCV 感染治疗方案

CKD 分期	IFN[a]	利巴韦林[b]
1 和 2 期	聚乙二醇化干扰素-α-2a 每次 180μg SQ qw 聚乙二醇化干扰素-α-2b 每次 1.5μg/kg SQ qw	800~1200mg/d,分两次用
3 和 4 期	聚乙二醇化干扰素-α-2a 每次 135μg SQ qw 聚乙二醇化干扰素-α-2b 每次 1μg/kg SQ qw	*
5 期	聚乙二醇化干扰素-α-2a 每次 135μg SQ qw 聚乙二醇化干扰素-α-2b 每次 1μg/kg SQ qw	*

eGFR,估算的肾小球滤过率;IFN,干扰素;SQ,皮下注射;qw,每周一次

a:1,4 型丙型肝炎病毒感染病例的抗病毒疗程如在治疗 12 周获得早期缓解(病毒载量下降$>10^2$),IFN 的疗程应为 48 周。2,3 型基因型丙型肝炎病毒感染病例的抗病毒疗程应为 24 周。

b:2,3 型基因型丙型肝炎病毒感染的 CKD1 和 2 期病例口服用剂量为 800mg/d。1,4 型基因型丙型病毒感染的 CKD1 和 2 期病例口服用剂量为 1000~1200mg/d。

* 自从 KDIGO CKD 合并丙肝病毒感染的临床指南[342]出版以后,现在的药品说明书允许对于 CKD 3~5 期病人在本不良反应轻微并且可控制的前提下同时使用利巴韦林。对于肌酐清除率<50ml/min 需谨慎并酌量使用。可参考药品说明书调整药物剂量。

联合干扰素-α 和利巴韦林[367-370] 及聚乙二醇化干扰素联合和利巴韦林[366,370-374] 已经取得相对较好的结果。在一个最近的有关比较抗病毒和免疫抑制治疗（单独使用激素或者联合环磷酰胺）治疗 HCV 相关肾炎的安全性和有效性的荟萃分析中，干扰素（3 MU 每周三次至少治疗 6 个月）治疗更有助于控制蛋白尿（OR：3.86）[375]。但是两种治疗都不能有效的改善肾功能。最近发表的 KDIGO 关于 CKD 病人治疗丙型肝炎临床实践指南提示伴有中等量蛋白尿、肾功能缓慢进展的肾脏病人可以进行 12 个月疗程的标准化的干扰素-α 或者聚乙二醇化干扰素（并按照下述进行调整剂量）联合利巴韦林治疗，并根据血红蛋白水平配合或不配合促红素治疗[342]。利巴韦林需要根据病人耐受性递加剂量；对于病人 eGFR<50ml/（min·1.73m^2）者需谨慎并减量使用。

低质量研究证据表明对于肾病综合征范围蛋白尿或/和伴有肾功能快速进展或冷球蛋白急性发作期应当在抗病毒基础上增加血浆置换（3 升血浆置换，每周三次持续 2~3 周）、利妥昔单抗（375mg/m^2 每周 1 次持续 4 周）或者环磷酰胺[2mg/（kg·d）治疗 2~4 个月]联合静脉甲泼尼龙 0.5~1g/d 治疗 3 天[342]。目前没有比较性的数据说明这三种方案的优劣。然而激素可能增加 HCV 病毒负荷[376,377]。

对于冷球蛋白血症血管炎病人，已经由个

例报道表明利妥昔单抗可以降低蛋白尿稳定
肾功能[378,379]。尽管在某些病人中 HCV 病毒
血症有些增加,但是在其他的病人中则保持
稳定或者下降趋势,总体来说可以认为治疗
是安全的[380]。在一项 16 例 HCV 相关冷球蛋
白血症血管炎观察性研究中,联合利妥昔单
抗、聚乙二醇化干扰素-α-2b 和利巴韦林取得
好的治疗反应[381]。症状通常随着外周血 B 细
胞的重建而再次出现。在 HCV 病人中多疗程
利妥昔单抗治疗的安全性目前并不清楚。抗
病毒治疗是伴随免疫抑制治疗一开始就上还
是等到临床完全或部分缓解以后进行,对此
仍然存在争议[382-384]。

目前缺乏 HCV 相关肾炎的对照试验,大多
数研究为小样本回顾性研究。大多数已有的证
据来自于伴有明显蛋白尿、血尿和肾功能下降
的病人。

研究建议

- 需要流行病学研究来明确:
  ○ HCV 感染病人中肾小球损伤的患病率和
    类型;
  ○ 除了 MPGN,HCV 感染是否与其他的肾
    小球肾炎存在真正的关联(如 IgA 肾
    病)。
- 需要随机对照试验来评估在抗病毒治疗的

基础上增加激素联合环磷酰胺治疗的疗效。

● 需要随机对照试验来评估在抗病毒治疗基础上增加利妥昔单抗的治疗的疗效。

9.3:乙型肝炎病毒感染相关肾小球肾炎(Hepatitis B virus,HBV)

9.3.1:我们推荐乙型肝炎病毒感染相关肾炎病人接受干扰素-α(IFN-α)和核苷类似物治疗,相关治疗和普通人群中标准临床治疗指南推荐相同(见表23)。(1C)

9.3.2:我们推荐抗病毒药物剂量要根据肾功能调整。(1C)

背景

　　全世界大约三分之一的人群存在既往或现在感染乙肝病毒的血清学证据,而3.5亿人存在乙肝的慢性感染,这使得乙肝成为人类最常见的病原体[385,386]。HBV感染的病情和自然病史有很大的异质性,从病毒携带状态到慢性进展感染,部分可能进展至肝硬化和肝细胞癌。目前还不能预测哪些HBV感染病人更容易发生肾脏病[387]。

　　HBV相关肾炎的病理类型包括膜性肾病、膜增殖性肾病、局灶节段肾小球硬化症以及IgA肾病。膜性肾病是乙肝肾最常见的类型,特别是儿童病人。HBV 相关肾炎的诊断需要血清中检测到乙肝病毒并排除其他原因肾小球疾病。在儿童 HBV 相关肾炎预后较好，自发缓解率高。在成人，HBV 相关肾炎通常呈渐进性，临床表现肾病综合征和肝功能异常的患者预后更差，超过 50% 的病人在短期内进展至 ESRD[388]。目前缺乏评估 HBV 相关肾炎的 RCT 试验，因此无法制定循证医学推荐建议。最近欧洲和美国刚刚公布慢性乙型肝炎治疗临床指南，但是该指南并不包含 HBV 相关肾脏病具体建议[385,386]。

原理

● 建议采用干扰素和核苷类似物治疗 HBV 相关肾炎。

目前有几个药物可以用于 HBV 慢性感染治疗（见表 23）。一个为期 1 年的 RCT 评估了这些药物（替比夫定疗程为两年）的疗效。其中病人亚组中有拉米夫定、阿德福韦、恩替卡韦、替比夫定和替诺福韦等药品长达 5 年的长期随访资料[385]。然而目前没有资料能够表明这些抗感染药物能够影响 HBV 相关的肾炎的自然病程。治疗 HBV 感染及其相关肾炎应当遵从 HBV 感染相关的标准化临床实践指南。对于一些核苷类似物（阿德福韦、替诺福韦）的肾脏毒性仍然存在顾虑。

表 23 根据肾功能(内生肌酐清除率 CrCl)调整有关 HBV 感染相关用药剂量

药物	CrCl>50 (ml/min)	30<CrCl<50 (ml/min)	10<CrCl<30 (ml/min)	CrCl<10 (ml/min)
拉米夫定	300mg p. o. q. d. 或者 150mg p. o. b. i. d.	150mg p. o. q. d.	首剂 150mg 然后 100mg p. o. q. d. [a]	首剂 150mg 然后 50mg p. o. q. d. [b]
阿德福韦	10mg p. o. q. d.	10mg p. o. 每 48 小时 1 次	10mg p. o. 每 72 小时 1 次	缺乏相关推荐剂 量
恩替卡韦	0. 5mg p. o. q. d.	0. 25mg p. o. q. d.	0. 15mg p. o. q. d.	0. 05mg p. o. q. d.
对拉米夫定抵 抗的病人使用 恩替卡韦	1mg p. o. q. d.	0. 5mg p. o. q. d.	0. 3mg p. o. q. d.	0. 1mg p. o. q. d.

续表

药物	CrCl>50 （ml/min）	30<CrCl<50 （ml/min）	10<CrCl<30 （ml/min）	CrCl<10 （ml/min）
替比夫定	600mg p. o. q. d.	600mg p. o. 每 48 小时 1 次	600mg p. o. 每 72 小时 1 次	600mg p. o. 每 96 小时 1 次
替诺福韦	300mg p. o. q. d.	300mg p. o. 每 48 小时 1 次	300mg p. o. 每 72~96 小时 1 次	300mg p. o. q. w.

b. i. d.：每日两次；CrCl：肌酐清除率；HBV：乙型肝炎病毒；p. o. 口服；q. d. 每日；q. w. 每周 1 次。

a 当 CrCl<15ml/min，拉米夫定应当首剂 150mg，然后每天 50mg。

b 当 CrCl<5ml/min，首剂 50mg，然后每天 25mg。

该表引用得征同意。Olsen, SK, Brown, RS, Jr. Hepatitis B treatment；Lessons for the nephrologist. Kidney Int 2006；70：1897～1904[387]；补充参考文献[389]。

HBV 感染病人的异质性(例如肝功能受损程度、肝外累及情况)很大程度上增加了制定有关 HBV 相关肾脏病临床指南的复杂性。

研究建议

* 需要 RCT 以确定针对乙型肝炎病毒相关肾炎进展最为有效抗病毒治疗方案。相关研究应当照顾到肾外受累情况,以及不同药物的联合方案,包括治疗的时机以及疗程。
* 考虑到儿童乙型肝炎病毒相关肾炎存在很高的自发缓解率,有关儿童病人的 RCT 研究应当单独进行。

9.4:人类免疫缺陷病毒(HIV)感染相关的肾小球疾病

9.4.1:在肾活检已经证实的 HIV 相关肾病病人,我们推荐无论 CD4 细胞计数多少均应当开始进行抗病毒治疗。(*1B*)

背景

全球每年大约 500 万人感染 HIV[390]。肾脏病是 HIV 感染一个常见的并发症。

人类免疫缺陷病毒相关性肾病(human immunodeficiency, HIVAN)是 HIV-1 感染病人 CKD 最常见的病因,尤其是在非洲裔人群[391,392],这可能是受位于 22 号染色体 APOL1

基因多态性影响,也与 MYH9 基因位点密切相关[164,393]。如果不治疗,HIV 相关的肾病就会快速进展至 ESRD。典型的 HIVAN 病理包括 FSGS,常呈塌陷型,并伴随着肾小管微小囊肿性改变。通常在电镜下可以见到很多管网状结构。除了 HIVAN 外还有一些其他类型的 HIV 相关肾脏病的报道[391,394,395]。在 HIV 感染病人,蛋白尿和肾功能下降常常和病人死亡、预后差有关[396]。很多来自 RCT 的数据表明高效抗逆转录病毒治疗(highly active antiretroviral therapy,HAART)对于稳定或者改善 HIV 病人肾功能是有益的[397-399]。开始 HAART 治疗时即伴有肾功能下降的病人往往是获益最大的病人[400,401]。在 HAART 过程中,HIV 病毒负荷的减少与肾功能改善有关,反之病毒负荷上升与肾功能恶化相关[402-404]。

原理

- 有低质量的研究表明在 HIV 感染病人中需要肾活检以明确肾脏病的具体类型。

- HAART 对于治疗 HIVAN 是有效的,但是对于其他类型的 HIV 相关肾炎无效。

　　除了 HIVAN 外,在 HIV 感染病人中也可以发生其他原因的肾脏病,包括糖尿病肾病、血栓性微血管病、冷球蛋白血症、免疫复合物肾炎,一种狼疮样肾炎、或者淀粉样变性(见表

24)[394,395,405,406]。超过三分之一的肾活检患者为糖尿病肾病,或者膜性肾病、MPGN、IgAN 或者其他类型的免疫复合物肾炎[395,407]。在 HIV 感染病人,许多肾病理类型可以与 HIVAN 相似,但是每一种情况需要不同的治疗[391,394,395,408]。来自非洲的 HIV 感染相关肾脏病的研究显示 HIVAN 非常常见,但是其他类型肾小球肾炎或者间质性肾炎也能见到(见表24)[409,410]。Cohen 和 Kimmel 最近综述了有关在诊断 HIV 相关肾脏病进行肾活检的依据[391,411]。

表24　HIV 感染病人肾脏受累疾病谱

- HIVAN-塌陷型 FSGS
- 动脉肾小球硬化症
- 免疫复合物介导 GN
  - MPGN 类型肾损伤
  - 狼疮样肾小球肾炎
- 特发性 FSGS
- HCV 和冷球蛋白血症
- 血栓性微血管病
- 膜性肾病
  - HBV-介导
  - 恶性肿瘤
- 微小病变肾病
- IgA 肾病
- 糖尿病肾病
- 感染后 GN
  - 感染性心内膜炎
  - 其他感染:念珠菌、隐球菌

续表

- 淀粉样变性
- 慢性肾盂肾炎
- 急性或慢性间质性肾炎
- 结晶盐肾病
  - 茚地那韦、阿扎那韦、静脉阿昔洛韦、磺胺嘧啶
- 急性肾小管坏死
- 近端肾小管病(Fanconi 综合征)
  - 替诺福韦

FSGS,局灶节段肾小球硬化症;GN,肾小球肾炎;HBV,乙型肝炎病毒;HCV,丙型肝炎病毒;HIVAN,人类免疫缺陷病毒相关肾病;IgAN,免疫球蛋白 A 肾病;MPGN,系膜增生性肾小球肾炎。

来自非对照或者回顾性观察性研究资料[398,399,412-415]和一个 RCT 的数据[397]均提示 HAART(定义为三种或者三种以上的联合治疗)无论在稳定或者改善肾功能方面均是有益的。自从上世纪 90 年代引入 HAART 概念以来,HIVAN 发病率也随之明显下降[416]。在多因素分析中,HAART 使得 HIVAN 风险下降了 60%(95% CI -0.3 ~ 0.8),在没有发生获得性免疫缺陷综合征之前使用 HAART 的病人,没有一个发生 HIVAN[416]。HAART 也与 HIVAN 病人肾功能改善相关[417]。在 HIV 同时伴有 CD4 淋巴细胞计数下降和基线肾功能受损的病人,抗病毒治疗可以提高 GFR,这一资料也支持 HIV-1 病毒复制是晚期 HIV 感染病人肾功能下降的独立致病因素[398]。

早期观察性研究提示 ACEI 治疗有效[418]。

在 HAART 之前或者起始阶段的一些回顾性、观察性或者非对照研究探讨了 HIV 相关肾脏病关于糖皮质激素的使用,其有效性不尽相同[419-421]。目前只有一个关于在 15 例儿童 HIV 病人合并肾病综合征中使用环孢素的研究[422]。那些早期的观察性研究提示 ACEI 和糖皮质激素治疗对于 HIV 介导的肾脏病有益,然而这些研究均是在引入 HAART 的年代,目前并不清楚,在当前使用 HAART 治疗的情况,使用糖皮质激素和环孢素对于 HIVAN 或其他类型的肾脏病还能有(如果还有一些的话)哪些可能的获益。目前也不知道在现代治疗方法的背景下他们是否仍能获得额外的好处[418]。

目前没有 RCT 评估 HAART 对于治疗 HIVAN 的价值[423]。有非常低质量的研究提示 HAART 可能对于 HIV 相关的免疫复合物介导的肾脏病和血栓性微血管病有效[391,394,411]。一些非常好的、深入的综述描述了当前关于 HIV 和肾脏病的现状与差距[424,425]。

研究建议

- 需要 RCTs 来探讨 HAART 对于 HIVAN 和其他类型 HIV 相关肾小球病治疗的有效性。需要长时间的随访来明确 HAART 治疗特别是在完全或者间断的控制病毒血症的情况下,能否真正阻止或者仅仅能够延缓肾脏损伤的进展。

- 需要 RCT 来评估 HAART 联合糖皮质激素

　　在治疗 HIV 相关的肾脏病方面的疗效。

● 需要 RCT 来明确对于 HIVAN 或其他类型 HIV 介导的肾脏病,RAS 阻断治疗是否有独立于 HAART 治疗以外的疗效。

9.5:血吸虫、丝虫、疟疾肾病

　　9.5.1:我们建议同时伴有肾小球肾炎和疟疾、血吸虫、丝虫的病人应当接受合适的、足量足疗程的抗原虫治疗,以去除病原虫。(未分级)

　　9.5.2:既然肾脏损伤是直接由于感染本身及其伴随的针对病原体的免疫反应造成的,因此我们建议对于血吸虫肾炎的治疗不要使用糖皮质激素或免疫抑制剂治疗。(2D)

　　9.5.3:我们建议对于所有伴有尿检异常或和 GFR 下降的肝脾血吸虫病患者进行沙门菌培养。(2C)

　　　　9.5.3.1:我们建议所有沙门菌血培养阳性的病人进行抗沙门菌的治疗。(2C)

血吸虫肾病

背景

　　血吸虫病,一种慢性吸虫感染(血吸虫),见于亚洲、非洲和南美洲地区[426,427]。曼氏血吸虫(*S. mansoni*)和日本血吸虫(*S. japonicum*)均能够在体外实验中引起肾小球疾病,但是临床中最常报道的引起肾小球病的见于曼氏血吸虫引起的肝脾血吸虫病[428-436]。血吸虫肾小球病的分类见表 25。必须认识到在血吸虫高发区,血吸虫与肾炎的关系也可能是伴随而非因果关系。

原理

在血吸虫病中肾炎的发生率目前并不是非常清楚。来自于医院的报道曼氏血吸虫引起的肝脾血吸虫病人有 1% ~ 10% 伴有显性蛋白尿,大约 22% 的病人伴有微量蛋白尿[437,438]。Sobh 等[439]报道曼氏血吸虫感染活动期有 20% 病人伴有无症状性蛋白尿。在巴西一个病区的现场研究中蛋白尿的发病率只有 1%[440]。然而组织学研究报道 12% ~ 50% 的病人存在肾小球病理损伤[430,435]。

肾炎最常见于青年人,男性是女性受累的 2 倍。除了肾病综合征外,嗜酸细胞增多见于 65% 的病人,高伽马球蛋白血症见于 30% 的病人[441],低补体血症也很常见。有几项研究表明在合并沙门菌(Salmonella)感染的情况下新发或者原来肾病综合征加重[442]。

目前已经报道几种类型的肾小球病理损伤(见表 25)。Ⅰ 型是最早期也是最常见的损伤类型。Ⅱ 型更常见于合并沙门菌感染的病人(伤寒沙门菌、副伤寒沙门菌或者鼠伤寒)[443,444]。

表 25 血吸虫肾小球病临床病理分型

分型	光镜	免疫荧光	无症状性蛋白尿	肾病综合征	高血压	进展至ESRD	对于治疗反应
I	系膜增生性 轻微病变 局灶增生性 弥漫增生性	系膜区 IgM、C3,血吸虫肠道抗原	+++	+	+/-	?	+/-
II	渗出性	毛细血管 C3,血吸虫抗原	-	+++	-	?	+++
III	A:系膜毛细血管,I型	系膜 IgG、C3 沉积,血吸虫肠道抗原(早期)、IgA(晚期)	+	++	++	++	-

续表

分型	光镜	免疫荧光	无症状性蛋白尿	肾病综合征	高血压	进展至 ESRD	对于治疗反应
Ⅲ	B:系膜毛细血管性,Ⅱ型	系膜和上皮细胞下 IgG、C3 和血吸虫肠道抗原(早期)、IgA(晚期)	+	+++	+	++	-
Ⅳ	局灶节段肾小球硬化	系膜 IgG、IgM、IgA	+	+++	+++	+++	-
Ⅴ	淀粉样变	系膜 IgG	+	++	+/-	+++	-

ESRD:终末期肾病

该表引用征得同意并加修改。Barsoum RS. Schistosomal glomerulopathies. Kidney Int 1993;44:1-12.[437]

应用吡喹酮 20mg/kg，一日三次可以有效地治愈 60% ~ 90% 的血吸虫病人。羟氨硝喹只用于曼氏血吸虫感染的替代治疗[445]。成功的治疗可以改善肝纤维化和防止并发肾小球疾病。然而已经患有血吸虫肾炎的病人对于这些都没有治疗反应。

激素、细胞毒药物和环孢素对于肾病缓解均没有效果[446]。在一个 RCT 研究中，吡喹酮联合泼尼松或环孢素均对血吸虫肾病的缓解没有治疗作用[447]。

而治疗合并的沙门菌的感染对于肾小球肾炎的病程有好的作用。在一项涉及 190 例血吸虫病研究中，有 130 例病人同时合并沙门菌的感染。采用抗血吸虫同时或者序贯联合抗沙门菌感染治疗，病人低补体血症、CrCl、蛋白尿均有明显的改善[448]。还有的研究发现在单独使用抗沙门菌治疗后尿检异常完全消失[442,444]。如果获得持续性血吸虫和沙门菌感染的清除，I 型和 II 型血吸虫肾炎的预后相对较好，而 IV 和 V 型即使经过治疗也通常进展至 ESRD[446,449,450]。并非在所有的地区均观察到沙门菌感染与血吸虫肾炎的相关性[451]。

研究建议

- 需要研究来评估沙门菌感染对于血吸虫肾病的发病的准确作用，并进一步评估两种感染单独控制或者同时控制对于预后的影响。

丝 虫 肾 病

背景和原理

　　丝虫属于线虫,通过节肢动物的叮咬传入人体,并寄居在皮下或淋巴组织。临床表现取决于微丝幼和成虫所在的组织。在已知感染人类的八种丝虫中,已有报道在亚洲、非洲国家中非洲眼线虫、回旋钩尾丝虫、班氏线虫和马来(布鲁格)丝虫与肾小球病相关[452-456]。

　　肾小球受累见于少数病例,光镜检查主要是弥漫病变包括弥漫性病变和系膜增生性肾小球肾炎、膜增生性肾小球肾炎、微小病变肾病、硬化性肾小球肾炎以及塌陷型 FSGS[457]。可以在微小动脉、肾小球和肾小管周围毛细血管腔、肾小管和间质发现微丝幼[457]。免疫荧光和电镜检查可以见沿着丝虫抗原或结构成分存在免疫沉积[456,458]。

　　尿检异常可见于 11% ~25% 的病人,肾病综合征见于 3% ~5% 感染罗阿丝虫病和盘尾丝虫的患者,而尤其是见于伴有多关节炎或脉络膜视网膜炎的患者[456,459]。蛋白尿和或血尿见于 50% 的淋巴丝虫病患者,25% 的患者表现为肾小球源性蛋白尿[460,461]。对于伴非肾病综合征范围蛋白尿和或血尿病人接受抗丝虫治疗后可以获得良好的治疗反应(蛋白尿的减少)。在初始接受乙胺嗪或者伊维菌素治疗后蛋白尿或者肾功能可以恶化[461,462]，这可能是由于丝虫死亡后抗原成分大量释放至循环血液中加剧了免疫过程[463]。

在那些合并肾病综合征的病人中治疗反应并不一致，即使经过治疗清除微丝幼后，肾功能仍有可能持续恶化。在开始乙胺嗪治疗前，采用血浆置换减少微丝幼的病原体负荷，以防止由于抗生素治疗造成丝虫死亡而引起的抗原释放[464]。

在各种丝虫病中肾小球受累的发生率、患病率和自然病程目前并没有很好的报道，这种情况尤其见于媒介控制不好或者医疗设施不够的地区。同样关于治疗方案目前也没有很好的评估。

研究建议

- 在疾病的高发区需要关于肾脏受累的流行病学研究。需要研究基于人群的抗丝虫治疗对于肾脏疾病病程的影响。

疟 疾 肾 病

背景和原理

恶性疟疾感染通常引起急性肾损伤或者增生性肾小球肾炎。慢性疟原虫感染三日疟（轻一点，如间日疟或卵形疟原虫）可以引起各种肾脏疾病包括膜性肾病、膜增殖性肾病[465]。过去这种情况称之为三日疟原虫肾病[465,466]。肾病综合征,有时合并肾功能受损,是一种常见的临床表现。它主要见于小儿。肾小球疾病主要认为是由于包含疟原虫抗原的自身免疫复合物沉积,但是自身免疫反应也参与其中。疟疾肾病临床表现和病理损伤在不同国家也各不相同[467]。现在这种损伤相对少见,大多数热带地区儿童肾病综合征多是微小病变肾病或者 FSGS,而不是疟疾肾病[467,468]。在非洲 HBV 和 HIV 相关肾病以及链球菌感染后肾小球肾炎,而非疟疾肾病,是引起肾病综合征的常见病因[467-469]。

目前只有有限的观察性研究,而没有随机对照试验用来制定循证医学治疗策略。存在肾炎同时有原形体类(典型的是三日疟原虫)感染的病人应当接受合适的抗疟疾药物(例如氯喹和羟氯喹)并予以足疗程的治疗以从血和肝脾中清除病原体。观察性研究提示成功的清除疟原虫感染能够改善部分(但非全部)病人的临床表现。尽管缺乏对照试验证明,激素或者免疫抑制剂似乎对疟疾肾病没有任何的作用[465,466]。对于合并肾功能受损的患者需要减少氯喹或者羟氯喹的剂量。

研究建议

- 目前,尤其在西非疟疾高发区,需要有关疟疾肾病发病率和患病率的研究,以及疟疾肾病对于抗疟疾治疗的反应。

- 临床需要 RCT 来探讨在疟原虫已经清除后肾病仍然在持续进展情况下,糖皮质激素和免疫抑制剂对于疟疾肾病的治疗作用。

补充材料

增表 42. 总结了有关评估泼尼松或环孢 A 治疗在血吸虫和肾脏病中疗效的相关研究(分类变量为效应指标)

增表 43. 总结了有关评估泼尼松或环孢 A 治疗在血吸虫和肾脏病中疗效的相关研究(连续变量为效应指标)

通过以下网址可以链接在线的补充材料(http://www.kdigo.org/clinical_practice_guidelines/GN.php)

(吕继成 译)

第 10 章 免疫球蛋白 A 肾病

引言

本章主要讲述原发 IgA 肾病的治疗建议,而不涉及继发性 IgA 肾病。本指南在全球应用的医疗成本已在第 2 章做出说明。

10.1:初始评价,包括评估进展性 IgA 肾病的危险因素

  10.1.1:所有经肾活检证实的 IgA 肾病均应除外继发性因素。(未分级)

  10.1.2:通过评价起始和随访过程中蛋白尿、血压和 eGFR 评估所有病人疾病进展的危险因素。(未分级)

  10.1.3:病理损伤特点可能有助于疾病的预后分析。(未分级)

背景

IgA 肾病需要通过肾活检而获得诊断,其诊断要点是免疫病理看到肾小球以 IgA 或 IgA 为主的免疫球蛋白沉积免疫球蛋白 A 肾病(immunoglobulin A nephropathy IgAN)[470],狼疮性肾炎应当予以除外。IgA 沉积的强度应当肯定存在(而不是微量),而且分布应当在系膜区沉积,伴或不伴毛细血管袢沉积。IgG和 IgM 可以同时伴存,但是其强度不应当超过 IgA,除非在硬化的区域可以 IgM 为主要沉积物。C3 也可以伴随沉积,但是如果 C1q 沉积强度超过微量,则应当怀疑狼疮性肾炎的可能性。

IgA 肾病是全世界最常见的原发性肾小球肾炎,不同的地域其患病率也不相同。在亚洲通常占原发性肾小球疾病的 30% ~35% ,但是在有些地区可以高达 45%[471]。在欧洲这一比例大约 30% ~40% 。最近在美国也报道 IgAN也是年轻的成年白人中最常见的肾小球疾病[472]。

继发性 IgA 肾病不常见。肝硬化、腹部疾病和 HIV 感染也常常引起肾小球 IgA 沉积。少见的情况下 IgA 肾病与其他疾病相关,包括:疱疹样皮炎、血清阴性关节炎(特别是强直性脊柱炎)、小细胞癌、淋巴瘤(霍奇金淋巴瘤、T细胞淋巴瘤、蕈样肉芽肿)、播散性结核、阻塞性细支气管炎和炎症性肠病(克隆氏病和溃疡性结肠炎)。通常在肾活检时已经有这些疾病临床证据。所有病人应当接受病毒血清学(HIV、HBV 和 HCV)、肝功能和血清免疫球蛋白电泳检查。

IgAN 临床表现变异很大,包括从单纯性血尿直至急进性肾小球肾炎。危险因素评估对于治疗方案选择非常重要,通过评价病人的风险性以确定相应的治疗方案,注意在疾病进展风险人群及由于治疗而带来的不良反应两者之间的平衡。IgA 肾病治疗最终指标包括肾脏生存率和肾功能下降速率。虽然理论上和其他慢性肾脏病一样,IgA 肾病也同样可以增加心血管疾病的发病率及死亡率,但是既往的研究中对于 IgA 肾病的死亡率并没有很好的描述[473]。

原理

- 有中等研究质量的证据表明蛋白尿 ≥1g/d 是 IgA 肾病肾功能恶化的危险因素,并且蛋白尿程度与肾功能下降速度直接相关,这一作用独立于其他危险因素以外[474-477]。

- 有中等研究质量的证据表明时间平均蛋白尿控制在<1g/d,往往预后较好[477]。成年病人蛋白尿 0.5 ~ 1.0g/d 之间是否与蛋白尿<0.5/d 在长期预后上存在差异目前并不清楚。在儿童病人,专家组意见是蛋白尿控制目标在<0.5g/(min · 1.73m^2)[478]。

- 有中等研究质量的证据推荐严格的血压控制有助于改善包括 IgA 肾病在内的、伴有蛋白尿的肾脏病人预后。

- 有低质量研究证据提示起病时的 GFR 水平与病人发生终末期肾脏病（end-stage renal disease，ESRD）风险相关。然而有的研究却质疑起始 GFR 与肾功能下降速率的关系。发病时蛋白尿、血压和肾活检时病理损伤与 ESRD 和 SCr 倍增密切相关。

- 有低质量研究证据提示与预后相关的病理改变是系膜和内皮增生、大量新月体形成、局灶节段或球性肾小球硬化、肾小管萎缩和肾间质纤维化的出现及其严重程度[470,479]。然而目前还缺乏对这些病理研究的评估或者前瞻性研究予以验证。

- 有中等研究质量的证据提示血尿伴有微量蛋白尿也是一种进展性疾病，需要终生随访并进行规律的监测血压和蛋白尿[480]。

　　多个大样本的观察性和前瞻性研究已经证实蛋白尿是 IgA 肾病预后很强的预测因子，并且呈现"程度依赖性"，这一相关性独立于其他危险因素以外。然而在成人中这一危险因素的界值目前并不清楚，一些研究提示为 0.5g/d[481]，在其他研究中只显示时间平均蛋白尿大于 1g/d 与发生 ESRD 或者肾功能下降速率有关[474,477]。一个大样本观察性研究显示无论起病时蛋白尿是 1～2g/d、2～3g/d 还是＞3g/d，只要控制到 1g/d 以下，其预后都是一样好的[477]。也有使用其他长期预后的替代指标，例如蛋白尿下降 50% 以上[482]。在儿童观察性研究也一致发现蛋白尿水平与预后紧密相关,但是没有评估"界值"的问题。对此专家组的意见是蛋白尿小于 0.5g/(min·1.73m²)为部分缓解,小于 0.16g/(min·1.73m²)为完全缓解,这些指标已经用在了 RCT 研究中[478,483]。

血压控制不佳可以导致蛋白尿增加以及 GFR 下降速率增快[484,485]。如同其他蛋白尿性肾小球肾炎,当蛋白尿>0.3g/d 时推荐血压控制目标<130/80mmHg,当蛋白尿>1g/d 时推荐血压控制目标<125/75mmHg[486,487]。

起病时 GFR 水平在很多研究中均与 ESRD 密切相关。然而低的 GFR 是否就一定伴随肾功能下降速率快,对此仍然存在质疑,两个观察性研究中并没有发现这种关联性[475,488]。蛋白尿、血压和病理损伤特点在预测肾功能下降速率要比起始 GFR 好。

很多研究探讨了病理表现的预测价值。经过多因素模型校正临床危险因素后,系膜[489,490]和内皮增生[479,491]、大量新月体[492-495]、局灶节段性肾小球硬化(focal segmental glomerulosclerosis,FSGS)[496,497]、球性硬化、小管萎缩和间质纤维化[479,491,493,496]与肾功能快速恶化以及肾脏生存下降有关。最近的牛津分型已经证实:①系膜细胞增生;②节段肾小球硬化;③内皮细胞增生;④肾小管萎缩/肾间质纤维化是提示预后的独立病理指标[479]。这一分型方法可能成为将来的分型标准,但是仍然有待于在临床实践中予以验证,而且这一分型方法是否有助于治疗方案的选择还缺乏研究。

肥胖是发生 ESRD 的独立危险因素[498],体重下降有助于蛋白尿下降[499],有些观察性研究发现在 IgA 肾病中超重(BMI >25kg/m^2)和蛋白尿增加、重的病理损伤以及 ESRD 相关[500,501]。

其他危险因素也有相关的研究。不同性别之间预后没有差异[217]。儿童比成人进入 ESRD 可能性小,但这有可能与儿童在发病时 GFR 高有关,而两者肾功能下降速率可能是相似的。在儿童病人中肾活检或者治疗的情况不同也限制了两者的比较。既然上述危险因素在儿童和成人均已验证,临床医生应当首先考虑这些危险因素而不是年龄。同样由于在肾活检指征、治疗策略和疾病严重程度各有差异,因此 IgAN 是否存在地域、种族差异也不明确[475]。肉眼血尿更常见于儿童,一些研究发现肉眼血尿者预后好,而在其他研究中发现这一结果可能受肉眼血尿者起病 GFR 高、更容易早期发现等混杂因素影响,而并没有独立的预测作用[502,503]。

10.2:降尿蛋白和降血压治疗

10.2.1：当蛋白尿>1g/d 我们推荐使用长效 ACEI 或者 ARB 治疗。(*1B*)

10.2.2：如果蛋白尿在 0.5~1.0g/d 之间,我们建议使用 ACEI 或者 ARB 治疗[儿童在 0.5~1g/(min·1.73m²)]。(*2D*)

10.2.3：如果病人能够耐受,我们建议 ACEI 和 ARB 逐渐加量以控制蛋白尿<1g/d。(*2C*)

10.2.4：在蛋白尿<1g/d 病人,血压的控制目标应当是<130/80mmHg;当蛋白尿>1g/d 血压控制目标<125/75mmHg(见第 2 章)。(未分级)

原理

大量有关使用 ACEI/ARB 药物的临床试验入选的 IgAN 病人蛋白尿 ≥1g/d[478,504],而只有一些研究入选蛋白尿 ≥0.5g/d[505]。

在登记数据中[477],肾功能下降速率随着蛋白尿的增加而加快,蛋白尿 ≥3g/d 的病人肾功能下降速度比蛋白尿<1g/d 的病人快 25 倍,发病时蛋白尿 ≥3g/d 病人如果控制到<1g/d 与那些始终蛋白尿<1g/d 病人病程相似,而远远好于那些蛋白尿没有控制到该水平的病人。然而目前没有证据表明在蛋白尿 1g/d 以下的病人中继续减少蛋白尿是否有额

外的获益。

几个 RCT[478,504-506] 都显示 ACEI 和 ARB 能够降低蛋白尿和改善肾功能(以 GFR 下降速率为评估指标)(见在线附表 44)。然而目前没有明确的证据表明 ACEI 或者 ARB 能够减少 ESRD 的风险。

没有数据提示 ACEI 优于 ARB,反之依然,但是 ARB 药物不良反应要比 ACEI 小一些。

一项研究[507]表明联合 ACEI 和 ARB 要比单药治疗能够减少 73% 的蛋白尿(ACEI 和 ARB 分别为 38% 和 30%)。一个只有 7 个儿童病人的小规模研究也显示联合 ACEI 和 ARB 更优[508],然而目前需要更多的研究来明确联合治疗是否能够有效的、更好地减少肾脏终点。

研究建议

● 需要 RCT 来评估对于蛋白尿性 IgAN 病人联合 ACEI 和 ARB 治疗是否比单用 ACEI 或者 ARB 治疗更为有效。

10.3:糖皮质激素

10.3.1:我们建议对于经过 3~6 月最佳的支持治疗(包括使用 ACEI 或者 ARB 和控制血压治疗)后蛋白尿仍然持续性≥1g/d 且 GFR>50ml/(min·1.73m^2)的病人接受 6 个月的糖皮质激素治疗。(*2C*)

原理

- 有低质量研究证据表明在最佳支持治疗的基础上加用糖皮质激素可以有额外的获益（见网络在线附表 47）。

- 可以遵从表 26 所列 6 个月激素治疗方案中任何一个，这两种激素方案均在已发表的临床试验应用过。

- 没有在 GFR<50ml/min 病人中使用糖皮质激素的临床证据。

- 现有的研究不能就更佳的激素用量做出推荐建议。这些研究没有报道严重药物不良反应发生。然而在非 IgAN 疾病中类似治疗方案中出现较多的与大剂量冲击激素治疗相关的药物不良反应，包括下丘脑-垂体-肾上腺轴抑制和急性肌病。

表 26 在 IgAN 病人中糖皮质激素治疗方案

文献	Pozzi C 等人[509]	Manno C 等人[510]；Lv J 等人[511]
方案	在第 1、3、5 个月的最初 3 天予以 1g 甲泼尼龙静脉冲击治疗后续予以隔日口服强的松 0.5mg/kg 治疗 6 个月	6 个月口服泼尼松治疗方案*，起始0.8～1mg/(kg·d) 治疗 2 个月然后在后续的 4 个月中每月减少 0.2mg/(kg·d)

IgAN：免疫球蛋白 A 肾病
* 泼尼松和泼尼松龙是等效的可以同等剂量相互换用

目前只有少数几个 RCT 比较了糖皮质激素和非免疫抑制治疗。一个意大利临床试验中与非激素治疗组比,6 个月疗程的糖皮质激素治疗有助于提高临床缓解和长期预后[509]。然而只有 15% 的病人在随机前接受了 ACEI 治疗[512],血压也没有按照当前标准控制[513]。

另外两个研究比较了在 ACEI 治疗基础上联合口服泼尼松和单纯 ACEI 治疗[510,511,514]。在意大利研究中激素治疗使平均 GFR 下降速率由 6ml/min 降至 0.6ml/min[510],在中国人中进行的研究中激素治疗使发生 50% SCr 升高事件由 24% 降至 3%[511]。两个研究最主要的局限性是在入组前 1 个月都停用 ACEI 和 ARB 治疗,然后在治疗组开始使用 ACEI 和糖皮质激素。因此可能部分低危组 IgAN 病人,即通过使用 ACEI 单药治疗可以达到蛋白尿<1g/d 的病人纳入了试验。另外一个混杂因素是两个研究都可能纳入了此前使用过免疫抑制治疗的病人。一个来自美国包括成人和儿童病人的研究,所有病人都是用 ACEI,提示激素治疗(泼尼松 60mg/m² 隔日一次,第 12 月减至 30mg/m²)虽然能够降低蛋白尿但是在两年观察中对于肾功能保护没有差异[515]。

一个来自日本 RCT 研究中使用低剂量糖皮质激素(泼尼松龙 20mg/d 并在两年内减至

5mg/d)虽然降低蛋白尿但是没有肾功能保护作用[516]。

GFR<50ml/min 的 IgA 肾病病人中,从这些研究中排除[509,514]或例数很少[511],因此在这一人群中目前没有研究可以评估糖皮质激素的疗效。

最近的一项荟萃分析发现糖皮质激素能够减少 SCr 倍增的风险[517]。然而在那个研究中 85% 的权重来自于两个研究[509,518],在这两个研究中都没有很好的控制蛋白尿和按照目前标准予以降压治疗。值得注意的是在一项来自美国涉及儿童和成人研究中 ACEI 联合泼尼松治疗(泼尼松每次 60mg/m^2,隔日一次,第 12 月减至每次 30mg/m^2,隔日一次)与 ACEI 相比两组在肾脏终点事件(GFR 下降幅度>40%)发生率没有区别[515],然而该研究由于终点事件发生率很低不足以发现两者之间的细小差别。

研究建议

- 将来有关免疫抑制治疗的研究应当在严格控制血压和控制蛋白尿基础上进行,已有相关研究(STOP-IgAN)正在进行中[519]。新的免疫抑制剂(单独或者联合使用)应当采用 RCT,并且与糖皮质激素单药治疗为对照组进行比较。

10.4：免疫抑制剂[环磷酰胺、硫唑嘌呤、霉酚酸酯(mycophenolate mofetil, MMF)和环孢素]

10.4.1：我们不建议糖皮质激素联合环磷酰胺或者硫唑嘌呤用于 IgA 肾病(除非新月体性 IgAN 伴有肾功能快速下降,见推荐 10.6.3)。(2D)

10.4.2：对于 GFR<30ml/(min·1.73m^2)病人,除非新月体性 IgAN 伴有肾功能快速下降,我们不建议使用免疫抑制剂(见 10.6)。(2C)

10.4.3：我们不建议将 MMF 用于 IgAN。(2C)

原理

(见在线附表 51~60)

- 只有一个低质量 RCT 研究表明在高危成人 IgAN 病人中使用联合泼尼松和(起始 40mg/d 并在两年逐渐减量至 10mg/d)环磷酰胺[1.5mg/(kg·d)]治疗 3 个月,后继予硫唑嘌呤[1.5mg/(kg·d)]治疗至少两年。该研究表明在部分选择性病人中上述免疫抑制治疗方案可以改善肾脏预后。

- 没有足够的证据表明其他免疫抑制剂作为首选治疗方案优于或者与激素类似。

- 评估这些药物的风险-得益受他们可能的严重药物不良反应影响。

尽管在回顾性研究中支持使用激素以外的其他免疫抑制剂，然而少有 RCT 能够证实这种作用。一个 RCT 使用糖皮质激素联合环磷酰胺后继硫唑嘌呤、入选病人 SCr > 1.47 ~ 2.83 mg/dl (>130 ~ 250 μmol/L) 并在过去 1 年内 SCr 升高超过 15% 、治疗组和对照组蛋白尿分别 3.9 ± 0.8 和 4.6 ± 0.4 g/d。结果治疗组明显降低蛋白尿，治疗组肾功能下降速率较对照延缓 4 倍，并且明显改善肾脏生存率 (治疗组 5 年肾脏生存率 72% 而对照组 6% , $P = 0.006$)。然而对于这一结果的应用存在很大的局限性：①缺少激素治疗组作为对照；②使用 RAS 阻断剂的情况没有详细描述，而且在加入该研究后不能再加用 RAS 阻断剂；③随访期间血压控制高于目前指南推荐的标准。

两个 RCT 比较了环磷酰胺、双嘧达莫华法林与对照结果发现没有额外的获益[520,521]。基于这些结果以及他们可能的药物不良反应，我们不建议使用环磷酰胺单药治疗。

硫唑嘌呤

两个随机对照试验，一个在儿童，另外一个在成人和儿童，探讨了硫唑嘌呤和激素对

于肾功能正常病人疗效。重复肾活检显示慢
性病变减少[483,522]。研究显示单独使用激素能
够保护肾功能(这是一个能够反映慢性病变
改善的合理替代指标)。最近的一个临床试
验显示加用 6 个月低剂量硫唑嘌呤并不比单
用糖皮质激素疗效更好,反而增加药物不良
反应的发生[523]。

一个在 80 名新诊断的儿童 IgA 肾病病人
研究比较了泼尼松龙、硫唑嘌呤、华法林、双嘧
达莫联合方案与泼尼松龙单药治疗[524]。结果在
联合治疗组的 39 例病人中有 36 例(92.3%)达
到蛋白尿完全缓解[(<0.1g/(m² · d)]],而在
单独使用激素治疗组 39 例中 29 例(74.4%)达
到完全缓解($P = 0.007$)。部分药物不良反应
包括白细胞降低、青光眼和无菌性坏死。重复
肾活检显示联合治疗组硬化的肾小球数目没有
增加,而激素组有所增加。总结这些研究我们
不建议在激素治疗的基础上加用硫唑嘌呤用于
IgAN 的治疗。

一个 RCT 在 207 例 SCr ≤ 2.0mg/dl(≤
177μmol/L)、蛋白尿≥1g/d 的 IgAN 病人中比
较了 6 个月的联合硫唑嘌呤联合糖皮质激素与
糖皮质激素单药治疗,中位随访 4.9 年,结果在
联合治疗组 SCr 升高 50% 发生率为 13% 而对
照组为 11%($P = 0.83$),对于蛋白尿的疗效以
及两组病人 5 年肾脏生存率也相似(88% 比

89%；$P=0.83$）。治疗相关的药物不良反应在联合治疗（17%）比激素单药治疗（6%）更为多见（$P=0.01$）。因此在这一研究中 6 个月硫唑嘌呤治疗并不比激素单药治疗更为有效反而增加药物不良反应的发生[523]。

MMF

研究 MMF 的 RCT 结果各不相同。一个比利时研究在 34 例平均菊粉清除率 70ml／（min·1.73m²）、蛋白尿 1.8g/d 的 IgAN 病人中比较了 MMF 2g/d 和安慰剂治疗，共治疗 3 年结果无论蛋白尿下降以及肾功能保护均无差异[525]。同样在北美一项 24 个月研究中入选 32 例病人蛋白尿 2.7g/d、起始 GFR40ml／（min·1.73m²）比较 1 年疗程 MMF 2g/d 和安慰剂[482]，结果也没有发现有额外的治疗作用。相反在一个涉及 40 例中国人的研究中，病人平均 GFR 72ml／（min·1.73m²）平均蛋白尿 1.8g/d，6 个月的 MMF 治疗降低 18 个月时蛋白尿水平[526]。随后长达 6 年的队列随访显示明显的肾功能保护作用[527]。在该研究中没有使用激素，所有病人加用 ACEI 治疗。这些研究异质性太大以至于不能提示当前是否应当使用 MMF 治疗。造成结果差异的原因需要进一步探讨，但是种族差异或者药物实际达到的血药浓度差异可能是造成上述差异的可能因素。值得指出的是在一个回顾性的队列研究中 MMF 治疗 IgA 肾病有可能发生迟发的重症肺炎[528]。应用 MMF 可能的药物不良反应以及研究结果的不一致性表明在推荐 MMF 作为一线治疗前需要设计良好的临床试验来予以评估。

激素抵抗

对于经过理想血压控制和蛋白尿控制而且加用激素亦无治疗反应的病人如何处理目前并不清楚,还没有 RCT 进行相关的研究。

研究建议

- 需要 RCT 来评估在已经接受理想的血压控制和蛋白尿治疗病人中 MMF 联合激素治疗是否优于激素单药治疗。
- 需要 RCT 来评估对于 MMF 疗效在亚洲和高加索人群中是否有不同的疗效差异,包括药代学差异。

10. 5：其他治疗

　10. 5. 1：鱼油治疗

　　10. 5. 1. 1：对于经过 3 ~ 6 个月支持治疗（包括 ACEI 或者 ARB 和血压控制）蛋白尿≥1g/d 病人,我们建议使用鱼油治疗 IgAN。（2D）

背景

鱼油添加品已经显示心血管益处,包括收缩压、降低甘油三酯、减小静息下心率、改善内皮功能以及在明确的冠心病人中降低猝死的风险。目前已有几个 RCT 评估了鱼油对于 IgAN 的疗效。

原理

参见在线附表 61 ~ 64

* 大多数关于在 IgAN 病人中应用鱼油添加剂的研究为低质量的研究证据。但是这些研究结论并不一致。然而考虑到鱼油添加剂危险性很小和可能对心血管有益,因此可以认为鱼油是一种安全的治疗方案。

  在一项研究中入选 106 例 IgAN,鱼油治疗(12g/d)明显改善肾脏生存率并延缓肾功能下降,但对蛋白尿没有明显的作用[529]。值得指出的是以橄榄油(12g/d)为对照组的预后明显差(鱼油治疗组 4 年累计 ESRD 或死亡率是 10% ,而对照组是 40%)。该研究长时间随访结果证实了鱼油的疗效[530]。而另外一个 34 例病人的研究报道了鱼油(3g/d)在对于降低 ESRD 或者 SCr 升高 50% 的获益[531]。在这个研究中鱼油明显降低了蛋白尿。在短期(6 个月)

RCT 研究中鱼油、ACEI 和 ARB 联合治疗对于降低蛋白尿明显优于 ACEI 联合 ARB 治疗组（蛋白尿下降大于 50% 者两组分别为 80% 和 20% ）[532]。

与这些研究相反，其他 RCT 没有发现鱼油有明显的疗效[533,534]。一个荟萃分析总结发现鱼油对于 IgAN 没有疗效[535]，但是另一个荟萃分析纳入了 IgA 肾病、糖尿病、狼疮性肾炎以及其他肾小球病表明鱼油明显降低蛋白尿，但是对于肾功能没有影响[536]。更近的一项两年 RCT 研究比较了激素（33 例病人）、鱼油（4g/d，32 例病人）和安慰剂（31 例病人）[515]，结果任一组治疗都优于安慰剂组，然而安慰剂组基线蛋白尿水平显著的低于其他两组。

关于如何解释这些不一致的结果，部分作者认为鱼油对于 IgAN 疗效存在剂量依赖性[537]。然而另外一项前瞻性研究比较了高剂量组（6.7g/d）和低剂量组（3.3g/d），结果两组在肾功能下降速率是相似的[538]。目前没有证据支持在 IgAN 中使用高剂量鱼油。

我们建议对于经过 3 ~ 6 个月支持治疗（包括 ACEI 或者 ARB 和血压控制）蛋白尿 ≥ 1g/d 病人使用鱼油治疗（3.3g/d）。

研究建议

• 需要 RCT 来探讨对于良好的血压控制和抗

蛋白尿治疗后仍有持续性蛋白尿、肾功能尚好的病人使用鱼油的疗效。

10.5.2：抗血小板药物

10.5.2.1：我们不建议使用抗血小板药物治疗 IgAN。(2C)

理论依据

参见在线附表 65

- 有低质量研究证据支持不使用抗血小板药物治疗 IgAN。

一项基于 7 个研究(大部分在日本进行)的荟萃分析[539]总结发现抗血小板药物对于中-重度 IgAN 病人可以降低蛋白尿、保护肾功能。然而在该荟萃分析中涉及的研究质量并不理想,这明显构成了其应用的局限性。更重要的是由于这些研究中大多同时合并其他治疗,因此并不能得出抗血小板药物的单独疗效。如在 3 个研究中无论治疗组还是对照组都接受了其他药物,包括细胞毒药物、激素、降压药物和抗凝治疗。在其他 3 项研究中,除了抗血小板药物(双嘧达莫)外干预治疗组还同时加用华法林(2 个研究)和阿司匹林(1 项研究)。双嘧达莫是最常用的抗血小板药物(5 项研究),其余包括曲美他嗪和地拉草(各一项研究)。

研究建议

- 需要多中心 RCT 来评估抗血小板药物在 IgAN 中的治疗地位。

10.5.3：扁桃体切除

  10.5.3.1：我们不建议对于 IgAN 进行扁桃体切除治疗。（2C）

原理

- 有低质量的研究证据提示对于 IgAN 治疗使用扁桃体切除治疗。对于扁桃体切除目前没有 RCT。

　　扁桃体切除用于 IgAN 治疗有一些常规原因，例如反复细菌性扁桃体炎。对此仍然需要反复评估并决定是否在那些和扁桃体炎密切相关的阵发性肉眼血尿发作的病人中进行扁桃体切除。然而只有回顾性研究[540,541]以及一个非随机对照研究[542]报道扁桃体切除后有助于 IgAN 预后。在这些研究中扁桃体切除往往合并其他治疗，特别是免疫抑制治疗[540-542]。因此扁桃体切除的具体作用并不是那么明显。而且在其他回顾性研究中研究者没有发现扁桃体切除的疗效[543]。

研究建议

- 需要多中心 RCT 来明确扁桃体切除对于

IgAN 治疗地位。

10.6：不典型 IgAN

10.6.1：微小病变肾病(minimal-change disease,MCD)合并 IgA 沉积。

10.6.1.1：我们推荐对于病理表现 MCD 伴有系膜 IgA 沉积的治疗方案类似于 MCD 肾病综合征治疗 (见第 5 章)。(2B)

背景

　　IgAN 病人可以表现为肾病综合征范围蛋白尿(>3.5g/d),通常在随访过程持续大量蛋白尿预后很差。然而合并典型完全肾病综合征表现(水肿、低蛋白血症和高脂血症)并不常见。少见的情况下一些病人表现为肾病综合征,光镜病理表现为轻微肾小球病变、电镜足突广泛融合、免疫荧光 IgA 为主的沉积。在这些病人中两种肾小球疾病(微小病变肾病和 IgAN)并存可能是一个最可能的解释。

原理

* 有低质量研究证据表明对于临床呈肾病综合征而同时病理表现 MCD 和 IgAN 并存的病人,应当按照 MCD 原则治疗。

　　几个研究系列报道[544,545]临床为肾病综合

征病理诊断 MCD 和 IgAN 并存的患者在接受糖
皮质激素治疗后大多数获得迅速、完全缓解。
这一疾病最初的治疗反应和随后容易复发的临
床过程都非常清楚地表明该组患者实质是一个
纯粹的 MCD。一个在呈肾病综合征表现的
IgAN 病人中进行的 RCT[546] 也证实具有该类特
征的患者往往获得完全缓解的比例高。

10.6.2：肉眼血尿相关的 AKI

**10.6.2.1：如果肉眼血尿相关 AKI 患者在肾
功能恶化的 5 天内仍然没有改善
应当接受重复肾活检。（未分级）**

**10.6.2.2：我们建议对于发生 AKI 的 IgAN
病人，当肉眼血尿发作期肾活检证
实只是急性肾小管坏死（acute tu-
bular necrosis，ATN）和肾小管内
红细胞管型，应当接受一般性的支
持治疗。（2C）**

背景

伴随于黏膜（通常上呼吸道）感染后的肉
眼血尿发作是 IgAN 的典型表现。肉眼血尿通
常在几天内自发缓解，但是有些病人可以持续
几周的时间[547]。在肉眼血尿发作期发生 AKI
并不常见[547,548]，但是在部分病人可以以此为首
发症状。

原理

- 对于发生 AKI 伴随肉眼血尿发作的患者肾活检以 ATN 和肾小管内红细胞管型为最常见的病理表现。

- 当肉眼血尿发作后通常(但并不是全部)肾功能能够完全恢复。

- 进行肾活检能够区别造成 AKI 原因是由于肾小管损伤和红细胞管型阻塞肾小管还是新月体形成或其他伴随原因。

在肉眼血尿发作期进行肾活检典型表现包括系膜增生和偶尔节段新月体形成[549]。在那些 AKI 合并肉眼血尿的患者肾小球病理改变通常不足以解释 AKI。血尿本身可能是造成 AKI 的因素,肾小管内红细胞管型及其释放血红蛋白可能的肾脏毒性而引起肾小管损伤。ATN 特征病变和肾小管充满红细胞是最常见的病理发现。大多数患者在肉眼血尿消失后肾功能恢复至基线状态[547-549],但是高至 25% 的受累病人肾功能不能完全恢复[547]。肉眼血尿超过 10 天是持续性肾脏受损的重要危险因素[57]。和其他 ATN 一样,对该组病人推荐持续支持治疗。没有数据表明糖皮质激素对于严重 AKI 或长时间肉眼血尿有用。

然而有些病人 AKI 合并肉眼血尿表现为新月体型(新月体累及 >50% 肾小球),他们预后非常差[492-495]。对于已知的 IgAN 病人出现延长的 AKI 伴随新发作的肉眼血尿,为了区别是否为新月体型 IgAN 或者其他原因的 AKI 应当接受重复肾活检(见流程图 1)。

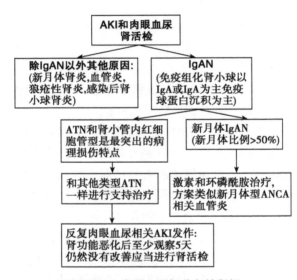

流程图 1. 肉眼血尿相关急性肾损
伤(AKI)处理流程

10. 6. 3:新月体性 IgAN

　10. 6. 3. 1:新月体 IgAN 定义为肾活检新月体比例超过 50% 并伴随肾功能的进行性恶化。

　10. 6. 3. 2:我们建议对于急进性新月体性 IgAN 应用激素联合环磷酰胺治疗,治疗方案与抗中性粒细胞胞浆抗体（antineutrophil cytoplasmic antibody, ANCA）相关血管炎类似（见第 13 章）。(*2D*)

背景

新月体性 IgAN 预后差。在 12 例未经治疗的新月体性 IgAN 中 42% 的病人在 36 月内进展至 ESRD[495]。另外一项来自日本的研究发现新月体比例超过 50% 的病人中 75% 的病人在发病 10 年后进展至 ESRD[550]。在这一研究中病人根据新月体和球囊纤维性粘连程度分为 4 组：组 1，没有；组 2，不足 25%；组 3，25% ~ 50%；组 4，大于 50%。组 1 病人 10 年肾脏生存率为 10%，组 2 为 94.3%，组 3 是 81.8%，组 4 是 25.5%，这一结果提示新月体比例 >50% 病人预后要明显的差于 ≤50% 的病人。

一项涉及 25 例中国患者的研究描述了弥漫性新月体性 IgA 肾病的预后[551]。大多数表现为急进性肾小球肾炎，与普通 IgAN 相比无论肾小球、小管间质和血管变其病理损伤程度均明显加重。肾小球的渗出病变可能与新月体形成有关。弥漫性新月体形成定义为 50% 的肾小球受累[551]。在这些研究中新月体 IgAN 的病理诊断在不同研究中有所不同。一些研究采用 50% 以上的肾小球受累[551]，其他应用 10% 以上的肾小球受累[495]。尽管并未有足够的证据支持一个统一的标准，我们建议的定义是病理上超

过 50% 的肾小球有新月体形成,临床合并快速
肾功能进展。

最近一项涉及 67 例血管炎性 IgAN[552]（包
括 33 例紫癜、34 例 IgAN）显示 3 项因素明显影
响肾脏预后:肾功能、发病时血压和肾脏慢性病
理改变。

原理

- 对于新月体性 IgA 肾病没有随机对照试验。

目前三项最大的观察性研究都认为免疫抑
制治疗可能有效[495,551,552]。在一项 25 例弥漫性
新月体性 IgAN 研究中发现 67% 病人维持肾功
能不进入透析的状态,4 个病人 SCr<124μmol/
L(<1.4mg/dl),只有 5 个病人透析依赖。另外
一个研究尽管在那些接受免疫抑制治疗的病人
中改善了预后,但是对于结论应当持谨慎的态
度,因为治疗和非治疗组是不匹配的。第三个
研究也提示免疫抑制治疗有效[495]。这个研究使
用静脉甲泼尼龙 15mg/(kg·d) 治疗 3 天同时
给予每月静脉环磷酰胺 0.5g/m² 治疗 6 个月。
12 个治疗病人与 12 个历史对照。结果经过 36
个月治疗后,治疗组发生 ESRD 的比例(1/12)
明显低于历史对照(5/12)。

各个研究中推荐的治疗方案各不相同,但
是起始治疗通常包括大剂量口服或者静脉糖皮
质激素联合口服或静脉环磷酰胺。在一个研究
中一些病人在第三个月由环磷酰胺更换为硫唑

嘌呤。在这 3 个研究中治疗的时间由 3 个月至 24 个月不等。

目前只有非常低质量的证据支持使用血浆置换。一项涉及 5 例病人，较为有趣的报道提示血浆置换联合免疫抑制治疗对于病人有好处[553]。

研究建议

- 需要 RCT 评估环磷酰胺、MMF 和硫唑嘌呤在新月体 IgA 肾病中的疗效。

补充材料

附表 44. 评估 ACEI 或 ARB 类药物在 IgA 肾病中的 RCT 证据概览

附表 45. 评估 ACEI 或 ARB 类药物在 IgA 肾病中的 RCT 结果汇总(分类变量为效应指标)

附表 46. 评估 ACEI 或 ARB 类药物在 IgA 肾病中的 RCT 结果汇总(连续变量为效应指标)

附表 47. 评估糖皮质激素在 IgA 肾病中疗效的 RCT 证据概览

附表 48. 评估 IgA 肾病免疫抑制治疗的系统综述和荟萃分析

附表 49. 评估激素治疗 IgA 肾病的 RCT 结果汇总(分类变量为效应指标)

附表 50. 评估激素治疗 IgA 肾病的 RCT 结果汇总(连续变量为效应指标)

附表 51. 评估 IgA 肾病免疫抑制治疗的系统综述和荟萃分析

附表 52. 评估激素和免疫抑制剂治疗 IgA 肾病的 RCT 结果汇总（分类变量为效应指标）

附表 53. 评估激素和免疫抑制剂治疗 IgA 肾病的 RCT 结果汇总（连续变量为效应指标）

附表 54. 比较 AZA 联合治疗与 AZA 单药治疗 IgA 肾病的 RCT 证据概览

附表 55. 评估 AZA 治疗 IgA 肾病的 RCT 结果汇总（分类变量为效应指标）

附表 56. 评估 AZA 治疗 IgA 肾病的 RCT 结果汇总（连续变量为效应指标）

附表 57. 评估 MMF 在 IgA 肾病中疗效的 RCT 证据概览

附表 58. 评估 MMF 治疗 IgA 肾病的系统综述和荟萃分析

附表 59. 评估 MMF 治疗 IgA 肾病的 RCT 结果汇总（分类变量为效应指标）

附表 60. 评估 MMF 治疗 IgA 肾病的 RCT 结果汇总（连续变量为效应指标）

附表 61. 评估 omega-3 脂肪酸在 IgA 肾病中疗效的 RCT 证据概览

附表 62. 评估 omega-3 脂肪酸治疗 IgA 肾病的系统综述和荟萃分析

附表 63. 评估 omega-3 脂肪酸治疗 IgA 肾病的 RCT 结果汇总（分类变量为效应指标）

附表 64. 评估 MMF 治疗 IgA 肾病的 RCT 结果汇总（连续变量为效应指标）

附表 65. 评估抗血小板治疗在 IgA 肾病中疗效的 RCT 证据概览

附表 66. 评估抗血小板治疗在 IgA 肾病中疗效的系统综述和荟萃分析

附表67. 评估抗血小板治疗在 IgA 肾病中疗效的 RCT 结果汇总(分类变量为效应指标)

附表68. 评估抗血小板治疗在 IgA 肾病中疗效的 RCT 结果汇总(连续变量为效应指标)

附表69. 评估杂合治疗在 IgA 肾病中疗效的 RCT 结果汇总(分类变量为效应指标)

附表70. 评估杂合治疗在 IgA 肾病中疗效的 RCT 结果汇总(连续变量为效应指标)

可以通过以下链接获取补充材料 (http://www. kdigo. org/clinical_practice_guidelines/GN. php)

（吕继成　译）

第 11 章 过敏性紫癜性肾炎

引言

本章主要介绍成人及儿童过敏性紫癜性肾炎的治疗。广泛应用本指南的风险与获益详见第 2 章。

11.1:儿童过敏性紫癜性肾炎的治疗

11.1.1: 我们建议对于持续蛋白尿>0.5 ~ 1g/(d · 1.73m²)的过敏性紫癜性肾炎的患儿,应使用 ACEI 或 ARB 进行治疗。(*2D*)

11.1.2: 我们建议对于持续蛋白尿>1g/(d · 1.73m²)、已应用 ACEI 或 ARB 进行治疗、GFR > 50ml/(min · 1.73m²)的过敏性紫癜性肾炎的患儿,应与治疗 IgA 肾病患者相同,即给予糖皮质激素治疗 6 个月(见第 10 章)。(*2D*)

11.2:儿童新月体性紫癜性肾炎的治疗

11.2.1: 我们建议对于表现为肾病综合征和(或)肾功能持续恶化的新月体性紫

214

癜性肾炎的患儿,治疗方案与处理新月体性 IgA 肾病相同(见推荐治疗方案 10.6.3)。(2D)

背景

　　过敏性紫癜(henoch-Schönlein purpura, HSP)是一类急性小血管炎,多以非血小板减少性紫癜样皮疹、无关节变形的关节炎以及胃肠道受累和肾炎为常见临床表现[554]。HSP 的年发病率约为万分之一。可累及各年龄段,但 90% 发生于 10 岁以下的儿童,中位发病年龄为 6 岁[554]。约 30% ~50% 的患者有肾脏受累[554-556],主要表现为镜下血尿。一项纳入了 12 项研究共 1133 例非选择性的 HSP 患儿的系统性综述显示,34% 的患儿尿检异常,其中大多数的患儿(79%)为单纯血尿合并/不合并蛋白尿[555]。在这些有肾脏受累的患儿中仅 21%(占患者总数的 7.2%)发展为肾炎和(或)肾病综合征。90% 的患儿在急性起病后 8 周内出现肾脏受累,97% 的患儿在发病后 6 个月内发生肾脏受累。三分之一的患儿有反复发作的皮疹和其他症状[556]。肾炎与发病年龄较晚、持续性皮疹及 HSP 复发有关,而>20mg/(m^2 · h)范畴的蛋白尿则与病情复发和重度腹痛相关[557]。仅有 1% ~3% 的患儿发展为终末期肾脏病(end-stage renal disease,ESRD)[554]。长期预后与发病时累及肾脏的程度有关。在长期随访中,表现为单纯血尿合并/不合并蛋白尿的患儿与起病时表现为肾炎或肾病综合征的患儿相比,分别有 1.6% 和 19.5% 的比例出现肾病范围的蛋白尿、高血压和(或)GFR 下降[555]。78 例在专科儿童肾病医院进行治疗的患儿中,平均随访 23.4 年后,起病时表现为肾炎或肾病综合征的患儿中有 44% 发生了高血压和(或)肾功能不全,而起病时仅表现为血尿合并/不合并蛋白尿的患儿中则有 82% 尿检、肾功能和血压正常[558]。近期一项纳入了 103 例患儿的研究在随访结束时发现:GFR 与发病时及 1 年后的 GFR 和蛋白尿水平、国际儿童肾脏病研究协作组(international study of kidney disease in children,ISKDC)病理分级和间质纤维化相关。多因素分析证实 1 年时的蛋白尿水平和 ISKDC 分级对判断患者预后最为有效[559]。但另一项长期研究发现首次肾活检提示病变严重的程度与预后差(包括出现高血压、持续蛋白尿、ESRD)并无相关性[560]。

原理

- 在 HSP 肾炎患儿中应用 RAS 阻断剂治疗尚无循证医学证据,但是一项纳入了 IgA 肾病患儿和青年成人患者的 RCT 研究表明应用 RAS 阻断剂可以降低蛋白尿和维持 GFR。

- 在 HSP 肾炎患儿中应用口服糖皮质激素治疗尚无循证医学证据,但是来自成人 IgA 肾病患者的 RCT 研究数据表明应用口服糖皮质激素可以降低蛋白尿和维持 GFR。

● 在肾功能恶化的 HSP 肾炎患儿中应用大剂量糖皮质激素和免疫抑制剂仅有级别较低的循证医学证据。

目前尚无在 HSP 肾炎中应用 RAS 阻断剂治疗的循证医学证据。但一项纳入了 66 例中等蛋白尿 [1 ~ 3.5g/(d · 1.73m^2)] 及 GFR > 50ml/(min · 1.73m^2) 的患儿和青年成人 IgA 肾病患者的 RCT 研究证实 ACEI 可以降低蛋白尿及维持 GFR[478]。尽管糖皮质激素广泛应用于表现为肾病综合征水平蛋白尿或急性肾炎的患儿,但仅有很少的数据支持在确诊程度不同的紫癜肾炎的患儿中应用糖皮质激素治疗是有益的[561]。一项使用安慰剂作对照的 RCT 研究的析因分析[562]发现:与安慰剂相比,使用泼尼松治疗的患儿组其病情缓解得更快。治疗 6 个月时,泼尼松治疗组的 36 例患儿中有 7 例 (19%),而安慰剂组的 35 例患儿中则有 15 例 (43%)仍有肾脏受累。但由于该研究仅提供了随机分组后治疗 6 个月的预后数据,因此与安慰剂相比,使用泼尼松治疗对于远期是否可以降低发生 HSP 肾炎患儿的总数量及是否可以达到更快的肾脏病缓解仍不清楚。

另一项前瞻性、非对照研究纳入了 38 例患儿,平均随访了 5 年 7 个月,这些患儿均接受了三次甲泼尼龙冲击治疗及 4 个月的口服泼尼松

治疗,其中 27 例患儿的重度肾炎或到了缓解
(重度肾炎的定义:肾病综合征和(或)肾活检
显示>50% 新月体形成)[563]。7 例患儿遗留有肾
损害,4 例患儿发展为 ESRD。近期两项纳入了
蛋白尿 > 1g/d、GFR ⩾ 30 ~ 50ml/(min ·
1.73m²) 的成人 IgA 肾病患者的 RCT 研究,分
别随访了 48 个月[511]或 96 个月[510],其结果均表
明:与单独应用 ACEI 相比,应用泼尼松联合
ACEI 治疗 6 ~ 8 个月,能更好地延缓肾功能恶
化和降低蛋白尿。

　　由于缺乏有关治疗 HSP 肾炎充分的长期
随访数据,我们建议 HSP 肾炎持续存在,其治
疗应参照特发性 IgA 肾病的治疗(见推荐治疗
方案 10.3.1)。但是,目前尚无数据表明应何
时予以 HSP 肾炎患儿泼尼松治疗及在开始泼
尼松治疗前应用多久 ACEI 或 ARB 的治疗。
Foster 等人[564]发现从肾脏受累到肾活检的时间
越长,首次肾活检的慢性化评分(主要包括间
质纤维化、肾小管萎缩、纤维新月体)越高。在
Foster 的研究人群中,20 例患儿中的大多数在
3 个月内进行肾活检,中位时间为 30 天。应用
泼尼松联合硫唑嘌呤进行治疗本病,可以有效
改善急性期评分,但对慢性化评分无效。因此,
在治疗 HSP 肾炎时,使用糖皮质激素的治疗时
间或应早于 IgA 肾病患者。

　　有关免疫抑制治疗的数据较少,因此仍不
清楚它们在 HSP 肾炎治疗中的作用。在一项

单中心的 RCT 研究中,纳入了 56 例重度 HSP 肾炎[重度肾炎定义:肾病综合征水平蛋白尿,肾功能减退,肾活检示 ISKDC* Ⅲ-Ⅴ 型(新月体 50% ~75%)]的患儿,在 HSP 发病 3 个月内开始治疗并随访 5 ~6 年,分别应用环磷酰胺治疗和一般支持治疗,两组相比,发生各种不同严重程度的持续肾脏损害的风险并无显著性差异(RR 1.07;95% CI 0.65 ~ 1.78)[565],值得一提的是,这些患儿并未应用糖皮质激素治疗。另一项非随机对照研究纳入了 37 例肾活检示>50% 新月体形成的(ISKDC Ⅳ-Ⅴ 型)HSP 肾炎患儿,随访 6 ~8 年,结果显示:使用环磷酰胺联合糖皮质激素治疗的 17 例患儿无一例发生持续性肾病,而单独使用糖皮质激素治疗的 20 例患儿中则有 4 例发生了持续肾病[持续性肾病的定义:蛋白尿>20mg/(m² · h)伴或不伴 GFR <40ml/(min · 1.73m²)][566]。另一项小型 RCT 研究的入选标准为:肾病综合征水平蛋白尿和(或)ISKDC Ⅲ-Ⅴ 型的患儿,结果发现 10 例应用环孢素治疗的患儿均达到了缓解,而应用甲泼尼龙治疗的 9 例患儿中仅 5 例达到缓解[567]。但是在另一项对 23 例患儿随访两年后的研究却显示以上两种治疗的方法在远期并无显著性差异:11 例应用环孢素治疗的患儿中有 7 例,12 例应用甲泼尼龙治疗的患儿中亦有 7 例发生了持续性蛋白尿和(或)GFR 下降[568]。

一项非随机对照研究纳入了 20 例肾病综

合征水平蛋白尿和 ISKDC Ⅱ-Ⅲ型的患儿,随访 4~5 年后发现:10 例应用硫唑嘌呤联合泼尼松治疗的患儿无一例发生肾病综合征水平蛋白尿和(或)GFR<60ml/(min·1.73m²),与之相比,单独应用泼尼松治疗的 10 例患儿中有 4 例发生了以上的结果[569]。大部分观察性的研究均发现应用糖皮质激素联合硫唑嘌呤[564]、环磷酰胺[570]、环孢素[571,572]、血浆置换[573,574]治疗的总体预后较好。但除了一些小规模的观察性研究外,尚无工作探讨以肾功能急进性进展为表现的新月体性 HSP 肾炎的治疗方案,由于缺乏数据,我们建议治疗此类患者应参照抗中性粒细胞胞浆抗体(antineutrophil cyto-plasmic antibody,ANCA)相关小血管炎的治疗方案。

目前已纳入了 17 例患儿(ISKDC Ⅱ和Ⅲ型)一项小型 RCT 研究[575]比较了应用 MMF 或硫唑嘌呤治疗 1 年后的疗效。所有 10 例应用霉酚酸酯(mycophenolate mofetil,MMF)的患儿及 8 例应用硫唑嘌呤患儿中的 6 例均分别达到蛋白尿的缓解。治疗 1 年后,以上应用 MMF 治疗的 7 例患儿及应用硫唑嘌呤治疗的 5 例患儿的重复肾活检显示组织学病变减轻。但由于以上患儿均接受了 6 个月的泼尼松治疗,但未应用 ACEI,因此这些数据仍不足以证明可应用 MMF 治疗 HSP 肾炎的患儿。

* 由国际儿童肾脏病研究组制定的 HSP 肾

炎的组织病理分型方法,目前被广泛应用。

11.3:儿童过敏性紫癜性肾炎的预防

11.3.1:我们不推荐使用糖皮质激素来预防 过敏性紫癜性肾炎。(1B)

背景

在过敏性紫癜的首发表现中,肾炎在临床上可能会很轻微甚至没有表现。所以该病首发的治疗策略应以预防肾炎,或者降低发生严重持续性肾炎的危险为目标。

原理

- 有中等级别的证据表明,由于糖皮质激素不能改善肾脏病的持续性进展,因此过敏性紫癜起病时不推荐使用糖皮质激素。

五个随机对照试验(789 例患儿)的荟萃分析[576,577]发现,用泼尼松治疗 2~4 周和未经此治疗的儿童,随访中有持续性肾脏疾病(镜下血尿、蛋白尿、高血压和肾功能减退)的人数并没有明显的差别(RR 0.37;95% CI 0.43~1.24)。用药 6 个月(379 例患儿;RR 0.54;95% CI 0.25~1.18)与用药 12 个月(498 例患儿;RR 1.02;95% CI 0.40~2.62)时,两组发生持续性肾脏疾病的危险性亦没有明显的差别。这五个试验中的三个(568 例患儿)是设计较好的,为有安慰剂对照的试验。通过荟萃分析排除了质量差的研究,从而消除了异质性但并未影响研究结果。两个随机对照试验[562,578]发现,发病时分别使用泼尼松或安慰剂治疗的儿童,在发生重度肾炎(肾病性蛋白尿、高血压合并/不合并肾功能减退)的危险性上并没有明显差别。但由于这些终点事件的比例较少,因此结果可能并不精确(261 例患儿;RR1. 92;95% CI 0. 57 ~6. 50)。目前尚没有关于预防成人过敏性紫癜性肾炎的数据。

11. 4:成人过敏性紫癜性肾炎

11. 4. 1:我们建议成人过敏性紫癜性肾炎的治疗应与儿童相同。(2D)

原理

有关成人过敏性紫癜性肾炎预后的数据主要来自于一系列的回顾性研究。一项来自西班牙的关于成人过敏性紫癜性肾炎的回顾性研究表明,尽管成人肾脏损害的发生比例高于儿童,两组预后均较好[579]。一项来自意大利的队列研究发现,成人过敏性紫癜性肾炎进展的危险性更大,并且与随访中蛋白尿量的增大相关[580]。在一个英国的系列研究中,成人紫癜性肾炎进展至 ESRD 的危险因素包括:随访中蛋白尿≥1g/d,起病时和随访中有高血压,发病时有肾脏损害,这与成人 IgA 肾病的预后指标非常相似[581]。

在一项芬兰的系列研究中,肾活检后 10 年的肾脏存活率为 91%[582]。中国最近的一个关于成人过敏性紫癜肾炎的队列研究显示,与儿童相比,成人进展为肾脏损害的危险性更高[583]。到目前为止,最大的回顾性队列研究来自法国,纳入了 250 个成人患者:平均随访 14.8 年后,32％的患者出现肾脏损害(肌酐清除率<50ml/min),这往往与蛋白尿和(或)血尿相关[584]。

目前尚罕有关于成人过敏性紫癜性肾炎的随机对照试验研究。最近的一项历时 12 个月的多中心、前瞻性、开放性研究(CESAR 研究),针对 54 例患有重度过敏性紫癜,同时合并有增生性肾小球肾炎和重度内脏(肠道)受累的成人患者,均使用糖皮质激素治疗,进一步比较了合用或不合用环磷酰胺的治疗效果[585]。该研究未纳入急进性肾炎患者。所有患者在使用激素治疗的基础上,随机选出了 25 名患者同时接受环磷酰胺的治疗。结果显示:相对于单纯使用激素治疗组,环磷酰胺组并未更多获益。该项研究者指出,由于本研究的样本量较小,尚不能由此得出最终结论。

我们建议对成人过敏性紫癜性肾炎的治疗应参考使用儿童的治疗方案(见 11.1 和 11.2 中的叙述)。目前的研究不推荐额外加用免疫抑制剂治疗。

研究建议

- 对患有中重度的过敏性紫癜性肾炎(急性肾炎综合征或肾功能正常的肾病综合征,活检中新月体或硬化性病变<50%)的患儿中,应该进行对比 6 ~ 12 个月与更短周期(28 天)的糖皮质激素治疗的随机对照试验。

* 需要进行以下的随机对照试验,即确定免疫抑制剂(环孢霉素,硫唑嘌呤,霉酚酸酯)和糖皮质激素联合治疗对重度紫癜性肾炎(急性肾炎综合征,有或没有肾功能减退的肾病综合征,活检中新月体或硬化性病变 > 50%)的患儿是否有效。

(于峰　译)

第 12 章 狼疮性肾炎

引言

本章主要介绍对于成人和儿童狼疮性肾炎的治疗。

背景

系统性红斑狼疮累及肾脏,即狼疮性肾炎(lupus nephritis,LN),大部分是由于免疫复合物在肾小球沉积而导致肾小球的炎症,如果不及时诊治,将会进一步累及肾间质。其他机制也可以参与肾脏受累,比如血栓性微血管病。LN 患者比无肾脏受累的狼疮患者预后更差[586-588],其原因在部分患者是由于进展为慢性肾脏病(chronic kidney disease,CKD)和终末期肾脏病(end-stage renal disease,ESRD),提示 LN 是系统性红斑狼疮中较为严重的表现。

既往报道系统性红斑狼疮患者中临床出现肾脏受累比例约为 38%,在这些患者中,40% ~60% 在确诊狼疮时就存在肾脏受累了[589-591]。因种族的不同,肾脏受累比例也不尽相同。白种人(欧洲人、欧洲裔的美国人;

12%～33%)较黑种人(非洲裔的美国人、加勒比黑人;40%～69%),西班牙裔(36%～61%)及亚裔患者(印度、中国人;47%～53%)出现 LN 的比率更低。

据美国肾脏病数据库报道,自 1996 年到 2004 年因 LN 所致 ESRD 的发生率在成人中为每百万人口 4.5 例[592],但黑人(17～20/百万)和西班牙裔(6/百万)均高于白种人(2.5/百万)。来自英国的一项回顾性研究显示了类似的结果,即分别有 19% 的白种人和 62% 的黑种人的 LN 患者最终发展为 ESRD[593]。在一项有关沙特阿拉伯人群的研究显示:12% 的 LN 患者发展为 ESRD[589,594]。在系统性红斑狼疮患者中评价 CKD 的发生率较难,因为现行的治疗措施仅使 50% 的 LN 患者获得完全缓解,由此推断在该病中,CKD 还是很常见的。

一旦狼疮患者出现肾功能损害、蛋白尿、高血压或者活动性尿沉渣都应该考虑为 LN。活动性尿沉渣包括血尿(特别是提示肾小球源性血尿的棘形红细胞)、非感染性的白细胞尿、红细胞/白细胞管型,并需要肾活检进一步确认。后者可以为 LN 的治疗提供重要基础。

12.1:Ⅰ型狼疮性肾炎(轻微-系膜性狼疮性肾炎)

12.1.1:Ⅰ型狼疮性肾炎的治疗主要是根据肾外狼疮的临床表现来决定。(2D)

背景

在 I 型 LN 中,肾小球在光镜下基本是正常的。I 型 LN 的定义是指在系膜区有免疫复合物的沉积,需通过免疫荧光或电镜来诊断。

原理

- I 型 LN 无肾脏受累的临床表现。
- I 型 LN 与肾功能的长期预后不相关。

如以科学研究为目的进行肾活检,可有约 90% 的狼疮患者的肾脏病理显示有肾受累,尽管其中很多患者并无肾脏损害的临床表现[595,596],而真正有临床肾脏受累表现的患者仅约 40%。但是一些在临床上表现为"静寂性"I 型 LN 的患者是有可能进展为更严重的病理类型的[597]。然而,目前尚无证据建议对所有狼疮患者均进行肾活检以及对 I 型 LN 进行治疗。

12.2: II 型狼疮性肾炎(系膜增殖性狼疮性肾炎)

　12.2.1: 对 II 型狼疮性肾炎伴尿蛋白<1g/d 的患者需根据狼疮的肾外临床表现程度来决定。(2D)

　12.2.2: 对 II 型狼疮性肾炎伴尿蛋白>3g/d 的患者应使用糖皮质激素或者钙调磷酸酶抑制剂治疗,具体用药方案同微小病变的治疗(见第五章)。(2D)

背景

Ⅱ型 LN 在光镜下的主要表现为系膜细胞增生和基质增多,免疫荧光和电镜表现为系膜区免疫复合物的沉积。临床上,Ⅱ型 LN 可表现为蛋白尿和(或)血尿,但一般不会达到肾病综合征的水平或肾功能损害。如果在Ⅱ型 LN 中出现肾病水平的蛋白尿,提示可能会伴随足细胞病。

原理

- 对于Ⅱ型 LN 的治疗目前尚无循证证据。
- 在Ⅱ型 LN 中,可出现足细胞病变,主要表现为弥漫的足突融合且不伴肾小球血管壁免疫复合物的沉积或者内皮细胞增生。

    在Ⅱ型 LN 中,足细胞的损伤程度与系膜区免疫复合物的沉积程度无明显相关性[598]。尽管目前尚缺少关于治疗Ⅱ型 LN 中肾病范围蛋白尿的前瞻性研究,大部分学者建议:如果患者发展为肾病综合征或尿蛋白不能用肾素-血管紧张素系统(renin-angiotensin system, RAS)阻断剂控制的时候,应该根据微小病变或局灶节段肾小球硬化症的治疗原则进行治疗。

12.3:Ⅲ型狼疮性肾炎(局灶性狼疮性肾炎)和Ⅳ型狼疮(弥漫性狼疮性肾炎)-初始治疗

12.3.1:推荐初始治疗应使用糖皮质激素(1A)联合环磷酰胺(1B)或者霉酚

酸酯(**1B**)。

12.3.2：建议如果患者在治疗前三个月有病情恶化的趋势(如血清肌酐升高、蛋白尿增多等)应该考虑换用其他治疗措施或者重复肾活检指导下一步治疗。(**2D**)

背景

Ⅲ型狼疮和Ⅳ型狼疮的主要区别在于受损的肾小球的比例(Ⅲ型＜50%；Ⅳ型≥50%)。肾小球的损伤又进一步分为活动性(A)或者慢性(C)。Ⅲ型和Ⅳ型的活动性病变主要指内皮细胞和系膜细胞的增生、新月体、坏死、白金耳和透明血栓。慢性病变包括节段和球性肾小球硬化。免疫荧光和电镜可见在内皮细胞和系膜区有明显的免疫复合物沉积。如果以上病变伴发广泛的上皮下免疫复合物的沉积时,应考虑同时诊断Ⅴ型 LN(参见相关基本原则)。

几乎所有的此两型患者临床上都表现为镜下血尿和蛋白尿,且肾病综合征和肾功能损害也比较常见。但当肾组织病理主要是慢性化表现时(见原理),临床表现往往不活动,肾功能并不表现为急进性的恶化。因此,活动性和慢性化的指标对于指导临床治疗非常重要。

由于目前对Ⅲ型和Ⅳ型 LN 的治疗反应并无统一的定义,因此对各种临床试验的比较进行评价就会有一定困难。然而幸运的是,临床试验虽各有不同,但其治疗的最终目标还是相似的,有关 LN 治疗反应的定义主要基于已发表的临床试验的结果,旨在为临床治疗提供指导作用(表 27):

表 27 对狼疮性肾炎治疗反应的定义

完全缓解:SCr 回降到基线水平且尿蛋白/肌酐比<500mg/g(<50mg/mmol)

部分缓解:SCr 稳定(±25%)或改善,但是尚未恢复到正常水平,并且尿蛋白肌酐比下降超过 50%。如果存在肾病综合征范围的蛋白尿[尿蛋白/肌酐比≥3000mg/g(≥300mg/mmol)],尿蛋白/肌酐比降低须大于 50%且尿蛋白肌酐比小于 3000mg/g(<300mg/mmol)

恶化:在 LN 中对于恶化的定义目前尚无统一定义,尽管确认治疗失败对调整患者初始治疗的方案非常重要。目前被大部分学者所认可的定义为 SCr 持续上升 25%,但尚需验证

原理

- 增殖性 LN(Ⅲ 型或 Ⅳ 型)是一种进展性疾病。

- 在 1970 年之前,弥漫性增殖性 LN 的肾脏生存和整体生存率非常差,仅在 20% ~ 25% 左右。

- 经强化免疫抑制治疗后,Ⅲ 型和 Ⅳ 型 LN 患者生存及肾脏生存率显著提高。

- 国际肾脏病学会/肾脏病理学会在 LN 分型

中定义了Ⅲ型和Ⅳ型 LN 的活动性病变（A）和慢性病变（C）。我们的治疗建议主要针对活动性病变或慢性病变基础上合并活动性病变。在开始治疗之前必须要和肾脏病理学家一起确定疾病的准确分型。

- 对于Ⅲ型和Ⅳ型 LN 的治疗分为初始治疗和维持治疗两个阶段。治疗目标即是经过初始强化治疗快速减轻肾脏炎症,而后进行较长时间的巩固治疗。初始治疗有时又叫诱导治疗,意指这一阶段治疗完成后疾病应达到缓解,但多数情况下病情完全缓解会发生在维持治疗阶段,所以更倾向于"初始治疗"这种提法。

- 大量对照试验结果表明在初始治疗阶段使用糖皮质激素联合环磷酰胺治疗是有获益的,经长期随访观察,这种联合治疗较单用糖皮质激素可减少肾脏病情复发、CKD 以及 ESRD 的发生率。

- 为在保持疗效的前提下尽量降低药物的毒副作用,增殖性 LN 的初始治疗方案不断优化,如改变环磷酰胺的给药方式和剂量,或引入新型免疫抑制剂霉酚酸酯替代环磷酰胺。

- 一些新的初始治疗方案在治疗反应以及肾脏复发、CKD 发生等长期疗效方面需要进一步评价。

常用的治疗方案见表 28。

表28 Ⅲ/Ⅳ型狼疮性肾炎初始治疗方案

方案	A. NIH	B. 欧洲-狼疮	C. 口服环磷酰胺	D. 霉酚酸酯
环磷酰胺	静脉注射环磷酰胺每次0.5~1g/m²；每月1次，持续6个月	静脉注射环磷酰胺，每次500mg，每2周1次，共3个月	口服环磷酰胺1.0~1.5mg/(kg·d)（最大剂量150mg/d）使用2~4个月	—
霉酚酸酯	—	—	—	霉酚酸酯最大剂量3g/d,共6个月
随机对照研究表明在增殖性LN治疗中有获益	是	是	是	是

续表

方案	A. NIH	B. 欧洲-狼疮	C. 口服环磷酰胺	D. 霉酚酸酯
随机对照试验表明在重度增殖性 LN 治疗中有获益	是	无相关研究	无相关研究	无相关研究
评论	在白人、黑人、西班牙人、中国人人群有效	在白人人群有效,在黑人、西班牙人、中国人人群结果	在白人、黑人及中国人人群有效;较静脉注射环磷酰胺使用方便,价格便宜	白人、黑人、西班牙人、中国人人群有效;价格昂贵

LN:狼疮性肾炎。
所有治疗方案均联合使用糖皮质激素。

系统性红斑狼疮全身尤其是肾脏疾病活动程度加重通常叫做"复燃"或"复发"。在本指南中统一使用"复发"这一词。

糖皮质激素

所有治疗方案中糖皮质激素的使用方法相似:起始剂量口服泼尼松最大量为 1mg/kg,根据患者临床情况在使用 6~12 月内逐渐减量。另外,静脉甲泼尼龙也广泛用于病情较重的患者的初始治疗。但是到目前为止,尚无对糖皮质激素使用剂量及疗程进行评价的随机对照研究。

环磷酰胺

使用环磷酰胺($0.5~1g/m^2$)静脉滴注,每月 1 次,共 6 个月(治疗方案 A,也叫"NIH 方案"),是第一个经随机对照研究证实优于单用糖皮质激素治疗的免疫抑制治疗[599-602]。

一项在白种人中的随机对照研究表明低剂量环磷酰胺方案,即环磷酰胺静脉滴注 500mg,每 2 周 1 次,共 3 个月(治疗方案 B,也叫"欧洲-狼疮方案"),与方案 A 的疗效相同[603,604]。但在此项欧洲狼疮方案的研究中较少纳入重度 LN 患者——即快速进展为肾衰竭者和肾脏病理表现为典型的广泛(>50%)节段性肾小球坏死或新月体形成的患者。因此,目前尚不清楚在重度Ⅲ/Ⅳ型 LN 或者在其他种族患者中 B

方案是否与 A 方案的疗效相同。

　　口服环磷酰胺 1.0~1.5mg/(kg·d)(最大剂量 150mg/d)使用 2~4 个月(治疗方案 C)可作为静脉注射环磷酰胺的替代治疗方案[605,606]。前瞻性观察研究显示其与静脉注射环磷酰胺效果相同[599,607-610],在中国人群中研究表明其与霉酚酸酯疗效亦相同[611,612],但这一结果在其他种族人群中尚未得到证实。关于口服环磷酰胺是否较静脉注射副作用大,目前尚无一致结论。

霉酚酸酯(Mycophenolate mofetil,MMF)

　　中国人群的一项随机对照研究显示:MMF(最大剂量 3g/d)使用 6 个月(治疗方案 D)与方案 C 可获得相同的缓解率;但此项研究未包括重度 LN 患者[612]。

　　随机对照研究 Aspreva 狼疮治疗研究(Aspreva lupus management study,ALMS)[613]纳入了 370 例 LN 患者,包括Ⅲ型、Ⅳ型和Ⅴ型,比较了 MMF 和治疗方案 A 的疗效,其结果显示在 6 个月时患者对 MMF 和静脉注射环磷酰胺的治疗反应率相似,两组之间出现严重感染和死亡等副作用的比例也相同[613]。

　　一项针对环磷酰胺抵抗患者的小规模研究显示,霉酚酸酯钠肠溶片治疗 LN 也是有效的[614]。

其他方案

初始治疗的另外三种治疗方案的随机对照试验的证据比较有限:糖皮质激素联合①硫唑嘌呤,②环孢素,③他克莫司和霉酚酸酯联合使用(有时也叫"多靶点"治疗)。

硫唑嘌呤

欧洲的一项随机对照研究比较了使用硫唑嘌呤联合静脉注射甲泼尼龙随后口服糖皮质激素与静脉注射环磷酰胺加口服糖皮质激素的疗效[615]。经过两年的临床观察后发现,两组疗效相似,但应用硫唑嘌呤组副作用更少。后续观察却发现:硫唑嘌呤组肾脏远期复发率以及 SCr 翻倍的风险都要高,且复查肾活检的慢性化程度更重[616]。

环孢素

一项小样本(n = 40)开放性随机对照试验比较了环孢素和环磷酰胺分别作为初始阶段药物联合糖皮质激素治疗增殖性 LN 的疗效[617]。环孢素使用方法为 $4 \sim 5mg/(kg \cdot d)$ 连用 9 个月,在随后的 9 个月内逐渐减量。环磷酰胺的使用不同于以上介绍的大部分临床试验的方案,在最初 9 个月内静脉注射环磷酰胺(10mg/kg)8 次,随后的 9 个月口服环磷酰胺(10mg/kg)$4 \sim 5$ 次。在治疗 9 个月和 18 个月时,两组患者在对治疗的反应或疾病缓解率方面无差别,在随访至 40 个月时两组复发率亦无差别。两组患者感染和白细胞减少的发生率相似。

他克莫司和霉酚酸酯联合应用

中国人群一项小规模的随机对照研究比较了对Ⅳ型合并 V 型 LN 患者联合使用他克莫司（4mg/d）、MMF（1g/d）及口服糖皮质激素治疗（有时又称为"多靶点"治疗）与静脉注射环磷酰胺（每次 $0.75g/m^2$，每月 1 次,持续 6 个月）加口服糖皮质激素治疗的疗效。在 6 个月时,接受多靶点治疗的患者 90% 达到完全或部分缓解,而使用环磷酰胺组的该比例为 45%（$P=0.002$）[618]。在其他种族人群中尚无关于此方案的评价。

由于前瞻性随机对照试验表明糖皮质激素联合环磷酰胺可以降低 ESRD 的发生,因此环磷酰胺已常规应用于 Ⅲ/Ⅳ 型 LN 的治疗[599]。另外一些研究亦显示糖皮质激素联合环磷酰胺可以减少 LN 的复发,提高缓解率,降低 CKD 的进展速度[600-602]。对参加 NIH 试验部分患者重复肾活检结果进行回顾性的分析显示:单用糖皮质激素者慢性化指数随时间呈线性升高（中位随访时间为治疗后 44 个月）,而糖皮质激素联合环磷酰胺（或其他免疫抑制剂）者慢性化指数无明显变化[619]。这一结果提示免疫抑制剂可以阻止肾脏斑痕化的进展。但这些研究的不足之处在于样本量均较小,尤其是具有长期随访资料的患者少。

随机对照研究结果表明口服和静脉注射环磷酰胺患者预后无明显差别,因此治疗方案 A 被广泛应用[599]。但由于环磷酰胺的膀胱毒性(化学性膀胱炎)只发生在口服给药患者中,因此静脉注射环磷酰胺成为标准治疗方案[599](见附表 78、79)。在这项初始治疗的试验中,患者环磷酰胺累积使用量较大,口服环磷酰胺使用剂量多达 $4mg/(kg \cdot d)$,平均使用时间达 4 年,远远超过了推荐使用量,静脉注射环磷酰胺也持续使用了 4 年左右。考虑到长期使用可能会发生血液系统恶性肿瘤的风险,应该避免较大累计剂量的使用环磷酰胺。我们建议对于系统性红斑狼疮的患者,一生中环磷酰胺最大累计剂量为 $36g$[13,284],这在治疗方案 A-C 中均有体现。

另外需要注意的是,使用环磷酰胺时要尽可能减少毒副作用的发生。对于肌酐清除率在 $25 \sim 50ml/min$ 的患者,环磷酰胺要减量 20%;而对于肌酐清除率在 $10 \sim 25ml/min$ 的患者,环磷酰胺要减量 30%[620]。当静脉使用环磷酰胺时,每 $10 \sim 14$ 天需要监测一次白细胞计数,当口服使用环磷酰胺时,需要每周监测一次白细胞计数,根据白细胞计数调整静脉或口服环磷酰胺剂量,须保持白细胞计数 $\geq 3000/\mu l$。当出现白细胞减少时,要鉴别其是狼疮本病还是环磷酰胺所致骨髓抑制引起。

口服环磷酰胺时,为了减少膀胱毒性的发生,我们建议患者晨起服用,并且在每餐和睡前保证摄入足够的水。当静脉使用环磷酰胺时,给予巯乙磺酸钠(美司钠)可以减少出血性膀胱炎的发生。

为了保护生育能力,当使用环磷酰胺时,女性需要预防性的应用利普安醋酸亮内瑞林,男性需要预防性的应用睾丸酮[621,622]。为了最大限度的获益,leuprolide(亮丙瑞林)的使用要及时。卵巢组织低温储存可以作为备选方案,但成本较高。睾丸酮在保护男性生殖系统方面,效果不确切,所以可以考虑精子储存。

为减少环磷酰胺的毒副作用,很多研究力图改进环磷酰胺的剂量和剂型使用。一项RCT在白种人中验证了低剂量短疗程环磷酰胺(方案B)的效果[603,604]。与方案A相比,其结果显示了更高的缓解率和更低的严重感染发生率,尽管差别并未达到统计上的显著水平[604]。更重要的是,在长期预后方面(平均随访10年),这种低剂量的环磷酰胺方案和方案A相似(附加表77)[603]。由于在这个临床试验中,大多数患者是白人,且大部分患者临床表现较轻,因此该方案能否推广到其他人群以及更为严重的Ⅲ/Ⅳ型LN

尚需进一步验证。

不含环磷酰胺的方案 D 已经提出, MMF 可以替代环磷酰胺用于 LN 前 6 个月的初始治疗。该方案的基础源自亚洲的 3 个小型研究和 1 个来自美国的大型研究(纳入病人 140 例)[611,623-625]。亚洲的临床研究认为 MMF 的治疗效果和环磷酰胺相当,而美国的研究认为 MMF 优于静脉环磷酰胺,但需要注意的是在后者中许多病人的环磷酰胺量并未达到目标剂量值,且很大一部分患者对治疗无效或从研究中退出。另外一项 RCT 研究称之为 ALMS[613],该试验入组了 370 例 LN 患者(病理类型包括了 Ⅲ-Ⅴ 型)。具体方案如下:两组患者均予口服糖皮质激素,一组为每日口服,另一组则为 6 次每个月的静脉环磷酰胺($0.5 \sim 1 g/m^2$)治疗。结果显示:两组在 6 个月时的治疗反应相当,副作用发生率、严重感染发生率以及死亡率也相似(见附表 71～73)[613]。另一项埃及人种的队列研究也获得了相似的结果[626]。

一项对 ALMS 试验的分析指出对于黑种人、西班牙裔、混合种族的病人(通常这些种群中难治性狼疮的比例会高一些)[627],环磷酰胺的效果要比 MMF 差。当然在指南做出推荐之前,我们需要更多的来自 RCT 的关于比较这些特殊种族的治疗效果的信息。

由于对 Ⅲ 和 Ⅳ 型 LN 而言,无论使用哪种初始治疗方案,在 6～12 个月时的肾脏缓解率只有 60% 左右,一项 RCT 在使用 MMF 和糖皮质激素治疗的基础之上,比较了加用利妥昔单抗或安慰剂的治疗效果,即缓解率是否会增加[628]。这项 RCT 的设计来源主要基于之前的一些小型、开放性、非对照研究的结果,即利妥昔单抗对于增殖性 LN,无论是难治性病例还是一般的初始治疗,是有效的[629-635]。但遗憾的是,经过 12 个月的治疗后,两组之间的完全缓解及部分缓解率均无统计学差异,因此我们不推荐利妥昔单抗作为初始治疗的协同方案。

初始治疗的选择

通过评估入组病人的蛋白尿及肾功能可以发现,MMF 与环磷酰胺比较疗效的这两个大型的临床试验[613,623],与其他一些环磷酰胺的随机对照试验相比[601,636],重型 LN 纳入的比例要低。因此,对于重症 III/IV 型 LN 患者,应以包含环磷酰胺的初始治疗作为首选。然而,ALMS 研究中的一部分患者确为重症 LN,对 MMF 的治疗也有效,尚值得进一步研究。对那些病情不太严重的增生型 LN 患者,初始治疗的方案可以考虑不使用环磷酰胺。

另外,环磷酰胺对于肾功能的保护作用只有在随访 3～5 年后才会体现出来,因此在评不包括环磷酰胺的初始治疗方案对 III/IV 型 LN,

长期肾脏预后的时候,随访的时间要足够的长,这样才能显示出该方案和环磷酰胺之间究竟有无差别[599-601]。例如,荷兰狼疮工作组发现硫唑嘌呤在初始治疗Ⅲ和Ⅳ型 LN 时具有类似的效果。但是经过长期的随访后发现,硫唑嘌呤组重复肾活检具有更高的慢性化评分,肾病复发率及肌酐倍增的比率也是高的[615,616](见附表74~76)。但在一些经济条件欠发达及药品可及性差的地区,硫唑嘌呤可以作为Ⅲ和Ⅳ型 LN 初始治疗的首选。

在一项长期的 MMF 治疗随访中(随访中位数为 64 个月),与环磷酰胺起始之后序贯硫唑嘌呤治疗相比,两组在肾功能保护方面差异不大[612]。但在 MMF 组有更多的复发率,蛋白尿 >1g/d 的持续时间更长,更多的患者血清肌酐持续 >2mg/dl(>177μmol/L)。这些特点在其他临床试验中也已经证实和肾功能的恶化有关。

经过 6 个月的初始治疗,ALMS 试验延长至 3 年,旨在评价 MMF 及硫唑嘌呤的维持缓解效果[637]。尽管试验并非比较初始治疗方案的异同对长期肾脏预后的影响,该试验还是发现,和 MMF 组比较,环磷酰胺组治疗失败的发生率较低(非显著性差异)。这个结果和用 MMF 还是硫唑嘌呤维持缓解治疗无关。

因此,在影响长期的肾脏预后方面,MMF 在治疗增生型 LN 的效果等同于环磷酰胺这一结论尚不能得出。

12.4：Ⅲ型（局灶型狼疮性肾炎）和Ⅳ型（弥漫型狼疮性肾炎）狼疮性肾炎的维持缓解治疗

12.4.1：我们推荐完成初始治疗后,应使用硫唑嘌呤[1.5 ~ 2.5mg/（kg · d）]或 MMF（1 ~ 2g/d 分次服用）,同时合并使用小剂量口服糖皮质激素（相当于≤10mg/d 泼尼松）进行维持缓解治疗。（*1B*）

12.4.2：我们建议对于不能耐受 MMF 和硫唑嘌呤的患者,使用钙调素拮抗剂和小剂量的糖皮质激素。（*2C*）

12.4.3：获得完全缓解后,我们建议至少进行 1 年维持缓解期后再考虑将免疫抑制剂减量。（*2D*）

12.4.4：如果经过 12 个月的维持缓解治疗,病情仍未达到完全缓解,应该考虑重复肾活检,以决定是否改变治疗方案。（未分级）

12.4.5：当维持缓解治疗减量时,如果肾功能恶化和（或）蛋白尿加重,我们建议为了控制病情,免疫抑制剂的治疗需要增强至原有的水平。（*2D*）

原理

● 来自于随机对照试验的中等级别的证据表

明Ⅲ或Ⅳ型 LN 的患者经过初始治疗后需
要延长维持缓解治疗的时间。

- 中等级别的证据表明,对死亡以及进展为
  CKD 的风险进行校正后,在维持缓解治疗
  中,MMF 或硫唑嘌呤的效果优于环磷
  酰胺。

- 中等级别证据表明,硫唑嘌呤和环孢素 A
  在Ⅲ/Ⅳ型 LN 的维持缓解治疗中效果
  相当。

- 一些低等级别的证据建议了完全缓解之后
  的维持缓解治疗的时间,但是大多数的随机
  试验建议该疗程一应为数年以上。

　　一些仅仅经过短期的静脉环磷酰胺治疗
(6 个月)的患者肾病复发率较高,对于这些患
者维持缓解治疗是必要的[600]。

维持缓解治疗的选择

　　目前对于增殖性 LN 的患者,经过初始治
疗后有一些方案可供维持缓解治疗选择,但其
建议并不固定,特别是要考虑患者的一些特殊
因素,如妊娠或其他副作用的发生等。

　　在一项主要由黑人和西班牙裔组成的
Ⅲ/Ⅳ型 LN 病人的队列研究中,将病人分为
两组,一组为每月静脉应用环磷酰胺治疗持
续 7 个疗程,之后换用硫唑嘌呤或霉酚酸酯
维持治疗;另一组为每月静脉环磷酰胺治疗
6 个月,之后为每 3 个月一次静脉环磷酰胺

治疗直到达到缓解后一年[638]。这项研究显示,在超过 72 个月的随访中,使用硫唑嘌呤或霉酚酸酯维持治疗的患者,达到死亡或慢性肾脏病的混合终点的比例显著少于环磷酰胺组,且副作用更少。

MAINTAIN 肾炎研究的对象主要为白种人,在应用低剂量环磷酰胺后(B 方案),其比较了使用霉酚酸酯或硫唑嘌呤进行维持治疗的效果[639],需要注意的有几点:入组人群不要求初始治疗后一定缓解;以肾病复发为首要终点。其结果显示:在至少 3 年以上的随访中,两者疗效相当。

ALMS[637]扩展试验比较了在 6 个月的初始治疗后(D 方案),应用霉酚酸酯或硫唑嘌呤作为维持治疗的效果。与 MAINTAIN 研究不同,患者必须在初始治疗后,达到完全或者部分缓解,才能入组。经过 3 年的治疗后,霉酚酸酯组达到治疗失败的混合终点(包括死亡、ESRD、肾病复发、SCr 翻倍或者需要进行抢救治疗)的比例为 16%,而硫唑嘌呤组为 32%($P = 0.003$)。进一步的分析发现,霉酚酸酯的这一优势并不依赖于初始治疗或病人人种的影响。

一项由 69 例Ⅲ/Ⅳ型 LN 患者入组的随机对照试验表明,在使用泼尼松或口服环磷酰胺进行初始治疗后,持续两年使用环孢素 A 与硫唑嘌呤进行维持治疗进行比较后发现,两组在预防病情复发及减少蛋白尿方面的效果是相当的[606]。另一项随机对照试验显示,在重度系统性红斑狼疮患者中,其中 29% 的患者为肾炎,环孢素和硫唑嘌呤在协助减少糖皮质激素方面效果类似[640]。

治疗疗程

通过 6 个月的初始治疗,只有少数患者能达到完全缓解,而此时的肾活检结果显示:虽然急性炎症可以改善,但是罕有完全缓解[614,625,641,642]。与之相对应的是,经过 6 个月治疗之后进入维持治疗阶段,III/IV 型 LN 的临床表现是可以持续稳定的[603,605,607,610,615,643]。由于临床和病理的不完全平行[599,600,603,604,609,612,615,638],我们不能仅依赖尿沉渣镜检的结果来指导治疗方案。当肾脏功能恶化时,还需考虑重复肾活检。

维持治疗到底要多长时间目前尚无定论。来自 7 个随机对照试验的数据显示,平均疗程为 3.5 年[599,600,603,604,609,612,615,638]。我们建议至少在患者获得完全缓解的 1 年之后,再考虑逐渐减少免疫抑制剂的使用剂量。当然如果患者此前有过肾病复发的病史,维持治疗的疗程要相应延长。

对于仅获得部分缓解的患者,免疫抑制治疗要持续进行直到完全缓解。但遗憾的是,到目前为止尚没有充分的证据来协助制定如何将部分缓解的患者转为完全缓解的治疗策略,无论是通过增加激素的使用量或调整免疫抑制剂的种类。

目前有关治疗后重复肾活检的数据较少。在初始治疗两年以后,肾活检病理仍显示会有活动性病变,尤其是在那些临床上有明显蛋白尿或肾功能异常的患者中更为明显[644]。一项比较有意义的研究发现,在初诊为Ⅲ/Ⅳ型 LN 的患者中,经过两年的免疫抑制治疗后进行重复肾活检,仅有 40% 的患者转为了更轻的Ⅱ型狼疮[616],与那些仍为Ⅲ/Ⅳ型的患者相比,两组之间在重复肾活检时的 SCr 与蛋白尿水平并没有显著性差异。

预测Ⅲ/Ⅳ型狼疮性肾炎治疗效果的指标

治疗效果的报告受到如何定义缓解及其初始治疗方案选择等多方面的影响。尽管获得完全缓解是治疗 LN 的终极目标,但是与未缓解的人群相比,能获得部分缓解依然可以大大改善患者的肾脏预后和整体死亡率[645]。

多数包含黑人、白人、西班牙裔、墨西哥裔和混血患者的研究显示,6 ～ 12 个月的缓解率(包括完全和部分)在 20% ～ 85% 之间[604,605,613,615,623,638],其中完全缓解率为 8% ～ 30%。相对而言,中国患者的治疗反应率高达90%,完全缓解率为 60% ～80%[607-609,611]。

回顾性研究的多因素分析指出:治疗开始时的 SCr 水平 [每 1mg/dl (88μmol/L) RR

0.21]、复发时 SCr 增长的水平、临床诊断为 LN 后超过 3 个月后才开始治疗、严重的蛋白尿 [每 1g/d 尿蛋白（uPCR1000mg/g 或 100mg/mmol）HR 0.86] 是不易缓解的重要预测指标[627,643]。

一项前瞻性研究通过多因素分析方法发现,没有临床指标可以预测是否能获得缓解[609],而另一项前瞻性研究指出初始时 SCr 水平是能否完全缓解的预测指标 [SCr 每增长 $1\mu mol/L$（0.0113mg/dl）RR = 0.96][608]。

一项前瞻性研究的多因素分析指出,未能达到完全缓解是肾病复发的主要危险因素[607],然而另一项研究发现复发并不受任何因素影响[616]。一些回顾性研究的结果发现,起病时的 SCr 水平是预测慢性肾脏病、ESRD 及死亡的常见危险因素[627,646-648]。在儿童 LN 中,对治疗无效及肾病复发是进展至 ESRD 的危险因素,危险比率分别为 5.5 和 11.8[649]。

Ⅲ/Ⅳ型狼疮性肾炎治疗的监测

可以通过连续检测尿蛋白和 SCr 水平来监测 LN 的治疗效果。但目前在临床上,尚没有可以作为评价肾病治疗反应的较敏感的生物学指标[650]。在 LN 中,同其他以蛋白尿为重要表现的肾小球肾炎一样,尿蛋白的缓解是预测肾脏存活最重要的指标[477,651,652]。因此,是否能够降低蛋白尿是治疗的核心。

当然,降低增高的 SCr 水平也是评价治疗是否有效的指标之一。需要说明的是,由于部分患者会使用 RAS 阻断剂,SCr 水平可能会在一定范围内轻度增高。在对 LN 治疗过程中,应定期检测尿沉渣成分,尤其要关注细胞管型何时能够消失。但需要注意的是,经过成功治疗,即使蛋白尿及肾功能可以改善,部分患者的血尿可能会持续数月。如果同时结合反映狼疮活动的血清学指标,如补体和 ds-DNA 抗体水平,就能更好的评价治疗效果了。但 C3、C4、抗 ds-DNA 抗体与狼疮活动关系的敏感性(49%～79%)和特异性(51%～74%)均不太高[653-659]。

研究建议

- 需比较霉酚酸酯和环磷酰胺作为初始治疗,对非白种人 LN 治疗的疗效。
- 需研究不使用激素和仅使用低剂量激素的治疗方案。
- 对于增殖型 LN 完全缓解后,维持治疗持续的时间需进行随机对照研究。
- 对那些仅获得部分缓解的患者,需研究重复肾活检是否有利于指导治疗以获得完全缓解。
- 需要能够预测治疗效果和肾脏病理改变的生物学指标,并希望能够进一步借助这些指标,来指导治疗方案的调整,包括停药,重新治疗及换药等。

12.5：Ⅴ型狼疮性肾炎（膜性肾病）

    12.5.1：我们推荐，对于Ⅴ型狼疮性肾炎、肾功能正常和非肾病水平蛋白尿的患者，应主要使用降蛋白尿及抗高血压药物的治疗，需要根据系统性红斑狼疮肾外表现的程度来决定糖皮质激素和免疫抑制剂的治疗。（*2D*）

    12.5.2：我们建议，单纯Ⅴ型狼疮并且表现为肾病水平蛋白尿的患者，应联合使用糖皮质激素及免疫抑制剂治疗，如：环磷酰胺（*2C*）、钙调神经蛋白抑制剂（*2C*）、霉酚酸酯（*2D*）或硫唑嘌呤（*2D*）。

背景

    Ⅴ型 LN，在光镜下的典型表现为肾小球基底膜增厚；免疫荧光及电镜下仅为上皮下免疫复合物的沉积。如果Ⅴ型 LN 伴随毛细血管内增生和（或）内皮下免疫复合物沉积时，应同时诊断上Ⅲ/Ⅳ型 LN。Ⅴ型 LN 的主要临床表现为蛋白尿（通常为肾病水平），伴或不伴血尿，肾功能大多正常。如果合并Ⅲ/Ⅳ LN，尿沉渣检查可能会提示病变更活动，并有可能出现肾功能损害。

原理

• 尽管通常认为单纯Ⅴ型 LN 与Ⅲ型及Ⅳ型

LN 相比,临床病情进展缓慢,但其仍与发展为慢性肾脏病及 ESRD 相关,特别是存在大量蛋白尿者。

- V 型 LN 中的肾病性蛋白尿通常不会自发缓解。

- 目前仅有一项小型随机对照试验比较了糖皮质激素联合免疫抑制治疗与单用糖皮质激素治疗 V 型 LN 的区别。

- 目前已有一些关于 V 型 LN 中应用霉酚酸酯及硫唑嘌呤的小型回顾性研究。

- 目前尚无关于 V 型 LN 长期治疗后肾脏预后的研究。

- 伴增殖性病变的 V 型 LN 患者(如 V 型合并 III 型或 IV 型 LN)较单纯 V 型 LN 的预后差,与 III 型或 IV 型 LN 病人预后相似。其治疗方案同 III 型或 IV 型。

目前无可靠证据推荐对非肾病性蛋白尿的 V 型 LN 患者使用免疫抑制剂治疗,但考虑到蛋白尿对肾脏预后的不良影响,还是应该对这些患者使用降低尿蛋白及降压的药物(参阅第 2 章)。这些治疗有望将 V 型 LN 患者的尿蛋白降低 30% ~ 50%[486,652,660],且它们同样应作为伴肾病性蛋白尿患者使用免疫抑制治疗的辅助治疗。

应用免疫抑制剂治疗肾病性蛋白尿的 V 型 LN 患者证据如下:V 型 LN 患者中 20% 会出现 GFR 下降,7 ~ 12 年后 8% ~ 12% 才会进展至

ESRD[661-664]。一项研究表明 28% 的患者在 10 年内会发展至死亡或 ESRD[665]。仅有少部分患者的大量蛋白尿会自发缓解[666,667]。持续大量蛋白尿的不良影响包括高脂血症及动脉硬化，后两者直接导致相关的心血管事件发病率及死亡率增加[652,668]，以及高凝状态继发的动脉及静脉血栓形成[588,652]。约 13% ~23% 的 V 型 LN 患者发生血栓形成事件，与抗磷脂抗体和（或）肾病综合征相关[661,664,669]。

　　目前仅有一项小型随机对照试验（每种治疗方案入组 15 例患者）就 V 型 LN 的治疗进行了比较[670]。该项队列研究包括了黑人、西班牙裔及白人的美国人群，比较了在使用泼尼松的基础上分别加用环磷酰胺或环孢素的效果。研究证实两组均能显著提高治疗反应（12 个月时的完全缓解率分别为 40% ~50% 及 14%）。但应用环孢素治疗的患者（1 年中 40% 复发），较应用环磷酰胺的患者（48 月中无复发）相比更容易在治疗停止后出现复发。进一步的多因素分析表明，初始蛋白尿大于 5g/d 为不能获得缓解的唯一独立预测因素，而不能获得持续缓解则为肾功能下降的危险因素（参见附表 79 ~ 81）。

　　目前仅有一些在 V 型 LN 患者中使用霉酚酸酯及硫唑嘌呤合用/不合用糖皮质激素治疗的小型、非对照、回顾性研究或开放性研究[663,669,671,672]。总的来看，这些研究显示 6 ~ 12

个月时的完全缓解率为 40% ~ 60%。一项小型开放性研究在 V 型狼疮中使用他克莫司,显示在 6 个月内的完全缓解率为 39%[673]。以上这些治疗方法尚需更多的随机对照试验验证后方可予以推荐。

V 型合并 III 型或 IV 型 LN 的患者预后可能更差,应选择与增殖性病变同样的治疗方案[664]。

研究建议

- 需进行比较使用霉酚酸酯及环磷酰胺或钙调素抑制剂诱导纯 V 型 LN 缓解的随机对照试验。

12. 6:狼疮性肾炎的一般性治疗

    12. 6. 1:我们建议,如果没有禁忌证,所有类型的狼疮性肾炎患者均应加羟氯喹治疗（每日的最大剂量为 6 ~ 6. 5mg/kg 理想体重）。(*2C*)

原理

- 低级别证据显示,羟氯喹可以预防 LN 患者的发作,并能减少复发、延缓进入 ESRD、减少血管栓塞事件的发生,还可以改善血脂水平[674]。

    在一项前瞻性队列研究中,纳入了在确诊 LN 前就已经服用羟氯喹的系统性红斑狼疮患者,之后分为两组,一组继续使用羟氯喹,另一组则停用该药[675]。那些在发展至 LN 前就已经使用羟氯喹治疗的患者发生 ESRD、心血管事件及血栓栓塞事件的比率均较从未使过羟氯喹的患者低,发生 ESRD 的 HR 值为 0.29(95% CI 0.026-1.009)[676]。一项更大型的回顾性研究(n=1930)显示,应用羟氯喹治疗可以保护患者减少血栓栓塞事件的发生(OR=0.62;$P<0.0005$)[677]。一项前瞻性观察性队列研究显示,羟氯喹可以减缓 LN 中的肾脏损伤,10 年后 GFR 减半或发展至 ESRD 的累计概率在使用羟氯喹的病人中为 38%,而在未使用羟氯喹的病人中为 70%($P<0.0001$)[678]。但由于羟氯喹潜在的视网膜毒性,使用者应每年进行眼科检查,特别是连续使用 5 年后更应小心。

12.7:Ⅵ型狼疮性肾炎(进展硬化型狼疮性肾炎)

12.7.1:我们推荐Ⅵ型狼疮性肾炎患者需根据狼疮肾外表现的程度决定是否使用糖皮质激素及免疫抑制治疗。(2D)

背景

在Ⅵ型 LN 中,至少要有 90% 的肾小球发生硬化(通常为球性硬化),伴间质纤维化及肾小管萎缩,无免疫活动表现,活检标本应保证能代表整个肾脏的病变。Ⅵ型 LN 的主要临床表现为重度肾功能损害,也会伴有蛋白尿和血尿。

原理

- Ⅵ型 LN 反映的是肾脏慢性化损伤,是肾脏实质功能下降的最终结果,无急性病变,因此不推荐使用免疫抑制治疗。
- 尽管 LN 无活动,患者仍可能会因狼疮的肾外表现而需要应用免疫抑制治疗。
- 无论哪种病因导致的慢性肾脏病患者,均应尽早使用降蛋白尿及降压治疗,旨在保护残余肾功能并尽量延缓进入 ESRD 的时间。

12. 8:狼疮性肾炎的复发

　12. 8. 1:我们建议在完全缓解或部分缓解后的狼疮性肾炎复发,应重新开始初始治疗及维持治疗,可参考之前有效的方案。(*2B*)

　　12. 8. 1. 1:若重新应用原治疗方案将使患者面临环磷酰胺累积过量的风险时,建议换用非环磷酰胺的初始治疗方案(**D** 方案)。(*2B*)

　12. 8. 2:狼疮性肾炎复发时若考虑病理分型有所改变,或不能确定 **SCr** 升高和(或)蛋白尿的加重是由于疾病活动还是慢性病变导致时,可重复肾活检。(未分级)

原理

- LN 容易复发。

- 复发与慢性肾脏病的发展相关。
- LN 的病理表现会随复发而改变,这些改变很难通过临床来发现。

在入组随机对照试验的 LN 患者中,约 40% 的完全缓解者发生了肾病复发,中位时间为缓解后 41 个月;63% 的部分缓解者复发,中位时间为缓解后 11.5 个月[679]。未能达到完全缓解为预测复发的最强危险因素（HR = 6.2)[607]。

LN 复发的识别和治疗很重要,因为每次病情复发都会对肾脏造成慢性的损伤,导致慢性肾脏病,最终进展为 ESRD。许多有关重复肾活检的研究表明,即使经过成功的治疗,病情复发后的慢性化指数也是升高的,这一点支持了以上的结论[614,616,618,625,641,644,680]。

LN 可能自发地从一种类型转变成另一种类型。最常见的转变是从Ⅲ型转为Ⅳ型[644]。特别是最近的一项回顾性研究显示,与临床相关的转型更多见于由非增殖性病变转为增殖性病变,反之则少见[681]。以下是提示可能出现转型的一些线索如:进展为肾病范围内的蛋白尿、尿沉渣镜检出现活动性改变等,当然,最后的确诊仍需肾活检。

对某一患者个体而言,LN 复发的诊断需要依靠以下一些临床标准如:尿沉渣的改变,尿蛋白排泄率的变化,SCr 值相对于基线的改变等。目前尚无对 LN 复发的统一定义。表 29[682-686]列

表 29　狼疮性肾炎复发的诊断和分类标准

肾脏病轻度复发	肾脏病中度复发	肾脏病严重复发
肾小球源性血尿增加，每个高倍镜视野从<5个红细胞上升到>15个红细胞，同时伴有每个高倍镜视野≥2个棘形红细胞。 和（或） 再次出现≥1个红细胞管型（非感染），或两者都有。	如果肌酐基线值： <2.0mg/dl（<177μmol/L），则增加量为 0.20～1.0mg/dl（17.7～88.4μmol/L）； ≥2.0mg/dl（≥177μmol/L），则增加量为 0.40～1.5mg/dl（35.4～132.6μmol/L）； 和（或） 如果尿蛋白/肌酐基线值： <500mg/g（<50mg/mmol），则增加量为≥1000mg/g（≥100mg/mmol）； 500～1000mg/g（50～100mg/mmol），则增加量为≥2000mg/g（≥200mg/mmol），但绝对增加量<5000mg/g（<500mg/mol）； >1000mg/g（>100mg/mmol），则增加量为≥2倍，但绝对增加量<5000mg/g（<500mg/mmol）	如果肌酐基线值： <2mg/dl（<177μmol），则增加量>1.0mg/dl（>88.4μmol）； ≥2mg/dl（≥177μmol/L），则增加量 > 1.5mg/dl（>132.6μmol/L）； 和（或） 尿蛋白/肌酐的绝对增加量>5000mg/g（>500mg/mmol）

hpf:高倍镜视野；LN:狼疮性肾炎；RBC:红细胞；uPCR:尿蛋白/肌酐比值；WBC:白细胞。经过同意摘自 Lahita, RG, Tsokos, GT, Buyon, JP, Koike T (eds). Systemic Lupus Erythematosus, 5th edn. Rovin, BH, Stillman IE. Chapter 42: Kidney. Elsevier: Waltham, , MA, 2011, pp 769-814[687]

出的是来自数个已发表研究中所用到的标准，供参考。血清补体成分水平的下降及抗双链DNA抗体滴度的升高同样支持复发的诊断，但不是必要条件。

研究建议

- LN 复发时的重复肾活检非常重要，依据肾活检结果可以决定最合理的治疗。

12.9：难治性疾病的处理

　12.9.1： 在完成初始治疗后，对 SCr 和(或)蛋白尿仍持续恶化者，应考虑重复肾活检来区分是活动性病变还是瘢痕性(慢性)损伤。（未分级）

　12.9.2： 对 SCr 和(或)蛋白尿持续恶化，且肾活检显示仍有活动性病变者，应使用初始诱导治疗的替代方案（见12.3部分）。（未分级）

　12.9.3： 对于那些用了不止一种的推荐的初始诱导治疗方案（见12.3部分）但仍然没有效果的耐药患者，建议考虑用静脉注射丙种球蛋白，或者钙调素抑制剂(2D)等方法治疗。

原理

- 一年的治疗之后，大部分患者有望好转，但完全缓解可能需超过一年。
- 对于未获得部分缓解的患者，尚无前瞻性研究,但有必要通过重复肾活检以确定是否存在肾脏病理学的改变以解释治疗失败的原因。

- 对于初始治疗失败的患者,尚无前瞻性研究,但是根据重复肾活检的结果,有必要使用其他替代疗法,来进行第二轮初始诱导治疗。

- 对于那些经过多种治疗的尝试,但是病情仍然顽固的患者,目前仅有小量关于"挽救性"治疗方法的研究。

在有关 LN 的回顾性和前瞻性队列研究中,尽管治疗方案不同,并且随访依据的缓解标准不同,大部分患者在经过 1 年的治疗后,病情都能得到缓解。研究普遍显示:50% 的患者在 12 个月内得到了缓解(完全或者部分),另 5% ~25% 的患者则在 24 个月内缓解。在完全缓解的患者中,约有一半的人在 12 个月内达到,另一半则在 20 ~24 个月内。

目前对于难治性 LN 尚无统一的定义。如果使用传统的环磷酰胺治疗没有成功,且非环磷酰胺疗法也无效,那么该患者就考虑为难治性病例。如果重复肾活检证实了活动性病变是引起临床指标持续性异常的原因,则没有更确切的信息来指导治疗。而下面介绍"挽救性"治疗仅为小样本观察性研究,仅能提供有限的帮助。

应用静脉输注丙种球蛋白治疗难治型病例

的证据质量并不高。这种治疗方法仅被应用于一小部分增殖性 LN 的患者,且其结果显示与环磷酰胺相似。(参考 Rauova 等人的综述[689])而静脉输入的丙种球蛋白的一些成分(含有蔗糖的)有肾毒性,因此这种方法最好应该避免应用于已有肾损害的患者。

有关使用小剂量的环孢霉素[2.5mg/(kg·d)]治疗难治性 LN 的证据有限,多来自于小样本的前瞻性、开放性研究[690,691]。他们发现,尽管未能改善患者的肾功能,但是大部分患者的蛋白尿减少,血尿缓解,并可减少糖皮质激素的剂量。同样地,一项针对依赖糖皮质激素的 LN 患者中使用他克莫司(3mg/d)的前瞻性研究显示,蛋白尿和 C3 的水平都有所改善[692]。

对难治性 LN 患者使用利妥昔单抗治疗的证据仅来源于一些小样本、开放性研究。其纳入的大部分患者均是对以上提到的多种传统治疗抵抗。因此,利妥昔单抗应被视为常规疗法无效时的一种"挽救性"的治疗,即其不推荐其作为对增殖性 LN 患者的初始治疗(D 疗法)的补充。

研究建议

- 明确能被全球公认的对治疗无反应的定义。
- 本文讨论的挽救性治疗应该成为未来随机对照试验研究的核心目标,从而来判断缓解的效果以及肾脏的预后。

12. 10：系统性红斑狼疮和血栓性微血管病

12. 10. 1：在系统性红斑狼疮的患者中，无论是否伴有狼疮性肾炎，如果存在抗磷脂综合征累及肾脏的情况，应该使用抗凝治疗 [目标：国际标准化比值（ INR）2 ~ 3]。 (2D)

12. 10. 2：对于系统性红斑狼疮伴随血栓性血小板减少性紫癜的患者，治疗原则同特发性血栓性血小板减少性紫癜，应使用血浆置换疗法。 (2D)

背景

狼疮相关的血栓性微血管病可以单独发生，也可以与免疫复合物沉积的 LN 同时发生。系统性红斑狼疮中出现血栓性微血管病可见于以下几种情况：恶性高血压、系统性硬化症、血栓性血小板减少性紫癜或抗磷脂综合征。

伴发有抗磷脂综合征、血栓性血小板减少性紫癜、恶性高血压的血栓性微血管病常以急性肾损伤为临床特点，但抗磷脂综合征同样也可以引起肾脏慢性进展性损害，且几乎没有特异的临床表现。在一些回顾性的研究中，以肾脏损害为突出表现的抗磷脂综合征占系统性红斑狼疮患者的 30% 左右[693,694]。在这些患者中，30% ~ 52% 可以出现狼疮抗凝物，72% ~ 95%

的患者出现抗心磷脂抗体,但还有 15% 的患者可以没有以上这些血清标志物[693,695]。当然,常规的实验室检查并不能检测出所有的抗磷脂抗体,因此,对于那些抗磷脂抗体阴性的血栓性微血管病患者的治疗原则应与抗体阳性的患者相同。如临床上高度怀疑血栓性微血管病者,应做肾活检确诊。

原理

- 狼疮患者常伴发抗磷脂综合征,中等级别的证据表明,即使运用足够的免疫抑制治疗控制好 LN,或者狼疮的其他表现的情况下,对抗磷脂综合征治疗的失败仍可导致慢性肾脏病或 ESRD。

- 目前对狼疮患者伴抗磷脂综合征的抗凝治疗缺乏特异性的研究,有两项针对于原发性抗磷脂综合征患者中使用华法林治强度的随机对照研究[696,697]。这些中等质量的证据显示 INR 在 2 ~ 3 与 3 ~ 4 之间的血栓性事件的发生没有差异,但是 INR 大于 3 组出血的并发症会明显增高。

- 狼疮患者一旦合并血栓性血小板减少性紫癜,则死亡率明显增高[698]。目前没有随机对照研究来指导狼疮合并血栓性血小板减少性紫癜的治疗,具体处理多参考对原发性血栓性血小板减少性紫癜的处理原则。

研究建议

- 需要有关治疗抗磷脂综合征对长期肾功能影响的临床研究。
- 需要有关使用血浆置换治疗狼疮伴血栓性血小板减少性紫癜患者效果的临床研究。

12.11：系统性红斑狼疮和怀孕

12.11.1：建议妇女应该延迟妊娠，直到狼疮性肾炎完全缓解。(*2D*)

12.11.2：推荐在怀孕期间，不使用环磷酰胺、霉酚酸酯、ACEI 和 ARB。(*1A*)

12.11.3：建议在怀孕期间，可以继续使用羟氯喹。(*2B*)

12.11.4：推荐使用霉酚酸酯治疗狼疮性肾炎的患者在妊娠期应将药物转换为硫唑嘌呤。(*1B*)

12.11.5：推荐狼疮性肾炎患者如在妊娠期间复发，应该接受糖皮质激素的治疗，同时根据复发的严重程度，必要时可考虑使用硫唑嘌呤治疗。(*1B*)

12.11.6：如果患者在妊娠期间正在接受糖皮质激素或者硫唑嘌呤的治疗，我们建议在妊娠期间以及分娩后的至少3 个月内不应将药物减量。(*2D*)

12.11.7：建议在妊娠期间可使用小剂量的

阿司匹林以降低胎儿流产的风险。(*2C*)

原理

- 数据表明,活动性 LN 或者 LN 仅部分缓解的患者一旦妊娠,其胎儿流产率及妊娠期间肾病复发的比率明显增高。
- 环磷酰胺、霉酚酸酯、ACEI 及 ARB 等药物具有致畸性。
- 狼疮患者怀孕期间使用羟氯喹、硫唑嘌呤和糖皮质激素等药物是安全的;应用小剂量的阿司匹林可以降低胎儿流产的风险。

以下的几个回顾性研究评估了 LN 患者的胎儿流产风险。在一个包含 78 例孕妇的对照研究中,有或没有 LN 病史孕妇组间流产发生率没有差异[699]。LN 已经缓解的孕妇,流产率约为 8% ~ 13%[700-702]。但是如果肾炎有活动,则其流产率可显著增高至 35%[702]。除了 LN 的临床活动度之外,低补体血症也是流产的危险因素,而应用小剂量的阿司匹林可能具有保护作用。在另一项包含了 113 例有 LN 的孕妇的回顾性研究中,低补体血症预测流产的相对危险度是 19,而应用了阿司匹林以后则可把相对危险度降至 0.11[701]。但由于这个研究中的患者都是白种人,因此其结果并不能推广至其他人种。

在妊娠中应继续使用羟氯喹,因为一旦撤药,往往会导致狼疮,包括 LN 的复发[703]。

对于 LN 并且怀孕的患者,其肾脏可能还面临有其他的风险。一项研究显示,无论 LN 患者怀孕与否,其肾脏病的复发和肾功能的进行性恶化程度均没有差异[699]。而其他研究则显示,如果 LN 仅达到部分缓解,或者尿蛋白多于 1g/d,或者有肾损害,其一旦怀孕,其肾脏病的复发则更加常见[700-702]。有研究显示,LN 患者在妊娠或妊娠后肾脏病的总复发率约为 $10\% \sim 69\%$[699-702]。

12.12：儿童的狼疮性肾炎

12.12.1：建议对儿童狼疮性肾炎患者的治疗同成人,但需根据体表面积和肾小球滤过率调整用药剂量。(*2D*)

原理

- 儿童 LN 患者和成人具有相似的临床和病理表型分布。
- 儿童 LN 患者的治疗没有随机对照研究。

因此,建议对儿童 LN 患者的治疗可以依据本章节之前推荐的各项治疗方案。12.1 ~ 12.10 中的研究建议同样适用于儿童。

补充材料

附表 71：比较 MMF 和环磷酰胺作为狼疮性肾炎的

诱导治疗疗效的 RCT 证据资料。

附表 72：比较 MMF 和环磷酰胺作为狼疮性肾炎的诱导治疗疗效的 RCT 汇总表(预后为等级变量)。

附表 73：比较 MMF 和环磷酰胺作为狼疮性肾炎的诱导治疗疗效的 RCT 汇总表(预后为连续变量)。

附表 74：比较环磷酰胺和硫唑嘌呤作为狼疮性肾炎的诱导治疗疗效的系统综述。

附表 75：比较环磷酰胺和硫唑嘌呤作为狼疮性肾炎的诱导治疗疗效的 RCT 研究汇总表(预后为等级变量)。

附表 76：比较环磷酰胺和硫唑嘌呤作为狼疮性肾炎的诱导治疗疗效的 RCT 研究汇总表(预后为连续变量)。

附表 77：比较小剂量和静脉大剂量环磷酰胺治疗狼疮性肾炎的疗效的 RCT 研究汇总表(预后为等级变量)。

附表 78：比较口服和静脉环磷酰胺治疗狼疮性肾炎的疗效的系统综述。

附表 79：比较口服和静脉环磷酰胺治疗狼疮性肾炎的疗效的 RCT 研究汇总表(预后为等级变量)。

附表 80：比较环磷酰胺和硫唑嘌呤作为狼疮性肾炎维持性治疗的疗效的 RCT 研究汇总表(预后为等级变量)。

附表 81：比较环磷酰胺和硫唑嘌呤作为狼疮性肾炎维持性治疗的疗效的 RCT 研究汇总表(预后为连续变量)。

附表 82：比较静脉环磷酰胺和泼尼松治疗膜型狼疮性肾炎的疗效的 RCT 研究汇总表(预后为等级变

量)。

附表 83:比较静脉环孢霉素和泼尼松治疗膜型狼疮性肾炎的疗效的 RCT 研究汇总表(预后为等级变量)。

附表 84:比较静脉环孢霉素和静脉环磷酰胺治疗膜型狼疮性肾炎的疗效的 RCT 研究汇总表(预后为等级变量)。

附表 85:比较静脉利妥昔单抗联合环磷酰胺和利妥昔单抗治疗增生性狼疮性肾炎的疗效的 RCT 研究汇总表(预后为等级变量)。

附表 86:比较静脉利妥昔单抗联合环磷酰胺和利妥昔单抗治疗增生性狼疮性肾炎的疗效的 RCT 研究汇总表(预后为连续变量)。

附表 87:以安慰剂为对照观察他克莫司对狼疮性肾炎的疗效的 RCT 研究汇总表(预后为等级变量)。

附表 88:以安慰剂为对照观察他克莫司对狼疮性肾炎的疗效的 RCT 研究汇总表(预后为连续变量)。

附表 89:以激素联合环磷酰胺或硫唑嘌呤的标准治疗方案为对照观察他克莫司治疗 V 型狼疮性肾炎的研究汇总表(预后为等级变量)。

附表 90:以激素联合环磷酰胺或硫唑嘌呤的标准治疗方案为对照观察他克莫司治疗 V 型狼疮性肾炎的研究汇总表(预后为连续变量)。

附表 91:比较硫唑嘌呤和静脉环磷酰胺作为狼疮性肾炎维持性治疗的研究的汇总表(预后为等级变量)。

附表 92:比较 MMF 和静脉环磷酰胺作为狼疮性肾炎维持性治疗的研究的汇总表(预后为等级变量)。

附表93：比较 MMF 和硫唑嘌呤作为狼疮性肾炎维持性治疗的研究资料。

附表94：比较 MMF 和硫唑嘌呤作为狼疮性肾炎维持性治疗的研究汇总表（预后为等级变量）。

附表95：比较 MMF 和硫唑嘌呤作为狼疮性肾炎维持性治疗的研究汇总表（预后为连续变量）。

参见 http://www.kdigo.org/clinical_practice_guidelines/GN.php

（于峰　译）

第 13 章 寡免疫局灶节段坏死性肾小球肾炎

前言

本章推荐的治疗适用于寡免疫局灶节段坏死性肾小球肾炎的成年患者,无论其是否伴有系统性血管炎或是否伴有循环中的抗中性粒细胞胞浆抗体(antineutrophil cytoplasmic antibody,ANCA)。应用本指南的风险与获益详见第 2 章。

13. 1:寡免疫局灶节段坏死性肾小球肾炎的初始治疗

13. 1. 1:推荐环磷酰胺联合糖皮质激素用于初始治疗。(*1A*)

13. 1. 2:对于病情不严重或者对环磷酰胺禁忌的患者,推荐的替代方案是利妥昔单抗联合糖皮质激素。(*1B*)

13. 2:特殊患者群体

13. 2. 1:对于需要透析或 SCr 迅速升高的患者,推荐加用血浆置换治疗。(*1C*)

13. 2. 2:对于弥漫性肺出血的患者,建议加用

血浆置换治疗。(2C)

13.2.3：对于 ANCA 血管炎和抗肾小球基底膜(glomerular basement membrane, GBM)肾炎重叠综合征的患者,建议加用血浆置换治疗,治疗方案应依据抗 GBM 肾炎的治疗规范及建议(见第十四章)。(2D)

13.2.4：对于环磷酰胺治疗 3 个月后仍依赖透析和没有肾外受累表现的患者,建议停用环磷酰胺。(2C)

背景

小血管炎是一组以小血管(小动脉、毛细血管和小静脉)坏死性炎症为特征的疾病。血管壁极少或无免疫复合物沉积(寡免疫)。偶可累及中等或大血管。寡免疫小血管炎包括:肉芽肿性多血管炎(GPA,既往称为韦格纳肉芽肿 WG)、显微镜下多血管炎(MPA)和变应性肉芽肿性血管炎(CSS)。其肾损伤的特征表现为寡免疫局灶节段性坏死性新月体性肾小球肾炎(necrotizing and crescentic, NCGN)。活动性的寡免疫小血管炎往往存在循环中的 ANCA 阳性(ANCA 血管炎)。NCGN 也可以没有肾外表现。

NCGN 的临床表现包括,有变形红细胞和红细胞管型的镜下血尿以及中等量蛋白尿(1 ~ 3g/d)。寡免疫 NCGN 常出现 GFR 在数天或数周内的快速下降。少数患者可以表现为隐匿性病程,呈无症状性镜下血尿和少量蛋白尿,在数月内逐渐进展。

无论是否存在肾脏受累,系统性血管炎的患者可有多种肾外受累的临床表现,可累及一个或多个器官系统。常见的受累系统是上下呼吸道、皮肤、眼和神经系统。严重的肺出血在ANCA肾炎患者中的发生率约为10%,增加了患者的死亡风险[704]。肾外血管炎的治疗可能会影响肾脏血管炎的治疗选择。

约90%的小血管炎或寡免疫NCGN的患者ANCA阳性,其靶抗原主要是中性粒细胞的颗粒蛋白髓过氧化物酶(myeloperoxidase,MPO)或蛋白酶3(Proteinase 3,PR3)。

本指南推荐的治疗方案来自于对ANCA血管炎和(或)ANCA肾炎的患者的研究。约10%的MPA、GPA和寡免疫NCGN的患者ANCA持续阴性。这些患者的治疗与ANCA阳性患者类似,但尚无专门针对这些患者的治疗研究。

原理

- 如果未经治疗,合并肾炎的ANCA血管炎的预后很差。
- 高级别证据显示,糖皮质激素联合环磷酰胺能显著改善系统性ANCA血管炎的短期和长期预后。
- 需要透析的严重NCGN患者,免疫抑制治疗可能不一定合适。

- 有肾外受累表现的患者,无论其肾脏损伤程度如何,都应接受免疫抑制治疗。
- 高级别证据显示,血浆置换治疗对于严重的 NCGN 能够提供额外的益处。
- 低级别证据显示,血浆置换治疗对于弥漫性肺出血有额外的益处。
- 有证据显示,在诱导治疗中,利妥昔单抗并不逊于环磷酰胺。

推荐治疗方案见表 30。

表 30　合并肾炎的 ANCA 血管炎的推荐治疗方案

药剂	途径	首剂量
环磷酰胺[1]	静脉	每次 $0.75g/m^2$,每 3 ~ 4 周一次 年龄 >60 岁或 GFR < 20ml/$(min \cdot 1.73m^2)$者,减少至每次 $0.5g/m^2$ 随后调整剂量要求 2 周内白细胞 >3000/mm^3
环磷酰胺[2]	口服	1.5 ~ 2mg/$(kg \cdot d)$,年龄 >60 岁或 GFR < 20ml/$(min \cdot 1.73m^2)$者减量 调整剂量要求白细胞 >3000/mm^3
糖皮质激素	静脉	甲泼尼龙冲击:500mg/d,共 3 次

续表

药剂	途径	首剂量
糖皮质激素	口服	泼尼松 1mg/（kg·d），共 4 周，每天不超过 60mg 在 3~4 个月内逐渐减量
利妥昔单抗[3]	静脉	375mg/m² 每周一次，共 4 次
血浆置换[4]		置换量 60ml/kg 血管炎：14 天内置换 7 次。如有弥漫性肺出血，需每日置换直到出血停止，然后隔日置换，共 7~10 次 合并抗 GBM 抗体阳性：每日置换，连续 14 天或置换至抗体转阴

ANCA：抗中性粒细胞胞浆抗体；GBM：肾小球基底膜；GFR：肾小球滤过率。

1. 同时给予静脉冲击和口服糖皮质激素。替代方案：静脉环磷酰胺15mg/kg，每 2 周一次，共计 3 次，然后15mg/kg，每 3 周一次，共 3 个月达到缓解，按年龄和 eGFR 调整剂量[705]。

2. 同时给予静脉冲击和口服糖皮质激素。

3. 同时给予静脉冲击和口服糖皮质激素。

4. 不必同时给予静脉甲泼尼龙冲击。置换液使用 5% 白蛋白。如有肺出血或近期接受外科手术，包括肾活检，需在每次置换结束时补充新鲜冰冻血浆 150~300ml。

如未经治疗，合并肾炎的 ANCA 血管炎的预后很差。使用糖皮质激素联合环磷酰胺的治疗方案能够显著改善有系统受累的 ANCA 血管炎的短期和长期预后。因此，除非没有肾外受累表现且肾脏损伤严重的患者，其余所有合并肾炎的 ANCA 血管炎患者，均应考虑使用免疫抑制治疗。对于需要透析的严重寡免疫 NCGN 患者,应注意以下问题:治疗的风险是否高于肾功能恢复的可能性,或者说是否存在一个临界点,在此之后的免疫抑制治疗将是无效的。

队列研究并没有发现这样的临界点,因为在发病时 GFR $\leqslant$ 10ml/min 的患者中,仍有 57% 可以获得缓解[706]。在使用甲泼尼龙或血浆置换(Methylprednisolone or Plasma Exchange,MEPEX)的试验中[707],起病时即表现为依赖透析的 69 名患者,有 44% 在 12 个月内脱离透析。只有在有严重的肾小管萎缩和几乎全部肾小球受损的患者中,会出现血浆置换治疗的死亡率超过肾功能的恢复率的情况[708]。此研究表明,对于起病时即依赖透析的患者而言,除了重度肾小球损伤和严重肾小管间质瘢痕形成的患者以外,即使无肾外受累表现也应进行免疫抑制治疗。而出现肾外受累的患者,无论其肾脏损伤程度如何,都应接受免疫抑制治疗。

疾病活动程度

活动性的肾小球肾炎表现为肾功能进行性下降、持续的蛋白尿、变形红细胞尿和红细胞管型持续存在。

疾病缓解的定义是血管炎和肾炎活动的临床表现消失。对于肾炎来说,病情缓解定义为镜下血尿消失,且蛋白尿和 GFR 保持稳定或者好转。ANCA 血管炎的疾病活动指任何器官系统出现疾病活动相关的症状或体征。

环磷酰胺

在诱导治疗中,在糖皮质激素基础上加用环磷酰胺能够使缓解率从 55% 提高到 85%,同时使复发率减少三倍[706,709]。

环磷酰胺静脉冲击和每日口服的治疗方案,其缓解率和复发率是相同的(补充材料中表 96~99)[705]。选择哪一种给药方式时需考虑:患者依从性、费用、环磷酰胺的累积剂量、白细胞减少症的发生率和感染。同样的治疗时间,静脉冲击治疗的累积剂量是口服治疗的 $1/2$[705]。在包含四项随机对照临床试验的荟萃分析中,环磷酰胺静脉冲击治疗与每日口服相比,白细胞减少的发生率低(RR 0.53,95% CI 0.36-0.77;$P=0.0009$),感染较少(未达到统计学意义),但复发的危险增加(RR 1.79,95% CI 1.11-2.87;$P=0.02$),而且需要肾脏替代治疗的患者数有增加的趋势[710]。

在维持缓解治疗中环磷酰胺与硫唑嘌呤对比的随机对照试验中,多数患者(77%)在口服环磷酰胺 3 个月后达到缓解,另有 16% 的患者在 3~6 个月达到缓解[711]。因此,持续口服环磷酰胺的疗程通常应限制在 3 个月内,最多 6 个月。这个时间是否适用于环磷酰胺的静脉冲击疗法,目前只是推论,尚未证实。在唯一的一项关于对比环磷酰胺短期(6 个月)和长期(12 个月)使用的研究中,没有发现预后有明显不同[712]。一项回顾性的队列研究显示,长期使用环磷酰胺并不能降低复发率[706]。

在需要透析的病人中,肾功能的恢复通常发生在治疗的前 3 个月内[708,709]。因此,如果 3 个月后患者仍然依赖透析,且当时并没有活动性血管炎的肾外受累的证据,建议停止环磷酰胺治疗。

甲泼尼龙冲击治疗

对于诱导治疗中甲泼尼龙冲击疗法的价值,目前还没有直接的研究证据。甲泼尼龙冲击治疗的原理在于其快速的抗炎作用。大剂量的甲泼尼龙还能够迅速减少产生 ANCA 的浆细胞。仅有的一项关于甲泼尼龙冲击治疗(3×1000mg)的随机研究是 MEPEX 试验。在这项试验中,甲泼尼龙冲击治疗与血浆置换进行比较,以观察其在口服糖皮质激素联合口服环磷酰胺基础上的辅助治疗作用[707]。在此试验中,甲泼尼龙冲击治疗在保护肾功能方面弱于血浆置换。没有证据显示连续 3 天每日 1000mg 的甲泼尼龙优于每日 500mg,这一较低的剂量广泛应用于临床,而大剂量则可能会增加短期及长期的感染和其他糖皮质激素并发症的风险。

利妥昔单抗

两项随机对照试验评价了利妥昔单抗作为 ANCA 血管炎诱导治疗的一线用药的疗效（补充材料中附表 100～102）。在 RITUXVAS 试验中，44 名初诊的 ANCA 血管炎患者按 3:1 随机分到利妥昔单抗（$375mg/m^2$，每周一次，4 次）联合环磷酰胺（15mg/kg 静脉注射，间隔 2 周共 2 次）组或单独环磷酰胺（15mg/kg，静脉注射，每 2 周一次，3 次，之后每 3 周一次，最多 10 次）组[713]。两组都给予相同的静注甲泼尼龙 1000mg，继以口服糖皮质激素。两组的缓解率相似（利妥昔单抗组 76%，单独环磷酰胺组 82%），严重副反应的发生率也相似[713]。

在使用利妥昔单抗治疗 WG 和 MPA 的试验（RAVE）中，197 名患者随机分成两组：利妥昔单抗（$375mg/m^2$，每周一次，4 次）组或者环磷酰胺[2mg/（kg·d），口服]组，共 1～3 个月，继以硫唑嘌呤[2mg/（kg·d），口服]4～6 个月[714]。所有患者均接受 1～3 次甲泼尼龙（1000mg/次）静脉冲击治疗，之后口服相同剂量的糖皮质激素。6 个月时，两组患者的完全缓解率、不良事件和复发率均没有显著差别。RAVE 试验排除了严重肺泡出血或严重肾功能不全[SCr>4mg/dl（>354μmol/L）]的患者，因此利妥昔单抗对这部分患者的效果尚不清楚。

在初期治疗中，利妥昔单抗与环磷酰胺的

疗效相似,且没有证据显示在不良事件的发生率上存在差异。但是,利妥昔单抗治疗的长期预后,包括安全性,还有待分析。此外,昂贵的价格限制了利妥昔单抗在全球的应用前景。

血浆置换

对于进展性肾衰竭[SCr > 5.66mg/dl(> 500μmol/L)]或弥漫性肺泡出血的患者,在初始治疗中,除了糖皮质激素和环磷酰胺以外,还应加用血浆置换治疗。

在一项大规模多中心的对照试验中[707],137名经肾活检证实的初诊 ANCA 血管炎患者,随机分成 2 组:血浆置换 7 次或静脉甲泼尼龙 1000mg 共 3 次。两组患者都接受口服环磷酰胺和口服泼尼松,继以硫唑嘌呤进行维持缓解的标准治疗方案。结果发现,血浆置换治疗组在 3 个月时的肾脏恢复率有显著提高(血浆置换组 69%,静注甲泼尼龙组 49%),而且在 12 个月时不依赖透析的比例较高。血浆置换治疗的持续时间是否需依据 ANCA 滴度而定,尚不明确。

对于 SCr < 5.66mg/dl(< 500μmol/L)的患者给予血浆置换的附加治疗,研究显示并无益处,但其力度不足以提供确切的证据[715,716]。一项关于血浆置换附加治疗的大规模随机对照试验目前正在进行(clinicaltrials.gov identifier NCT00987389)。

弥漫性肺泡出血患者的血浆置换治疗

基于回顾性的病例研究[716,717]，对弥漫性肺泡出血的患者给予血浆置换治疗能够降低死亡率。尽管支持证据的力度不强（基于没有对照的回顾性病例研究），但治疗效果明显（降低死亡率）[709,718]。对于"轻度"肺泡出血（小灶状浸润伴或不伴轻度低氧血症）的患者是否应给予血浆置换治疗，尚无研究证实。

ANCA 血管炎和抗 GBM 肾炎重叠综合征的患者

根据抗 GBM 肾炎的治疗原则，对于循环中 ANCA 和抗 GBM 抗体双阳性的患者，推荐联合使用血浆置换、糖皮质激素和环磷酰胺。抗 GBM 病的患者中约 1/3 同时存在 ANCA 抗体，其靶抗原通常为 MPO。ANCA 和抗 GBM 重叠的患者比单独的 ANCA 血管炎患者和单独的抗 GBM 病患者的预后更差[719]。

霉酚酸酯（mycophenolate mofetil，MMF）在 ANCA 血管炎的诱导治疗中使用 MMF，还缺乏足够证据。虽然一些小规模的非对照试验报道了 MMF 的缓解率与已知的糖皮质激素联合环磷酰胺的缓解率相似[720]，但即使长期使用 MMF，也有复发的报道[721]。

目前唯一一项关于 MMF 的对照研究分成

2 组:MMF(1.5~2g/d)或环磷酰胺(每月静脉冲击 0.75~1g/m^2),研究纳入 35 名中国患者[722],其中 4 人失访(均在环磷酰胺组)。分析中剔除失访的患者,两组的缓解率相似。研究没有提供 6 个月之后的随访数据。一项更大的对比 MMF 和静脉环磷酰胺进行诱导治疗的随机对照试验正在进行(clinicaltrials. gov identifier NCT00414128)。

13.3:维持治疗

- **13.3.1:**达到缓解的患者,推荐给予维持治疗。(*1B*)

- **13.3.2:**达到完全缓解的患者,建议给予至少 18 个月的维持治疗。(*2D*)

- **13.3.3:**依赖透析且没有肾外受累的患者,不推荐给予维持治疗。(*1C*)

13.4:维持治疗的药物选择

- **13.4.1:**推荐口服硫唑嘌呤 1~2mg/(kg·d)进行维持治疗。(*1B*)

- **13.4.2:**对硫唑嘌呤过敏或无法耐受的患者,建议使用 MMF,最多 1g 每日两次,进行维持治疗。(*2C*)

- **13.4.3:**对于有上呼吸道疾病的患者,建议使用磺胺剂(复方新诺明)作为维持治疗的辅助用药。(*2B*)

- **13.4.4:**对硫唑嘌呤和 MMF 均无法耐受的患者,除了 GFR<60ml/min 的患者

以外,建议使用甲氨蝶呤(首剂每周
0.3mg/kg,最大剂量每周25mg)进
行维持治疗。(*1C*)

13.4.5:不推荐使用依那西普作为辅助治疗。
(*1A*)

背景

维持治疗的适应证还不是十分明确。维持
治疗的目标是减少血管炎复发的几率和严重
性。虽然随机对照试验比较了不同的维持治疗
方案的有效性,但是除了一项关于磺胺剂(复
方新诺明)的小规模试验(详见理论依据)外,
还没有一项以安慰剂作对照的随机对照试验来
评价维持治疗的益处。因此,维持治疗是否能
获益需要依靠对复发风险的评估,而此评估结
果在各种不同亚型的患者中是截然不同的。例
如,对一个年老体弱的患者,给予低剂量免疫抑
制剂的维持治疗所面临的风险就需要和该患者
严重复发的高风险来权衡。对于复发风险高的
患者给予免疫抑制剂维持治疗是合理的,但是
对复发风险低的患者进行维持治疗,其潜在的
益处可能就很低。

原理

● 中等级别的证据显示,对于复发风险高或使
用环磷酰胺诱导治疗少于6个月的患者,需

要给予维持治疗。

- 低级别证据显示,维持治疗应持续至少 18 个月。
- 中等级别证据显示,硫唑嘌呤是维持治疗中免疫抑制剂的首选。一项随机对照试验证实其疗效和环磷酰胺相同,不良反应更小。
- 中等级别证据显示,磺胺剂作为维持治疗的辅助用药,可以减少复发的风险,但该作用仅限于那些有血管炎上呼吸道受累的患者。

复发风险

队列研究显示,疾病复发的危险因素包括:持续阳性的 PR3-ANCA(与 MPO-ANCA 相比)、有上呼吸道受累的病史(如鼻窦炎、声门下狭窄)和有下呼吸道受累的病史(如肺泡出血、空洞或结节)。患者具备以上任何一种危险因素时,其复发的风险增加约 1.7 倍;若同时具备以上三个因素,则复发风险增加约 4.7 倍[706]。

在环磷酰胺治疗结束时 PR3-ANCA 仍然持续阳性的患者,与那些初始治疗结束时 ANCA 阴性的患者相比,复发的风险增加 2~3 倍[723]。此外,PR3-ANCA 持续阳性的患者在确诊 5 年之内更容易复发[723]。在那些达到缓解后从环磷酰胺换到硫唑嘌呤的患者中,在换药时 PR3-ANCA 仍阳性的患者比阴性的患者复发风险增加 2.2 倍。MPO-ANCA 阳性的患者尚无类似报道。

尚无资料显示,对于没有以上复发危险因素的患者是否需要维持免疫抑制治疗。在这些患者中也没有对维持治疗的风险收益比的评估。对于是否根据复发的危险因素对维持治疗的方案进行调整,目前也没有临床试验。

维持治疗的免疫抑制剂的选择

糖皮质激素治疗的最佳疗程尚不清楚。在一些研究中,患者持续使用低剂量的泼尼松(7.5mg/d)超过 12 个月[711]。在另一些队列研究中,如果患者处于缓解期,则糖皮质激素会逐渐减量,到 5 个月末时完全停药[706]。

目前最佳的证据支持使用硫唑嘌呤 1 ~ 2mg/(kg·d),共 6 ~ 18 个月。证据来自一项对比硫唑嘌呤和环磷酰胺进行维持缓解治疗的随机对照研究[711]。尽管此试验并不是特别设计以证明硫唑嘌呤预防复发的功效(与安慰剂相比),但研究发现,在使用环磷酰胺治疗 3 ~ 6 个月后换用硫唑嘌呤与持续使用环磷酰胺 12 个月相比,到 18 个月时两组的复发率相似。

在维持治疗中应用硫唑嘌呤优于 MMF。在一项 155 例 ANCA 血管炎患者的大规模随机对照试验中,患者均接受环磷酰胺联合糖皮质激素治疗达到缓解,之后随机分成两组:MMF(2g/d)组与硫唑嘌呤[2mg/(kg·d)]组,前者的累积复发率高于后者(HR1.7;$P=0.02$)[724]。因此,推荐硫唑嘌呤作为 ANCA 血管炎患者的维持治疗的首选用药。但是,如果患者对硫唑嘌呤过敏或不耐受,建议使用 MMF。

在一项安慰剂对照的试验中,使用磺胺剂能够降低上呼吸道复发的几率[725],但对其他器官的复发率没有影响。

在一项大规模的前瞻性随机对照试验中,将环磷酰胺联合糖皮质激素治疗达到缓解的患者分为 2 组,给予维持治疗:甲氨蝶呤(首剂每周 0.3mg/kg,逐渐增加至每周 25mg)或硫唑嘌呤[2mg/(kg·d)],共 12 个月[726]。该研究设计旨在证明甲氨蝶呤比硫唑嘌呤更安全的假设,而不评价在预防复发方面甲氨蝶呤是否优于硫唑嘌呤。硫唑嘌呤组和甲氨蝶呤组相比,在复发率方面没有显著差异(分别是 36% 和 33%;$P=0.71$),平均复发时间是 20.6 ± 13.9 个月。与硫唑嘌呤相比,甲氨蝶呤的不良反应的发生率并无增高(HR 1.65;95% CI 0.65～4.18;$P=0.29$)。然而在不良反应的严重性方面,甲氨蝶呤组更加严重。因此,对于 GFR < 30ml/(min·1.73m^2)的患者不推荐使用甲氨蝶呤,对于 GFR<60ml/(min·1.73m^2)的患者,使用甲氨蝶呤时要调整剂量。

一项随机对照试验评估了肿瘤坏死因子受体-Fc 融合蛋白——依那西普,在 GPA(WG)患

者的维持缓解治疗中的疗效和安全性。此试验
在每日口服环磷酰胺或甲氨蝶呤联合糖皮质激
素治疗的方案中,加入依那西普或安慰剂,发现
依那西普不能降低复发的几率和严重程度,且
实体瘤的发生率较高,因此不推荐使用[727,728]。
虽未经验证,也不推荐使用其他抗肿瘤坏死因
子的药物。

维持治疗的疗程

没有直接的证据能够对维持治疗的疗程提
出建议。根据 CYCAZAREM 试验中进行维持
治疗的疗程,建议对完全缓解的患者继续维持
治疗 18 个月[711]。部分队列研究,但并非所有研
究,提出在诱导治疗后的最初 18 个月内复发率
较高。

对 ANCA 血管炎患者的回顾性分析发现,
在 ESRD 的患者中,血管炎的复发率降低
60%,同时维持免疫抑制治疗的患者中,感染的
几率翻倍[727,728]。此外,在这些患者中,感染是
一个重要的死亡原因。既然复发率较低且感染
和死亡率较高,风险获益比的评估并不支持对
长期透析且无活动性肾外表现的 ANCA 血管
炎患者给予维持性免疫抑制治疗。

持续的维持治疗可造成免疫抑制、骨髓抑
制(白细胞减少、贫血、血小板减少),并可能增
加肿瘤,尤其是皮肤肿瘤的风险[284]。

13.5：复发的治疗

13.5.1：ANCA 血管炎出现严重复发 (危及
　　　　生命或器官) 的患者, 推荐依据此指
　　　　南中的初始治疗方案进行治疗 (见
　　　　13.1 部分)。(*1C*)

13.5.2：ANCA 血管炎出现非严重复发的患
　　　　者, 建议重新给予免疫抑制治疗或增
　　　　加其强度, 建议使用环磷酰胺以外的
　　　　药物, 包括给予或增加糖皮质激素的
　　　　剂量、联合或不联合硫唑嘌呤或
　　　　MMF。(*2C*)

原理

- 复发会增加终末期肾脏病 (end-stage renal
  disease, ESRD) 的风险。
- 复发会引起严重或致命的肾外损伤。
- 低级别证据显示, 复发需重新使用或增加免
  疫抑制剂的剂量, 但首选的治疗方案尚未
  确定。

复发的影响

　　复发是指在达到部分或完全缓解一段时间
之后, 出现疾病的活动性增加。因此, 复发可以
表现为已经存在的疾病活动性的恶化、再次出
现活动性肾炎、活动性肾炎出现进展, 或者是任
何一个器官系统出现新的血管炎的症状或

体征。

严重复发是指威胁生命或器官的复发。常见的威胁生命的复发包括弥漫性肺泡出血和严重的声门下狭窄。常见的威胁器官的复发包括活动性肾小球肾炎和影响视力的球后肿物。

一项队列研究显示,有过肾小球肾炎复发的患者,其 ESRD 的发生率是那些没有复发的患者的 4.7 倍。ESRD 的高风险与复发的关联性是独立于年龄、性别、种族、ANCA 特异性和初次肾活检时的肾功能而存在的[706]。

复发时与起病时相比,对糖皮质激素联合环磷酰胺的免疫抑制治疗的反应率是相似的[709]。是否再次使用环磷酰胺要根据复发的严重程度,并考虑患者此前的累积剂量。严重复发应按照 13.1 部分和表 30 的推荐意见给予环磷酰胺、糖皮质激素和血浆置换(有指征时)治疗。

虽然环磷酰胺的"安全"剂量还没有明确,最近的一项回顾性研究显示,环磷酰胺的累积剂量超过 36g 时,患恶性肿瘤(除外非黑色素性皮肤癌)的风险增加[284]。因此,对于环磷酰胺累积量已经达到或接近 36g 的患者,建议在后续复发时给予以利妥昔单抗为基础的治疗方案。

对于非严重复发(定义见前)的患者,免疫

抑制治疗应该加强,但是如果可能的话,应避免增加环磷酰胺。如果维持治疗结束之后的患者出现复发,治疗方案包括重新使用糖皮质激素、硫唑嘌呤或 MMF,可以单独或者联合用药,但是没有随机对照试验的证据支持这种疗法。如果正在接受硫唑嘌呤或 MMF 维持治疗的患者出现复发,一种治疗选择是使用静脉免疫球蛋白。在一项非对照试验中,在维持免疫抑制治疗的基础之上给予静脉免疫球蛋白 [0.5g/(kg·d)×4 天] 每月一次共 6 个月的冲击治疗,6 个月和 9 个月的完全或部分缓解率分别为 83% 和 63%[729]。对肾功能不全的患者,为了减少高渗介导的急性肾损伤,最好使用不含蔗糖的免疫球蛋白制剂[730]。

在治疗复发的 ANCA 血管炎患者时,利妥昔单抗比环磷酰胺更为有效(OR = 1.40;95% CI 1.03-1.91;P = 0.03)[714]。虽然在治疗严重复发时使用利妥昔单抗还需要更多的经验,且利妥昔单抗的长期安全性尚不清楚,但在复发时使用,可以减少环磷酰胺的累积剂量和避免其潜在的长期毒性。

13.6:难治性疾病的治疗

13.6.1:对于使用环磷酰胺联合糖皮质激素进行诱导治疗无效的 ANCA 肾小球肾炎的患者,推荐加用利妥昔单抗(1C),建议静脉免疫球蛋白(2C)或

者血浆置换治疗（2D）作为备选
方案。

背景

难治性疾病是指，在接受与初始免疫抑制
治疗同等强度的治疗时，血管炎的肾脏和（或）
系统临床表现持续存在或出现。其肾脏表现包
括持续存在的变形红细胞尿和红细胞管型，同
时肾功能进行性下降。对糖皮质激素联合环磷
酰胺的治疗发生抵抗的几率约20%。

原理

一项随机对照试验评估了静脉免疫球蛋白
（单一疗程2g/kg）作为对于难治性ANCA血管
炎患者的辅助治疗的疗效。免疫球蛋白治疗的
患者在1个月和3个月时，疾病活动度（伯明翰
血管炎活动度评分下降50%）和C-反应蛋白下
降得更快，但是3个月后，在疾病活动度和复发
率方面，两组没有显著差别[731]。

有几项小规模非对照的病例分析显示，利
妥昔单抗对于难治性ANCA血管炎有一定的
作用[732-734]。在这些报道中，利妥昔单抗
（375mg/m² 静脉注射，每周一次，共4次或者
500mg固定剂量，静脉注射，每周一次，共4次）
联合糖皮质激素，能够使大部分患者达到缓解
且耐受性较好。

血浆置换在难治性 ANCA 血管炎的治疗价值尚无研究,但是它的价值可以从 MEPEX 研究中得到。此研究显示,血浆置换治疗能够改善严重肾衰竭患者的肾脏预后,并降低弥漫性肺泡出血患者的死亡率(见推荐 13.2.2)。

13.7:监测

13.7.1:不推荐单独依靠 ANCA 滴度的变化来调整免疫抑制治疗。(*2D*)

原理

现有的资料大多是对 PR3-ANCA 的评估,关于 MPO-ANCA 的资料较少。资料不支持 PR3-ANCA 可以用于临床预测复发的论点,因此不应单独依靠其来调整免疫抑制治疗[735,736]。患者在换用硫唑嘌呤进行维持治疗时,如果 PR3-ANCA 持续阳性,则复发的风险增加 2 ~ 3 倍,需要密切随访[723]。对于经过 3 ~ 4 个月环磷酰胺联合糖皮质激素治疗后达到临床缓解而 PR3-ANCA 持续阳性的患者,需要考虑再继续使用环磷酰胺到 6 个月,但对此方案还没有风险或获益的资料。如果 ANCA 滴度增加,需要加强对患者的随访。

13.8:移植

13.8.1:推荐推迟移植,直至肾外表现完全缓解 12 个月之后。(*1C*)

13.8.2：完全缓解但 ANCA 仍阳性的患者不需要推迟移植。(*1C*)

原理

尚无前瞻性的研究评估肾移植后 ANCA 血管炎复发的可能性，或者移植时的疾病活动性和 ANCA 阳性对病人预后的影响。在一些回顾性病例分析中，对肾移植后 ANCA 血管炎的复发率进行了评价，复发率约 15% ~ 20%，而再次发生寡免疫坏死性肾小球肾炎的几率仅 5%[737,738]。在 107 例接受肾移植的英国患者参加的最大一项回顾性研究中，复发率只有 5%[739]。多元分析显示，达到缓解 12 个月之内进行肾移植者，死亡率较高，死因与血管炎复发无关。移植时 ANCA 阳性不影响移植肾或者患者的存活，也不影响移植后的复发率。

补充资料

附表 96. 静脉和口服环磷酰胺治疗 ANCA 血管炎的对比证据

附表 97. 关于在 ANCA 血管炎患者的诱导治疗中，环磷酰胺冲击治疗和每日口服治疗对比的现有系统综述

附表 98. 关于在 ANCA 血管炎患者的诱导治疗中，环磷酰胺冲击和每日口服治疗进行对比的随机对照研究的总结（绝对预后）

附表99.关于在 ANCA 血管炎患者的诱导治疗中,环磷酰胺冲击和每日口服治疗进行对比的随机对照研究的总结(连续预后)

附表100.在 ANCA 血管炎患者的诱导治疗中,利妥昔单抗和环磷酰胺对比的证据

附表101.关于在 ANCA 血管炎患者的诱导治疗中,利妥昔单抗和环磷酰胺进行对比的随机对照研究的总结(绝对预后)

附表102.关于在 ANCA 血管炎患者的诱导治疗中,利妥昔单抗和环磷酰胺进行对比的随机对照研究的总结(连续预后)

补充材料见论文的网页版 http://www.kdigo.org/clinical_practice_guidelines/GN.php

(崔昭　译)

第 14 章 抗肾小球基底膜抗体肾小球肾炎

介绍

本章提供了抗肾小球基底膜抗体导致的肾小球肾炎(即抗 GBM 肾小球肾炎)以及合并肺出血(Goodpasture 病)的治疗建议。应用本指南的风险与获益详见第 2 章。

14.1:抗 GBM 肾小球肾炎的治疗

14.1.1: 推荐对所有的抗 GBM 肾小球肾炎的患者给予血浆置换、环磷酰胺和糖皮质激素联合的免疫抑制治疗(见表 31),对于起病即依赖透析且 100%新月体形成(足够的肾小球数目)、不伴肺出血者,则不必应用上述治疗。(*1B*)

14.1.2: 一旦确诊为抗 GBM 肾小球肾炎,应立即开始治疗。如果高度怀疑此病,则应在等待确诊的同时,即开始大剂量糖皮质激素联合血浆置换治疗(表 31)。(不分级)

14.1.3：对于抗 GBM 肾小球肾炎的患者，不推荐给予维持性免疫抑制治疗。（**1D**）

14.1.4：抗 GBM 抗体转阴至少 6 个月后，才能够进行肾移植。（不分级）

表 31　抗 GBM 肾小球肾炎的治疗方案

糖皮质激素	
周	泼尼松剂量
0 ~ 2	甲泼尼龙 500 ~ 1000mg/d，静脉注射，共 3 天，继以泼尼松 1mg/（kg·d）理想体重，IBW（最多 80mg/d）
2 ~ 4	0.6mg/（kg·d）
4 ~ 8	0.4mg/（kg·d）
8 ~ 10	30mg/d
10 ~ 11	25mg/d
11 ~ 12	20mg/d
12 ~ 13	17.5mg/d
13 ~ 14	15mg/d
14 ~ 15	12.5mg/d
15 ~ 16	10mg/d
16 ~	理想体重，IBW < 70kg：7.5mg/d；理想体重，IBW ≥ 70kg：10mg/d

6 个月后停药

环磷酰胺：2mg/（kg·d）口服 3 个月

血浆置换：每天置换 4 升，使用 5% 白蛋白。如果患者有肺出血或者近期有手术包括肾活检，应在每次血浆置换结束时加入 150 ~ 300ml 新鲜冰冻血浆。
血浆置换应持续 14 天或直到抗 GBM 抗体转阴

GBM：肾小球基底膜；IBW：理想体重。
这种给药方案没有证据支持，是基于临床观察性研究中有良好效果的一种方案。

背景

抗肾小球基底膜（glomerular basement membrane，GBM）肾小球肾炎通常起病急骤并迅速恶化，该病由抗Ⅳ型胶原 α3 链非胶原区 1 的自身抗体所导致。抗 GBM 肾小球肾炎比较少见，每年每百万人口的发病率约为 0.5 ~ 1。该病可表现为孤立的肾小球肾炎，也可伴有严重的肺出血而表现为肺肾综合征。在使用强化免疫抑制治疗之前，病人的存活率非常低。尽管现在死亡率已经下降，但肾脏存活率仍然很低，这可能是由于诊断和开始治疗的延误所致。抗 GBM 肾炎的治疗方案是从循环中清除致病的自身抗体，同时阻止自身抗体的进一步产生，并减轻已有的肾小球炎症和损伤。

原理

- 未经治疗的抗 GBM 肾小球肾炎的患者，其患者存活率和肾脏存活率均很低。
- 中等级别证据显示，强化免疫抑制治疗联合血浆置换能够改善患者存活率和肾脏存活率，证据来自于一项小规模随机对照试验、一项大规模和几项较小规模的回顾性分析。所有的研究均显示了很好的患者存活率和中等的肾脏存活率，这为使用免疫

　　抑制治疗联合血浆置换提供了令人信服的
理论依据。

- 很多患者起病时即出现严重的肾衰竭而
  需要透析。这通常与肾活检时出现新月
  体的肾小球数量有关。对于开始治疗时
  就依赖透析且 85% ~ 100% 肾小球有新
  月体的患者,即使给予强化免疫抑制治
  疗,肾功能都无法恢复,通常需要长期肾
  脏替代治疗。

- 由于抗 GBM 肾小球肾炎进展很快,且预后
  由起病时的严重程度所决定,因此初始治疗
  即应给予大剂量糖皮质激素。确诊后即开
  始环磷酰胺联合血浆置换治疗。患者应避
  免感染或接受适当的抗感染治疗。

- 即使在患者存在严重肾衰竭和大量肾小球
  新月体形成时,出现肺出血的抗 GBM 肾炎
  (Goodpasture 病)患者,仍应接受糖皮质激
  素、环磷酰胺联合血浆置换的治疗。不然
  Goodpasture 病的死亡率非常高。然而,当肺
  出血的临床症状很轻时,没有确切的证据表
  明血浆置换可提供额外益处。

- 由于抗 GBM 抗体是致病性的,对于终末期
  肾脏病(end-stage renal disease,ESRD)的患
  者,在考虑进行肾移植之前,要谨慎等待直
  到抗体转阴。

　　随着抗 GBM 肾小球肾炎的发病机制逐渐

清晰,治疗的目的是清除循环中的致病性抗体、抑制致病性抗体的进一步产生、减少抗 GBM 抗体所导致的肾小球炎症反应。Hammersmith 医院的一项关于抗 GBM 肾小球肾炎的大规模回顾性研究对此疗法做了最好的总结[740]。该试验包括了 25 年中的 85 例患者,71 例接受了大剂量泼尼松(根据我们的经验,同等剂量的泼尼松和泼尼松龙是可替换的)[1mg/(kg·d)]治疗,在 6~9 个月内逐渐减量,同时口服环磷酰胺 2~3 个月,并且持续 14 天每日血浆置换或直至抗 GBM 抗体转阴。这些患者的肾脏预后由起病时的肾功能所决定。起病时 SCr < 5.7mg/dl(<504μmol/L)的患者,1 年的总体存活率 100%,肾脏存活率 95%,5 年的患者存活率和肾脏存活率均为 94%。如果起病时 SCr> 5.7mg/dl(>504μmol/L)尚不需要立即透析,1 年时患者存活率和肾脏存活率分别为 83% 和 82%,5 年时为 80% 和 50%。然而,在起病时即需要透析的患者中,1 年的患者存活率和肾脏存活率分别降低到 65% 和 8%,5 年时为 44% 和 13%。与历史记载的肺出血和肾衰竭所致的将近 100% 的死亡率相比,这种治疗方案对预后有了明显的改善。

在免疫抑制治疗基础上加用血浆置换治疗的作用曾受到质疑,一项小规模随机对照试验(n=17)对此进行了检验[741]。虽然这项研究也使用泼尼松和环磷酰胺进行免疫抑制治疗,但与 Hammersmith 的研究相比,在剂量和疗程上略有差异。最重要的是,血浆置换治疗是每 3 天一次而不是每日一次,平均 9 次。所有患者均接受泼尼松和环磷酰胺治疗,其中一半被随机分配以接受额外的血浆置换治疗。在那些接受血浆置换治疗的患者中,抗 GBM 抗体消失的速度比对照组快了约两倍(都在 50 日内,$P < 0.05$)。在治疗结束时,接受血浆置换的患者的 SCr 为 $4.1 \pm 0.5\,\mathrm{mg/dl}(362 \pm 44\,\mu\mathrm{mol/L})$,对照组是 $9.2 \pm 0.7\,\mathrm{mg/dl}(813 \pm 62\,\mu\mathrm{mol/L})$($P < 0.05$);血浆置换组中仅有两名患者需要接受长期透析,而对照组为 6 人。尽管在研究开始时,两组的临床情况匹配很好,但肾活检提示,对照组的肾小球中新月体的比例更高。由于两组在组织学上存在差异且研究规模很小,血浆置换治疗改善肾脏预后的证据尚不能下结论。

　　应定期监测抗 GBM 抗体的滴度[742]。当循环抗体转阴后,通常是 10 ~ 14 次血浆置换之后,血浆置换治疗可以停止。糖皮质激素一般持续至少 6 个月,同时使用环磷酰胺 2 ~ 3 个月。免疫抑制剂的量必须足够,以阻止抗体的进一步产生,并治疗肾脏的炎症。

　　抗 GBM 病的患者中,约有 20% ~ 30% 同时伴有抗中性粒细胞胞浆抗体(antineutrophil cytoplasmic antibody,ANCA),通常识别髓过氧化物酶(myeloperoxidase,MPO),但是多数研究显示,双抗体阳性患者的预后和病程与单独抗GBM 病的患者相比并无不同[743-747]。

关于统一而积极的治疗方案所能产生的疗效,Hammersmith 研究的成果是很有代表性的[740]。其他针对抗 GBM 肾炎的病例分析中,并未采用一致的治疗方案,且包括美国、欧洲、中国和日本的患者,6 ~ 12 个月的患者存活率约为 67% ~ 94%,肾脏存活率约为15% ~ 58%[619,741,745,748,749]。

决定抗 GBM 肾炎的肾脏存活率的预测指标为:起病时的 SCr、是否需要透析和肾小球中新月体的百分比[740,741,743]。两项研究显示,对于起病时 SCr > 5.7mg/dl(504μmol/L)或9.7mg/dl(858μmol/L)的患者,即使给予积极治疗,全部患者都发展至长期依赖透析[744,747]。这 2 项研究还显示,即使积极治疗,起病时即需要透析的患者都无法摆脱透析[744,745]。最乐观的一项研究观察发现,所有起病时需要透析且肾活检有 100% 新月体形成的患者均无法摆脱透析[740]。多项研究显示,确诊时平均55%(范围 12% ~ 83%)的患者依赖透析,20.5%(范围 7% ~ 50%)的患者肾活检有100% 新月体形成,平均的 SCr 水平为 6.9mg/

dl(610μmol/L)[范围 4.9 ~ 7.2mg/dl(433 ~ 637μmol/L)],这一结果强调了早期诊断和治疗的重要性[740,741,744,745,747-750]。依据这些结果,再加上患者的一般情况,将有助于决定治疗抗 GBM 肾炎的积极程度。但是,无论肾脏预后如何,只要出现肺出血,都应积极治疗[751]。

与其他多数自身免疫性肾脏病不同,抗 GBM 肾小球肾炎没有反复复发的特点,自身抗体在 12 ~ 18 个月后可自然消失[752]。尽管如此,在文献中仍有抗 GBM 肾炎复发的报道,表现为再次出现临床肾脏病或者肺出血,且常伴有循环抗 GBM 抗体再次出现[752-755]。据估计平均复发时间约为 4.3 年(1 ~ 10 年),晚期复发率为 2% ~ 14%[748,752,754]。再次给予强化免疫抑制治疗联合血浆置换治疗通常能够再次成功诱导缓解[752]。

关于难治性抗 GBM 肾小球肾炎的治疗,资料很少。有一些病例报告使用霉酚酸酯(mycophenolate mofetil, MMF)或利妥昔单抗,但尚不能给出确切的推荐。

对于抗 GBM 病导致 ESRD 之后进行肾移植的时机,证据很少。多数移植中心要求在抗 GBM 抗体转阴至少 6 个月后再进行肾移植[756,757]。移植后抗 GBM 病的复发是罕见的[756,757]。

研究建议

- 在联合泼尼松和血浆置换治疗的基础上,比较利妥昔单抗和环磷酰胺对缓解病情的疗效。

- 研究 MMF 联合泼尼松和血浆置换治疗与标准治疗方案——环磷酰胺加泼尼松加血浆置换相比,对缓解病情的疗效。

（崔昭　译）

治疗建议总结

第3章 儿童激素敏感型 肾病综合征的治疗

3.1:初次发作 SSNS 的治疗

  3.1.1:我们推荐给予糖皮质激素(泼尼松或 泼尼松龙)*治疗至少 12 周。(*1B*)

    3.1.1.1:我们推荐单次口服泼尼松(*1B*) 的初始剂量为 60mg/(m² · d)或 2mg/(kg · d),至最大剂量为 60mg/d。(*1D*)

    3.1.1.2:我们推荐每日口服泼尼松 4～6 周(*1C*),随后改为隔日单次口服 泼尼松 40mg/m² 或 1.5mg/kg (最大剂量为隔日 40mg)(*1D*) 持续治疗 2～5 个月,随后逐渐减 量。(*1B*)

3.2:复发型 SSNS 的激素治疗

  3.2.1:儿童不频繁复发型 SSNS 的激素 治疗:

    3.2.1.1:我们建议对于儿童不频繁复发型 采用每日一次泼尼松 60mg/m²

或者 **2mg/kg**（最大剂量 **60mg/d**）治疗，在完全缓解至少 **3** 天后可开始减量。（*2D*）

3.2.1.2：我们建议在获得完全缓解后，激素改为隔日一次疗法（每次 **40mg/m²** 或者每次 **1.5mg/kg**，最大剂量每次 **40mg**）至少 **4** 周。（*2C*）

3.2.2：频繁复发型（**FR**）和激素依赖型（**SD**）SSNS 的激素治疗：

3.2.2.1：我们建议对于频繁复发型或者激素依赖型 SSNS 复发病例使用每日一次的泼尼松治疗，在完全缓解至少 **3** 天后可开始减量，改为隔日一次泼尼松治疗至少 **3** 个月。（*2C*）

3.2.2.2：我们建议对于激素依赖型 SSNS 患者采用最低剂量的泼尼松隔日服用以维持缓解，以避免重大副作用。（*2D*）

3.2.2.3：如果隔日疗法无效，我们建议对于激素依赖型 SSNS 患者采用最低剂量的泼尼松每日服用以维持缓解，以避免重大不良反应。（*2D*）

3.2.2.4：已经隔日服用泼尼松的 **FR** 型或

SD 型 SSNS 儿童发生上呼吸道感染及其他感染期间,我们建议改为每日服用泼尼松以减少复发的风险。(*2C*)

3.3:使用激素替代性药物治疗频繁复发型或激素依赖型 SSNS

  3.3.1:对于发生激素相关性不良反应的频繁复发型 SSNS 和激素依赖型 SSNS 者,我们推荐使用激素替代性药物。(*1B*)

  3.3.2:对于频繁复发型 SSNS 患者,我们推荐使用烷化剂作为激素替代药物,包括环磷酰胺和苯丁酸氮芥(*1B*)。对于激素依赖型 SSNS 患者,我们建议使用烷化剂作为激素替代药物,包括环磷酰胺和苯丁酸氮芥(*2C*)。

    3.3.2.1:我们建议服用环磷酰胺 2mg/(kg·d)8~12 周(最大累积剂量为 168mg/kg)。(*2C*)

    3.3.2.2:我们建议在使用激素治疗缓解后再开始使用环磷酰胺治疗。(*2D*)

    3.3.2.3:我们建议苯丁酸氮芥可作为环磷酰胺的替代药物,剂量为 0.1~0.2mg/(kg·d),服用 8 周,最大累积剂量为 11.2mg/kg。(*2C*)

3. 3. 2. 4：我们不建议使用第二个疗程的烷化剂治疗。（*2D*）

3. 3. 3：我们推荐左旋咪唑作为激素替代性药物。（*1B*）

3. 3. 3. 1：鉴于多数儿童患者停用左旋咪唑后会复发，我们建议左旋咪唑的用法为，隔日 **2. 5mg/kg**（*2B*），至少治疗 **12** 个月。（*2C*）

3. 3. 4：我们推荐环孢霉素和他克莫司等钙调磷酸酶抑制剂作为激素替代药物。（*1C*）

3. 3. 4. 1：我们建议环孢霉素的起始剂量 **4 ~ 5mg/（kg · d）**，分两次服用。（*2C*）

3. 3. 4. 2：当病人不能接受环孢霉素影响容貌的不良反应时，可使用他克莫司替代环孢霉素。我们建议他克莫司的起始剂量为 **0. 1mg/（kg · d）**，分两次服用。（*2D*）

3. 3. 4. 3：在治疗期间监测钙调磷酸酶抑制剂的浓度以减少毒性。（*未分级*）

3. 3. 4. 4：由于停用 **CNIs** 后多数儿童会复发，因此，我们建议使用钙调磷酸酶抑制剂至少 **12** 个月。（*2C*）

3. 3. 5：我们建议霉酚酸酯（**MMF**）作为激素

替代药物。(*2C*)

3.3.5.1：由于停用 MMF 后多数儿童会复发，因此，我们建议 MMF 的起始剂量为 1200mg/（m² · d），分两次服用，至少持续 12 个月。（*2C*）

3.3.6：我们建议利妥昔单抗治疗仅限于合理应用泼尼松和激素替代药物治疗后仍然频繁复发和（或）发生严重治疗不良反应的激素依赖型 SSNS 儿童。（*2C*）

3.3.7：我们不建议咪唑立宾作为治疗频繁复发型和激素依赖型 SSNS 的激素替代药物。（*2C*）

3.3.8：我们不推荐硫唑嘌呤作为治疗频繁复发型和激素依赖型 SSNS 的激素替代药物。（*1B*）

3.4：肾活检的适应证

3.4.1：儿童 SSNS 肾活检适应证包括（*未分级*）：

- 初始对激素治疗有效，后期出现治疗无效者；
- 高度怀疑为另一种非 MCD 的肾脏病理类型时；
- 儿童在钙调磷酸酶抑制剂治疗期间出现肾功能减退。

3.5：儿童 SSNS 的预防接种

3.5.1：为了减少儿童 SSNS 发生严重感染的风险（未分级）：

- 儿童应该接种肺炎疫苗。
- 儿童和他们的家属应该每年接种流感疫苗。
- 接种活疫苗应该推迟至泼尼松剂量小于 $1mg/(kg \cdot d)$（$<20mg/d$）或者 $2mg/kg$ 隔日一次（每次 $<40mg$，隔日一次）。
- 服用激素替代免疫抑制性药物者禁止接种活疫苗。
- 健康的家庭成员应该接种活疫苗以减少将感染传播给接受免疫抑制治疗的患儿的风险。但是，在接种 3~6 周内应避免患儿直接接触接种者的胃肠道、泌尿道和呼吸道分泌物。
- 与水痘感染者密切接触后，服用免疫抑制剂的未接种过疫苗的患儿可使用带状疱疹病毒免疫球蛋白。

第4章　儿童激素抵抗型肾病综合征

4.1：对 SRNS 儿童的评估

4.1.1：我们建议至少使用激素治疗 8 周才能诊断激素抵抗。（2D）

4.1.2：SRNS 儿童需要做以下评估（未分

级):

- 肾活检;
- GFR 或计算 eGFR 评估肾功能;
- 尿蛋白定量。

4.2:SRNS 的治疗推荐

 4.2.1:我们推荐钙调磷酸酶抑制剂作为儿童
SRNS 初始治疗方案。(*1B*)

  4.2.1.1:我们建议钙调磷酸酶抑制剂治疗
至少持续 6 个月,如果没有获得
部分或者完全缓解,则可停药。
(*2C*)

  4.2.1.2:如果治疗 6 个月至少获得了部分
缓解,那么我们建议钙调磷酸酶
抑制剂至少需持续 12 个月。
(*2C*)

  4.2.1.3:我们建议钙调磷酸酶抑制剂与小
剂量激素联合使用。(*2D*)

 4.2.2:我们推荐对儿童 SRNS 使用 ACE-I
或者 ARBs 治疗。(*1B*)

 4.2.3:对于经钙调磷酸酶抑制剂治疗无效的
儿童:

  4.2.3.1:对于钙调磷酸酶抑制剂联合激素
治疗未获得完全或部分缓解的儿
童,我们建议可考虑使用霉酚酸
酯(*2D*)、大剂量激素(*2D*)或者
这些药物联合使用(*2D*)。

4.2.3.2：我们建议对于儿童 SRNS 不要给予环磷酰胺治疗。(*2B*)

4.2.4：对于完全缓解后肾病综合征复发者，我们建议选择下述方案之一重新治疗：(*2C*)

- 口服激素(*2D*)；
- 重新使用以前有效的免疫抑制剂(*2D*)；
- 换一种免疫抑制剂以避免累积的潜在毒性(*2D*)。

第5章　成人微小病变肾病

5.1：成人初发 MCD 的治疗

5.1.1：推荐糖皮质激素作为肾病综合征患者的初始治疗。(*1C*)

5.1.2：建议泼尼松或泼尼松龙每日顿服 1mg/kg(最大剂量 80mg)，或者隔日顿服 2mg/kg(最大剂量 120mg)。(*2C*)

5.1.3：如果能耐受,达到完全缓解的患者,建议起始的大剂量糖皮质激素维持至少 4 周;未达到完全缓解的患者,建议起始的大剂量糖皮质激素维持不超过 16 周。(*2C*)

5.1.4：达到缓解的患者,建议糖皮质激素在缓解后的 6 个月内缓慢减量。(*2D*)

5.1.5:使用糖皮质激素有相对禁忌证或不能
耐受大剂量糖皮质激素的患者(如未
控制的糖尿病、精神疾病、严重的骨质
疏松),建议口服环磷酰胺或钙调磷
酸酶抑制剂,见频繁复发 MCD 的讨
论部分。(2D)

5.1.6:非频繁复发患者,建议使用 5.1.2、
5.1.3 和 5.1.4 推荐的相同起始剂量
和维持时间的糖皮质激素。(2D)

5.2:频繁复发/激素依赖(FR/SD)型 MCD

5.2.1:建议口服环磷酰胺 2 ~ 2.5mg/(kg ·
d),共 8 周。(2C)

5.2.2:使用环磷酰胺后仍复发和希望保留生
育能力的患者,建议使用钙调磷酸酶
抑制剂[环孢素 3 ~ 5mg/(kg · d)或
他克莫司 0.05 ~ 0.1mg/(kg · d),分
两次口服]治疗 1 ~ 2 年。(2C)

5.2.3:对于不能耐受糖皮质激素、环磷酰胺
和钙调磷酸酶抑制剂的患者,建议使
用霉酚酸酯每次 500 ~ 1000mg,每日
2 次,共 1 ~ 2 年。(2D)

5.3:糖皮质激素抵抗型 MCD

5.3.1:对糖皮质激素抵抗型患者进行再评估
以寻找肾病综合征的其他病因。(未
分级)

5.4:支持治疗

5.4.1：如果有适应证，建议伴发 AKI 的 MCD 患者接受肾脏替代治疗，但需合用糖皮质激素，同初发的 MCD 治疗。(*2D*)

5.4.2：MCD 初发肾病综合征，建议无需使用他汀类药物治疗高脂血症，正常血压患者无需使用 ACE-I 和 ARBs 来减少尿蛋白。(*2D*)

第6章　成人特发性局灶节段性肾小球硬化的治疗

6.1：FSGS 的初始评估

　6.1.1：全面评估以除外继发性 FSGS。(*未分级*)

　6.1.2：不常规进行遗传学检查。(*未分级*)

6.2：FSGS 的初始治疗

　6.2.1：推荐只有对出现肾病综合征的特发性 FSGS 使用糖皮质激素和免疫抑制剂。(*1C*)

　6.2.2：建议泼尼松每日顿服 1mg/kg（最大剂量 80mg）或隔日顿服 2mg/kg（最大剂量 120mg）。(*2C*)

　6.2.3：建议初始大剂量糖皮质激素使用至少 4 周；如果能耐受，应用至完全缓解，但最长不超过 16 周。(*2D*)

6.2.4：建议达到完全缓解后糖皮质激素在 6 个月内缓慢减量。(*2D*)

6.2.5：使用糖皮质激素有相对禁忌证或不能耐受大剂量糖皮质激素的患者(如未控制的糖尿病、精神因素、严重的骨质疏松)，建议首选钙调磷酸酶抑制剂。(*2D*)

6.3：复发的治疗

6.3.1：建议肾病综合征复发的治疗同成人微小病变复发的治疗建议(见 5.1 和 5.2 章节)。(*2D*)

6.4：激素抵抗型 FSGS 的治疗

6.4.1：对于激素抵抗型 FSGS 患者，建议使用环孢素 3 ~ 5mg/(kg·d)，分两次服用，至少 4 ~ 6 个月。(*2B*)

6.4.2：如果获得部分或完全缓解，建议继续使用环孢素至少 12 个月，随后缓慢减量。(*2D*)

6.4.3：不能耐受环孢素的激素抵抗型 FSGS 患者，建议使用霉酚酸酯联合大剂量地塞米松。(*2C*)

第7章　特发膜性肾病

7.1：评价 IMN

7.1.1：进行适当的检查，诊断特发性膜性肾

病之前必须排除继发病因。(未分级)

7.2:哪些 IMN 病人需要考虑皮质激素和免疫抑制剂治疗

7.2.1:我们推荐仅在患者出现肾病综合征并有下列至少一项情况时,再考虑应用糖皮质激素和免疫抑制剂治疗:

- 尿蛋白持续超过 4g/d,或是较基线上升大于50%,同时在 6 个月的抗高血压和抗尿蛋白(见第一章)的观察期内未见下降趋势;(1B)

- 出现严重的、致残的或有生命威胁的与肾病综合征有关的症状;(1C)

- 诊断 IMN 之后的6～12 个月内 SCr 升高≥30%,同时 eGFR 不低于 25～30ml/(min·1.73m²),且除外其他原因引起的肾功能恶化;(2C)

7.2.2:对于 SCr 持续>3.5mg/dl(>309μmol/L)[或 eGFR<30ml/(min·1.73m²)]、超声下肾脏体积明显缩小(例如,长径<8cm)或者合并严重、致命性感染的患者不应再予免疫抑制剂治疗。(未分级)

7.3:IMN 的初始治疗

7.3.1:推荐初始治疗包括为期 6 个月的治疗,即隔月交替的静脉/口服糖皮质

激素和口服烷化剂。（*1B*）

7.3.2：建议选择环磷酰胺而非苯丁酸氮芥作为初始治疗。（*2B*）

7.3.3：推荐至少坚持初始方案治疗 6 个月后，再予评价是否缓解，除非期间出现肾功能恶化（参见推荐 7.2.1）。（*1C*）

7.3.4：仅在患者无严重蛋白尿（>15g/d）而出现肾功能快速恶化（1 ~ 2 个月内 SCr 翻倍）时重复肾活检。（*未分级*）

7.3.5：根据病人的年龄和 eGFR 调整环磷酰胺和苯丁酸氮芥的剂量。（*未分级*）

7.3.6：我们认为持续（非周期性的）使用烷化剂可能同样有效，但出现毒副作用的风险增加，尤其使用超过 6 个月时。（*2C*）

7.4：IMN 初始治疗的替代方案：CNIs

7.4.1：我们推荐对符合初始治疗标准（见 7.2.1）、但不愿接受糖皮质激素/烷化剂周期治疗方案或存在禁忌的病人使用环孢素或他克莫司至少 6 个月（见表 18 治疗的推荐剂量）。（*1C*）

7.4.2：我们建议经 6 个月治疗后仍未达到部分或完全缓解者，停止使用 CNIs。（*2C*）

7.4.3：如果达到完全或部分缓解，且没有限制继续治疗的 CNI 相关肾毒性发生,则建议在 4~8 周内将 CNI 的剂量减至初始剂量的 50%,全疗程至少 12 个月。(*2C*)

7.4.4:初始治疗期,规律监测 CNI 的血药浓度。若治疗中出现无法解释的 SCr 升高(>20%)则检查 CNI 血药浓度。(*未分级*)(见表 18 各种 CNI 的推荐治疗剂量)

7.5:不推荐或不建议作为 IMN 初始治疗的方案

7.5.1:我们推荐糖皮质激素不能单独用于 IMN 初始治疗。(*1B*)

7.5.2:我们建议 MMF 不单独用于 IMN 的初始治疗。(*2C*)

7.6:推荐方案治疗无效的 IMN

7.6.1:我们建议对于以烷化剂为基础治疗无效的初治 IMN,给予一种 CNI 治疗。(*2C*)

7.6.2:我们建议对于以 CNI 为基础治疗无效的初治 IMN,给予一种烷化剂治疗。(*2C*)

7.7:IMN 肾病综合征复发的治疗

7.7.1:IMN 肾病综合征复发的病人,我们建议采用原先达到缓解的方案治疗。(*2D*)

7.7.2:如果采用 6 个月的糖皮质激素/烷化剂方案作为初始治疗（见推荐 7.3.1），我们建议仅重复此方案治疗复发一次。（*2B*）

7.8:儿童 IMN 的治疗

7.8.1:对于儿童 IMN,建议遵循成人治疗方案。（*2C*）（见推荐治疗 7.2.1 和 7.3.1）

7.8.2:对于儿童 IMN,建议糖皮质激素/烷化剂交替方案最多使用 1 个周期。（*2D*）

7.9:IMN 的预防性抗凝治疗

7.9.1:我们建议伴肾病综合征的 IMN 病人,如血清白蛋白水平显著降低[<2.5g/dl(<25g/L)]并伴有其他血栓风险,则给予口服华法林预防性抗凝。（*2C*）

第 8 章　原发性膜增殖肾小球肾炎

8.1:评价 MPGN

8.1.1:病理表现为 MPGN 的病人,在给予特殊治疗前,应评价是否存在继发性因素。（见表 20）（*未分级*）

8.2:原发性 MPGN 的治疗

8. 2. 1：我们建议对于成人或儿童的原发性
MPGN，如出现肾病综合征或进展性
肾功能下降时，需给予口服环磷酰胺
或 MMF 联合隔日或每日的低剂量糖
皮质激素治疗，总疗程不超过 6 个
月。(2D)

第 9 章　感染相关的
肾小球肾炎

9. 1：我们建议对于以下感染相关的肾小球肾炎
应首先对于感染进行合理的治疗，并且对
于肾脏病的临床表现进行标准化的治疗：
(2D)

- 链球菌感染后的肾小球肾炎；
- 感染性心内膜炎相关的肾小球肾炎；
- 分流性肾炎。

9. 2：丙型肝炎病毒(HCV)感染相关的肾炎
(请参照已经发表的 KIDIGO 有关慢性肾
脏病丙型肝炎病毒感染预防、诊断、评估和
治疗临床实践指南[342]。)

9. 2. 1：我们建议慢性肾脏病 1 期和 2 期合并
丙型肝炎感染病人，如同普通人群一
样，采用联合聚乙二醇干扰素和利巴
韦林抗病毒治疗(2C)（参照 KIDIGO
HCV 建议 2. 2. 1)

9.2.1.1：按照病人的耐受性逐渐增加利巴韦林剂量。(*未分级*)

9.2.2：我们推荐对于 CKD3～4 期和 5 期未透析的病人采用聚乙二醇干扰素单药治疗，并按照肾功能进行调整。(*2D*)(参照 KDIGO HCV 建议 2.2.2)

9.2.3：我们建议 HCV 合并混合型冷球蛋白血症(IgG/IgM)病人表现肾病综合征、或进展性肾功能下降、或急性冷球蛋白血症发作时应当选择血浆置换或利妥昔单抗或环磷酰胺，并联合静脉甲泼尼龙和抗病毒治疗。(*2D*)

9.3：乙型肝炎病毒感染相关肾小球肾炎(HBV)

9.3.1：我们推荐乙型肝炎病毒感染相关肾炎病人接受干扰素-α(IFN-α)和核苷类似物治疗，相关治疗和普通人群中标准临床治疗指南推荐相同(见表23)。(*1C*)

9.3.2：我们推荐抗病毒药物剂量要根据肾功能调整。(*1C*)

9.4：人类免疫缺陷病毒(HIV)感染相关的肾小球疾病

9.4.1：在肾活检已经证实的 HIV 相关肾病病人，我们推荐无论 CD4 细胞计数多少均应当开始进行抗病毒治疗。

(1B)

9.5：血吸虫、丝虫、疟疾肾病

9.5.1：我们建议同时伴有肾小球肾炎和疟疾、血吸虫、丝虫的病人应当接受合适的、足量足疗程的抗原虫治疗，以去除病原虫。*(未分级)*

9.5.2：既然肾脏损伤是直接由于感染本身及其伴随的针对病原体的免疫反应造成的，因此我们建议对于血吸虫肾炎的治疗不要使用糖皮质激素或免疫抑制剂治疗。*(2D)*

9.5.3：我们建议对于所有伴有尿检异常或和GFR下降的肝脾血吸虫病患者进行沙门菌培养。*(2C)*

9.5.3.1：我们建议所有贝沙门菌血培养阳性的病人进行抗沙门菌的治疗。*(2C)*

第10章　IgA肾病

10.1：初始评价，包括评估进展性IgA肾病的危险因素

10.1.1：所有经肾活检证实的IgA肾病均应除外继发性因素。*(未分级)*

10.1.2：通过评价起始和随访过程中蛋白尿、血压和eGFR评估所有病人疾病进

展的危险因素。(*未分级*)

10.1.3:病理损伤特点可能有助于疾病的预后分析。(*未分级*)

10.2:降尿蛋白和降血压治疗

10.2.1:当蛋白尿>1g/d 我们推荐使用长效 ACE-I 或者 ARB 治疗。(*1B*)

10.2.2:如果蛋白尿在 0.5~1.0g/d 之间,我们建议使用 ACE-I 或者 ARB 治疗 [儿童在 $0.5~1g/(min \cdot 1.73m^2)$]。(*2D*)

10.2.3:如果病人能够耐受,我们建议 ACE-I 和 ARB 逐渐加量以控制蛋白尿< 1g/d。(*2C*)

10.2.4:在蛋白尿<1g/d 病人,血压的控制目标应当是<130/80mmHg;当蛋白尿 >1g/d 血压控制目标<125/75mmHg (见第 2 章)。(*未分级*)

10.3:糖皮质激素

10.3.1:我们建议对于经过 3~6 个月最佳的支持治疗(包括使用 ACE-I 或者 ARB 和控制血压治疗)后蛋白尿仍然持续性 ≥1g/d 且 GFR > 50ml/ $(min \cdot 1.73m^2)$ 的病人接受 6 个月的糖皮质激素治疗。(*2C*)

10.4:免疫抑制剂(环磷酰胺、硫唑嘌呤、MMF 和环孢素)

10.4.1：我们不建议糖皮质激素联合环磷酰胺或者硫唑嘌呤用于 IgA 肾病（除非新月体性 IgAN 伴有肾功能快速下降，见推荐 10.6.3）。（*2D*）

10.4.2：对于 GFR<30ml/（min·1.73m²）病人，除非新月体性 IgAN 伴有肾功能快速下降，我们不建议使用免疫抑制剂（见 10.6）。（*2C*）

10.4.3：我们不建议将 MMF 用于 IgAN。（*2C*）

10.5：其他治疗

10.5.1：鱼油治疗

10.5.1.1：对于经过 3~6 个月支持治疗（包括 ACE-I 或者 ARB 和血压控制）蛋白尿 ≥1g/d 病人，我们建议使用鱼油治疗 IgAN。（*2D*）

10.5.2：抗血小板药物

10.5.2.1：我们不建议使用抗血小板药物治疗 IgAN。（*2C*）

10.5.3：扁桃体切除

10.5.3.1：我们不建议对于 IgAN 进行扁桃体切除治疗。（*2C*）

10.6：不典型 IgAN

10.6.1：MCD 合并 IgA 沉积

10.6.1.1：我们推荐对于病理表现 MCD

伴有系膜 IgA 沉积的治疗方案类似于 MCD 肾病综合征治疗（见第 5 章）。(*2B*)

10.6.2：肉眼血尿相关的 AKI

10.6.2.1：如果肉眼血尿相关 AKI 患者在肾功能恶化的 5 天内仍然没有改善应当接受重复肾活检。(*未分级*)

10.6.2.2：我们建议对于发生 AKI 的 IgAN 病人，当肉眼血尿发作期肾活检证实只是 ATN 和肾小管内红细胞管型，应当接受一般性的支持治疗。(*2C*)

10.6.3：新月体性 IgAN

10.6.3.1：新月体 IgAN 定义为肾活检新月体比例超过 50% 并伴随肾功能的进行性恶化。

10.6.3.2：我们建议对于急进性新月体性 IgAN 应用激素联合环磷酰胺治疗，治疗方案与 ANCA 相关血管炎类似（见第 13 章）。(*2D*)

第 11 章 过敏性紫癜性肾炎

11.1：儿童过敏性紫癜性肾炎的治疗

11.1.1：我们建议对于持续蛋白尿>0.5～1g/(d·1.73m²)的过敏性紫癜性肾炎的患儿,应使用 ACE-I 或 ARBs 进行治疗。(*2D*)

11.1.2：我们建议对于持续蛋白尿>1g/(d·1.73m²)、已应用 ACE-I 或 ARBs 进行治疗、GFR>50ml/(min·1.73m²)的过敏性紫癜性肾炎的患儿,应与治疗 IgA 肾病患者相同,即给予糖皮质激素治疗 6 个月(见第 10 章)。(*2D*)

11.2：儿童新月体性紫癜性肾炎的治疗

11.2.1：我们建议对于表现为肾病综合征和(或)肾功能持续恶化的新月体性紫癜性肾炎的患儿,治疗方案与处理新月体性 IgA 肾病相同(见推荐治疗方案 10.6.3)。(*2D*)

11.3：儿童过敏性紫癜性肾炎的预防

11.3.1：我们不推荐使用糖皮质激素来预防过敏性紫癜性肾炎。(*1B*)

11.4：成人过敏性紫癜性肾炎

11.4.1：我们建议成人过敏性紫癜性肾炎的治疗应与儿童相同。(*2D*)

第 12 章　狼疮性肾炎

12.1：I 型狼疮性肾炎(轻微-系膜性狼疮性肾

炎)

12.1.1: Ⅰ型狼疮性肾炎的治疗主要是根据肾外狼疮的临床表现来决定。(*2D*)

12.2: Ⅱ型狼疮性肾炎(系膜增殖性狼疮性肾炎)

12.2.1: 对Ⅱ型狼疮性肾炎伴尿蛋白<1g/d 的患者需根据狼疮的肾外临床表现程度来决定。(*2D*)

12.2.2: 对Ⅱ型狼疮性肾炎伴尿蛋白>3g/d 的患者应使用糖皮质激素或者钙调磷酸酶抑制剂治疗,具体用药方案同微小病变的治疗(见第五章)。(*2D*)

12.3: Ⅲ型狼疮性肾炎(局灶性狼疮性肾炎)和Ⅳ型狼疮(弥漫性狼疮性肾炎)-初始治疗

12.3.1: 推荐初始治疗应使用糖皮质激素(*1A*)联合环磷酰胺(*1B*)或者霉酚酸酯(*1B*)。

12.3.2: 建议如果患者在治疗前三个月有病情恶化的趋势(如血清肌酐升高、蛋白尿增多等)应该考虑换用其他治疗措施或者重复肾活检指导下一步治疗。(*2D*)

12.4: Ⅲ型(局灶型狼疮性肾炎)和Ⅳ型(弥漫型狼疮性肾炎)狼疮性肾炎的维持缓解治疗

12.4.1: 我们推荐完成初始治疗后,应使用硫

唑嘌呤[1.5～2.5mg/(kg·d)]或
MMF(1～2g/d 分次服用),同时合
并使用小剂量口服糖皮质激素(相
当于≤10mg/d 泼尼松)进行维持缓
解治疗。(*1B*)

12.4.2:我们建议对于不能耐受 MMF 和硫
唑嘌呤的患者,使用钙调素拮抗剂和
小剂量的糖皮质激素。(*2C*)

12.4.3:获得完全缓解后,我们建议至少进行
1 年维持缓解期后再考虑将免疫抑
制剂减量。(*2D*)

12.4.4:如果经过 12 个月的维持缓解治疗,
病情仍未达到完全缓解,应该考虑重
复肾活检,以决定是否改变治疗方
案。(*未分级*)

12.4.5:当维持缓解治疗减量时,如果肾功能
恶化和(或)蛋白尿加重,我们建议
为了控制病情,免疫抑制剂的治疗需
要增强至原有的水平。(*2D*)

12.5:V 型狼疮性肾炎(膜性肾病)

12.5.1:我们推荐,对于 V 型狼疮性肾炎、
肾功能正常和非肾病水平蛋白尿的
患者,应主要使用降蛋白尿及抗高
血压药物的治疗,需要根据系统性
红斑狼疮肾外表现的程度来决定糖
皮质激素和免疫抑制剂的治疗。

(*2D*)

12.5.2:我们建议,单纯 V 型狼疮并且表现为肾病水平蛋白尿的患者,应联合使用糖皮质激素及免疫抑制剂治疗,如:环磷酰胺(*2C*)、钙调神经蛋白抑制剂(*2C*)、霉酚酸酯(*2D*)或硫唑嘌呤(*2D*)。

12.6:狼疮性肾炎的一般性治疗

12.6.1:我们建议,如果没有禁忌证,所有类型的狼疮性肾炎患者均应加羟氯喹治疗(每日的最大剂量为 6 ~ 6.5mg/kg 理想体重)。(*2C*)

12.7:VI 型狼疮性肾炎(进展硬化型狼疮性肾炎)

12.7.1:我们推荐 VI 型狼疮性肾炎患者需根据狼疮肾外表现的程度决定是否使用糖皮质激素及免疫抑制治疗。(*2D*)

12.8:狼疮性肾炎的复发

12.8.1:我们建议在完全缓解或部分缓解后的狼疮性肾炎复发,应重新开始初始治疗及维持治疗,可参考之前有效的方案。(*2B*)

12.8.1.1:若重新应用原治疗方案将使患者面临环磷酰胺累积过量的风险时,建议换用非环磷酰胺的初

始治疗方案(D 方案)。(*2B*)

12.8.2：狼疮性肾炎复发时若考虑病理分型有所改变，或不能确定 SCr 升高和(或)蛋白尿的加重是由于疾病活动还是慢性病变导致时，可重复肾活检。(*未分级*)

12.9：难治性疾病的处理

12.9.1：在完成初始治疗后，对 SCr 和(或)蛋白尿仍持续恶化者，应考虑重复肾活检来区分是活动性病变还是瘢痕性(慢性)损伤。(*未分级*)

12.9.2：对 SCr 和(或)蛋白尿持续恶化、且肾活检显示仍有活动性病变者，应使用初始诱导治疗的替代方案(见12.3 部分)。(*未分级*)

12.9.3：对于那些用了不止一种的推荐的初始诱导治疗方案(见 12.3 部分)但仍然没有效果的耐药患者，建议考虑用静脉注射丙种球蛋白，或者钙调素抑制剂(*2D*)等方法治疗。

12.10：系统性红斑狼疮和血栓性微血管病

12.10.1：在系统性红斑狼疮的患者中，无论是否伴有狼疮性肾炎，如果存在抗磷脂综合征累及肾脏的情况，应该使用抗凝治疗[目标：国际标准化比值(INR)2 ~ 3]。(*2D*)

12.10.2：对于系统性红斑狼疮伴随血栓性血小板减少性紫癜的患者,治疗原则同特发性血栓性血小板减少性紫癜,应使用血浆置换疗法。(*2D*)

12.11：系统性红斑狼疮和怀孕

12.11.1：建议妇女应该延迟妊娠,直到狼疮性肾炎完全缓解。(*2D*)

12.11.2：推荐在怀孕期间,不使用环磷酰胺、霉酚酸酯、ACE-I 和 ARB。(*1A*)

12.11.3：建议在怀孕期间,可以继续使用羟氯喹。(*2B*)

12.11.4：推荐使用霉酚酸酯治疗狼疮性肾炎的患者在妊娠期应将药物转换为硫唑嘌呤。(*1B*)

12.11.5：推荐狼疮性肾炎患者如在妊娠期间复发,应该接受糖皮质激素的治疗,同时根据复发的严重程度,必要时可考虑使用硫唑嘌呤治疗。(*1B*)

12.11.6：如果患者在妊娠期间正在接受糖皮质激素或者硫唑嘌呤的治疗,我们建议在妊娠期间以及分娩后的至少 3 个月内不应将药物减量。(*2D*)

12.11.7：建议在妊娠期间可使用小剂量的阿司匹林以降低胎儿流产的风险。(*2C*)

12. 12：儿童的狼疮性肾炎

   12. 12. 1：建议对儿童狼疮性肾炎患者的治疗
同成人，但需根据体表面积和肾小
球滤过率调整用药剂量。（*2D*）

第13章　寡免疫局灶节段
坏死性肾小球肾炎

13. 1：寡免疫局灶节段坏死性肾小球肾炎的初
始治疗

   13. 1. 1：推荐环磷酰胺联合糖皮质激素用于
初始治疗。（*1A*）

   13. 1. 2：对于病情不严重或者对环磷酰胺禁
忌的患者，推荐的替代方案是利妥昔
单抗联合糖皮质激素。（*1B*）

13. 2：特殊患者群体

   13. 2. 1：对于需要透析或 **SCr** 迅速升高的患
者，推荐加用血浆置换治疗。（*1C*）

   13. 2. 2：对于弥漫性肺出血的患者，建议加用
血浆置换治疗。（*2C*）

   13. 2. 3：对于 **ANCA** 血管炎和抗 **GBM** 肾炎
重叠综合征的患者，建议加用血浆置
换治疗，治疗方案应依据抗 **GBM** 肾
炎的治疗规范及建议（见第十四
章）。（*2D*）

   13. 2. 4：对于环磷酰胺治疗 3 个月后仍依赖

透析和没有肾外受累表现的患者,建议停用环磷酰胺。(*2C*)

13.3:维持治疗

13.3.1:达到缓解的患者,推荐给予维持治疗。(*1B*)

13.3.2:达到完全缓解的患者,建议给予至少18个月的维持治疗。(*2D*)

13.3.3:依赖透析且没有肾外受累的患者,不推荐给予维持治疗。(*1C*)

13.4:维持治疗的药物选择

13.4.1:推荐口服硫唑嘌呤 1 ~ 2mg/(kg · d)进行维持治疗。(*1B*)

13.4.2:对硫唑嘌呤过敏或无法耐受的患者,建议使用 MMF,最多 1g 每日两次,进行维持治疗。(*2C*)

13.4.3:对于有上呼吸道疾病的患者,建议使用磺胺剂(复方新诺明)作为维持治疗的辅助用药。(*2B*)

13.4.4:对硫唑嘌呤和 MMF 均无法耐受的患者,除了 GFR<60ml/min 的患者以外,建议使用甲氨蝶呤(首剂每周 0.3mg/kg,最大剂量每周 25mg)进行维持治疗。(*1C*)

13.4.5:不推荐使用依那西普作为辅助治疗。(*1A*)

13.5:复发的治疗

13.5.1：ANCA 血管炎出现严重复发(危及生命或器官)的患者,推荐依据此指南中的初始治疗方案进行治疗(见**13.1**部分)。(*1C*)

13.5.2：ANCA 血管炎出现非严重复发的患者,建议重新给予免疫抑制治疗或增加其强度,建议使用环磷酰胺以外的药物,包括给予或增加糖皮质激素的剂量、联合或不联合硫唑嘌呤或MMF。(*2C*)

13.6：难治性疾病的治疗

13.6.1：对于使用环磷酰胺联合糖皮质激素进行诱导治疗无效的 ANCA 肾小球肾炎的患者,推荐加用利妥昔单抗(*1C*),建议静脉免疫球蛋白(*2C*)或者血浆置换治疗(*2D*)作为备选方案。

13.7：监测

13.7.1：不推荐单独依靠 ANCA 滴度的变化来调整免疫抑制治疗。(*2D*)

13.8：移植

13.8.1：推荐推迟移植,直至肾外表现完全缓解 12 个月之后。(*1C*)

13.8.2：完全缓解但 ANCA 仍阳性的患者不需要推迟移植。(*1C*)

第 14 章 抗肾小球基底膜
抗体肾小球肾炎

14.1：抗 GBM 肾小球肾炎的治疗

    14.1.1：推荐对所有的抗 GBM 肾小球肾炎的患者给予血浆置换、环磷酰胺和糖皮质激素联合的免疫抑制治疗（见表31），对于起病即依赖透析且100%新月体形成（足够的肾小球数目）、又不伴肺出血者，则不必应用上述治疗。（*1B*）

    14.1.2：一旦确诊为抗 GBM 肾小球肾炎，应立即开始治疗。如果高度怀疑此病，则应在等待确诊的同时，即开始大剂量糖皮质激素联合血浆置换治疗（表31）。（*不分级*）

    14.1.3：对于抗 GBM 肾小球肾炎的患者，不推荐给予维持性免疫抑制治疗。（*1D*）

    14.1.4：抗 GBM 抗体转阴至少6个月后，才能够进行肾移植。（*不分级*）

表

　　其他相关补充材料可以在线获得(网址：http://www.kdigo.org/clinical_practice_guidelines/GN.php)

重要参考信息

指南推荐建议的术语及其相关描述

　　每一条推荐建议的按照其强度分为 1 级、2 级和未分级;而相关支持的证据分为 A、B、C 和 D 级。

分级 *	含义		
	病人	临床医生	政策
1 级 "我们推荐"	大多数病人在这种情况下需要该推荐的治疗,而只有在少数病人不需要	多数病人应当接受这样一种干预	这种建议可以加以评估而作为制定相关政策或者行为准则的候选
2 级 "我们建议"	多数病人在这种情况下可能需要这种推荐建议,但是也有很多病人不需要	针对不同的病人需要有不同的选择。应当帮助病人做出符合他的价值观和愿望的治疗决定	在转化成相关政策之前,这种推荐建议可能需要大量的讨论以及利益相关者的介入

　　* 之所以增加"未分类"这一选项,是根据共识或者在某些种情况下不允许充分的证据。这方面最常见的例子就是对于病情监测的时间间期、咨询和转诊其他临床专家。这些非分级的推荐建议通常写作简单的说明性语句,但是并不能解释为是比 1 级或者 2 级更强的推荐建议。

分级	证据的质量	意 义
A	高	我们确信真实的效果接近于估算的效果
B	中	真实的效果可能接近于估算的效果,但是也有存在很大差异的可能性
C	低	真实的效果可能与估算的效果存在很大差异
D	很低	估算的效果很不确定,常常远离真相

旧单位转换为国际单位的转换系数

项目名称	旧单位	转换系数	国际单位
血清白蛋白	g/dl	10	g/L
血清肌酐	mg/dl	88.4	μmol/L
肌酐清除率	ml/min	0.01667	ml/s
uPCR	mg/g	0.1	mg/mmol
血清环孢霉素浓度	ng/ml	0.832	nmol/L

注:国际单位值=旧单位值×转换系数

缩写词和缩略语

ACE-I	血管紧张素-转化酶抑制剂
ACTH	促肾上腺皮质激素
AKI	急性肾损伤
ALMS	Aspreva 狼疮治疗研究
ANCA	抗中性粒细胞胞浆抗体
APOL1	载脂蛋白 L1
APS	抗磷脂抗体综合征
ARB	血管紧张素-受体拮抗剂
ATN	急性肾小管坏死
BMI	体重指数
CI	置信区间
CKD	慢性肾脏病
CNI	钙调磷酸酶抑制剂
CrCL	肌酐清除率
eGFR	估算的肾小球滤过率
ERT	证据复习组
ESRD	终末期肾脏病
FR	频繁复发
FRNS	频繁复发型肾病综合征
FSGS	局灶节段性肾小球硬化症
GBM	肾小球基底膜

GFR	肾小球滤过率
GN	肾小球肾炎
GRADE	推荐等级的分类、制定与评估
HAART	高效抗逆转录病毒治疗
HBV	乙型肝炎病毒
HCV	丙型肝炎病毒
HIVAN	人类免疫缺陷病毒相关性肾病
HR	危险度
HSP	过敏性紫癜
HSV	单纯疱疹病毒
i. v.	静脉内
IgAN	免疫球蛋白 A 肾病
IMN	特发性膜性肾病
INR	国际标准比值
ISKDC	国际儿童肾脏病研究协作组
IU	国际单位
KDIGO	改善全球肾脏病预后组织
LN	狼疮性肾炎
MCD	微小病变肾病
MDRD	肾脏疾病饮食调整
MEPEX	甲基泼尼松龙或血浆置换
MMF	霉酚酸酯
MN	膜性肾病
MPGN	膜增生性肾炎
MPO	髓过氧化物酶
NCGN	坏死性新月体性肾炎

NS	无显著性差异
OR	比值比
PCR	蛋白-肌酐比值
p. o.	口服
PR3	蛋白酶3
RAS	肾素-血管紧张素系统
RAVE	利妥昔单抗对韦格纳肉芽肿和显微镜下多血管炎的治疗作用
RCT	随机对照试验
RR	相对危险度
RRT	肾脏替代治疗
SCr	血清肌酐
SD	激素-依赖
SLE	系统性红斑狼疮
SRNS	激素-抵抗型肾病综合征
SSNS	激素-敏感型肾病综合征
TMA	血栓性微血管病
TTP	血栓性血小板减少性紫癜
uPCR	尿蛋白:肌酐比值

参考文献

1. Corwin HL, Schwartz MM, Lewis EJ. The importance of sample size in the interpretation of the renal biopsy. *Am J Nephrol* 1988; **8**: 85–89.
2. Price CP, Newall RG, Boyd JC. Use of protein:creatinine ratio measurements on random urine samples for prediction of significant proteinuria: a systematic review. *Clin Chem* 2005; **51**: 1577–1586.
3. Fine DM, Ziegenbein M, Petri M *et al*. A prospective study of protein excretion using short-interval timed urine collections in patients with lupus nephritis. *Kidney Int* 2009; **76**: 1284–1288.
4. Branten AJ, Vervoort G, Wetzels JF. Serum creatinine is a poor marker of GFR in nephrotic syndrome. *Nephrol Dial Transplant* 2005; **20**: 707–711.
5. Botev R, Mallie JP, Couchoud C *et al*. Estimating glomerular filtration rate: Cockcroft-Gault and Modification of Diet in Renal Disease formulas compared to renal inulin clearance. *Clin J Am Soc Nephrol* 2009; **4**: 899–906.
6. Rovin BH, McKinley AM, Birmingham DJ. Can we personalize treatment for kidney diseases? *Clin J Am Soc Nephrol* 2009; **4**: 1670–1676.
7. Upadhyay A, Earley A, Haynes SM *et al*. Systematic review: blood pressure target in chronic kidney disease and proteinuria as an effect modifier. *Ann Intern Med* 2011; **154**: 541–548.
8. Agarwal A, Haddad N, Hebert LA. Progression of kidney disease: diagnosis and management. In: Molony DA, Craig JC (eds). *Evidence-based Nephrology*, 1st edn. John Wiley & Sons: Hoboken, NJ, 2008, pp 311–322.
9. National High Blood Pressure Education Program Working Group on High Blood Pressure in Children and Adolescents. The fourth report on the diagnosis, evaluation, and treatment of high blood pressure in children and adolescents. *Pediatrics* 2004; **114**(Suppl 2): 555–576.
10. Wuhl E, Trivelli A, Picca S *et al*. Strict blood-pressure control and progression of renal failure in children. *N Engl J Med* 2009; **361**: 1639–1650.
11. Ogi M, Yokoyama H, Tomosugi N *et al*. Risk factors for infection and immunoglobulin replacement therapy in adult nephrotic syndrome. *Am J Kidney Dis* 1994; **24**: 427–436.
12. Furth SL, Arbus GS, Hogg R *et al*. Varicella vaccination in children with nephrotic syndrome: a report of the Southwest Pediatric Nephrology Study Group. *J Pediatr* 2003; **142**: 145–148.
13. Philibert D, Cattran D. Remission of proteinuria in primary glomerulonephritis: we know the goal but do we know the price? *Nat Clin Pract Nephrol* 2008; **4**: 550–559.
14. McKinney PA, Feltbower RG, Brocklebank JT *et al*. Time trends and ethnic patterns of childhood nephrotic syndrome in Yorkshire, UK. *Pediatr Nephrol* 2001; **16**: 1040–1044.
15. A Report of the International Study of Kidney Disease in Children. Primary nephrotic syndrome in children: clinical significance of histopathologic variants of minimal change and of diffuse mesangial

hypercellularity. *Kidney Int* 1981; **20**: 765–771.

16. Fakhouri F, Bocquet N, Taupin P *et al*. Steroid-sensitive nephrotic syndrome: from childhood to adulthood. *Am J Kidney Dis* 2003; **41**: 550–557.

17. Koskimies O, Vilska J, Rapola J *et al*. Long-term outcome of primary nephrotic syndrome. *Arch Dis Child* 1982; **57**: 544–548.

18. Tarshish P, Tobin JN, Bernstein J *et al*. Prognostic significance of the early course of minimal change nephrotic syndrome: report of the International Study of Kidney Disease in Children. *J Am Soc Nephrol* 1997; **8**: 769–776.

19. Arneil GC. 164 children with nephrosis. *Lancet* 1961; **2**: 1103–1110.

20. Ruth EM, Kemper MJ, Leumann EP *et al*. Children with steroid-sensitive nephrotic syndrome come of age: long-term outcome. *J Pediatr* 2005; **147**: 202–207.

21. Bhimma R, Coovadia HM, Adhikari M. Nephrotic syndrome in South African children: changing perspectives over 20 years. *Pediatr Nephrol* 1997; **11**: 429–434.

22. Kim JS, Bellew CA, Silverstein DM *et al*. High incidence of initial and late steroid resistance in childhood nephrotic syndrome. *Kidney Int* 2005; **68**: 1275–1281.

23. Arneil GC. The nephrotic syndrome. *Pediatr Clin North Am* 1971; **18**: 547–559.

24. Alternate-day versus intermittent prednisone in frequently relapsing nephrotic syndrome. A report of 'Arbeitsgemeinschaft fur Padiatrische Nephrologie'. *Lancet* 1979; **1**: 401–403.

25. Hodson EM, Knight JF, Willis NS *et al*. Corticosteroid therapy for nephrotic syndrome in children. *Cochrane Database Syst Rev* 2005: CD001533.

26. Feber J, Al-Matrafi J, Farhadi E *et al*. Prednisone dosing per body weight or body surface area in children with nephrotic syndrome: is it equivalent? *Pediatr Nephrol* 2009; **24**: 1027–1031.

27. The primary nephrotic syndrome in children. Identification of patients with minimal change nephrotic syndrome from initial response to prednisone. A report of the International Study of Kidney Disease in Children. *J Pediatr* 1981; **98**: 561–564.

28. Short versus standard prednisone therapy for initial treatment of idiopathic nephrotic syndrome in children. Arbeitsgemeinschaft fur Padiatrische Nephrologie. *Lancet* 1988; **1**: 380–383.

29. Alternate-day prednisone is more effective than intermittent prednisone in frequently relapsing nephrotic syndrome. A report of 'Arbeitsgemeinschaft fur Padiatrische Nephrologie'. *Eur J Pediatr* 1981; **135**: 229–237.

30. Broyer M, Guest G, Gagnadoux MF. Growth rate in children receiving alternate-day corticosteroid treatment after kidney transplantation. *J Pediatr* 1992; **120**: 721–725.

31. Letavernier B, Letavernier E, Leroy S *et al*. Prediction of high-degree steroid dependency in pediatric idiopathic nephrotic syndrome. *Pediatr Nephrol* 2008; **23**: 2221–2226.

32. Noer MS. Predictors of relapse in steroid-sensitive nephrotic syndrome. *Southeast Asian J Trop Med Public Health* 2005; **36**: 1313–1320.

33. Lewis MA, Baildom EM, Davis N *et al*. Nephrotic syndrome: from toddlers to twenties. *Lancet* 1989; **1**: 255–259.

34. Andersen RF, Thrane N, Noergaard K *et al*. Early age at debut is a predictor of steroid-dependent and frequent relapsing nephrotic syndrome. *Pediatr Nephrol* 2010; **25**: 1299–1304.

35. Constantinescu AR, Shah HB, Foote EF *et al*. Predicting first-year relapses in children with nephrotic syndrome. *Pediatrics* 2000; **105**: 492–495.

36. Abeyagunawardena AS, Trompeter RS. Increasing the dose of prednisolone during viral infections reduces the risk of relapse in nephrotic syndrome: a randomised controlled trial. *Arch Dis Child* 2008; **93**: 226–228.

37. Gulati A, Sinha A, Sreenivas V et al. Daily corticosteroids reduce infection-associated relapses in frequently relapsing nephrotic syndrome: a randomized controlled trial. *Clin J Am Soc Nephrol* 2011; **6**: 63–69.

38. Elzouki AY, Jaiswal OP. Long-term, small dose prednisone therapy in frequently relapsing nephrotic syndrome of childhood. Effect on remission, statural growth, obesity, and infection rate. *Clin Pediatr (Phila)* 1988; **27**: 387–392.

39. Consensus statement on management and audit potential for steroid responsive nephrotic syndrome. Report of a Workshop by the British Association for Paediatric Nephrology and Research Unit, Royal College of Physicians. *Arch Dis Child* 1994; **70**: 151–157.

40. Bagga A, Ali U, Banerjee S et al. Management of steroid sensitive nephrotic syndrome: revised guidelines. *Indian Pediatr* 2008; **45**: 203–214.

41. Srivastava RN, Vasudev AS, Bagga A et al. Long-term, low-dose prednisolone therapy in frequently relapsing nephrotic syndrome. *Pediatr Nephrol* 1992; **6**: 247–250.

42. Kyrieleis HA, Lowik MM, Pronk I et al. Long-term outcome of biopsy-proven, frequently relapsing minimal-change nephrotic syndrome in children. *Clin J Am Soc Nephrol* 2009; **4**: 1593–1600.

43. Latta K, von Schnakenburg C, Ehrich JH. A meta-analysis of cytotoxic treatment for frequently relapsing nephrotic syndrome in children. *Pediatr Nephrol* 2001; **16**: 271–282.

44. Niaudet P, Habib R, Tete MJ et al. Cyclosporin in the treatment of idiopathic nephrotic syndrome in children. *Pediatr Nephrol* 1987; **1**: 566–573.

45. Boyer O, Moulder JK, Grandin L et al. Short- and long-term efficacy of levamisole as adjunctive therapy in childhood nephrotic syndrome. *Pediatr Nephrol* 2008; **23**: 575–580.

46. Hino S, Takemura T, Okada M et al. Follow-up study of children with nephrotic syndrome treated with a long-term moderate dose of cyclosporine. *Am J Kidney Dis* 1998; **31**: 932–939.

47. Leroy V, Baudouin V, Alberti C et al. Growth in boys with idiopathic nephrotic syndrome on long-term cyclosporin and steroid treatment. *Pediatr Nephrol* 2009; **24**: 2393–2400.

48. Mowry JA, McCarthy ET. Cyclosporine in glomerular disease. *Semin Nephrol* 1996; **16**: 548–554.

49. Hodson EM, Willis NS, Craig JC. Non-corticosteroid treatment for nephrotic syndrome in children. *Cochrane Database Syst Rev* 2008: CD002290.

50. Kyrieleis HA, Levtchenko EN, Wetzels JF. Long-term outcome after cyclophosphamide treatment in children with steroid-dependent and frequently relapsing minimal change nephrotic syndrome. *Am J Kidney Dis* 2007; **49**: 592–597.

51. Azib S, Macher MA, Kwon T et al. Cyclophosphamide in steroid-dependent nephrotic syndrome. *Pediatr Nephrol* 2011; **26**: 927–932.

52. Cyclophosphamide treatment of steroid dependent nephrotic syndrome: comparison of eight week with 12 week course. Report of Arbeitsgemeinschaft fur Padiatrische Nephrologie. *Arch Dis Child* 1987; **62**: 1102–1106.

53. Williams SA, Makker SP, Ingelfinger JR et al. Long-term evaluation of chlorambucil plus prednisone in the idiopathic nephrotic syndrome of

childhood. *N Engl J Med* 1980; **302**: 929–933.

54. Wetzels JF. Cyclophosphamide-induced gonadal toxicity: a treatment dilemma in patients with lupus nephritis? *Neth J Med* 2004; **62**: 347–352.

55. Miller DG. Alkylating agents and human spermatogenesis. *JAMA* 1971; **217**: 1662–1665.

56. Weiss R. Randomized double-blind placebo controlled, multi-center trial of levamisole for children with frequently relapsing/steroid dependent nephrotic syndrome (abstract). *J Am Soc Nephrol* 1993; **4**: 289.

57. Fu LS, Shien CY, Chi CS. Levamisole in steroid-sensitive nephrotic syndrome children with frequent relapses and/or steroid dependency: comparison of daily and every-other-day usage. *Nephron Clin Pract* 2004; **97**: c137–c141.

58. Hafeez F, Ahmed TM, Samina U. Levamisole in steroid dependent and frequently relapsing nephrotic syndrome. *J Coll Physicians Surg Pak* 2006; **16**: 35–37.

59. Kemper MJ, Amon O, Timmermann K et al. [The treatment with levamisole of frequently recurring steroid-sensitive idiopathic nephrotic syndrome in children]. *Dtsch Med Wochenschr* 1998; **123**: 239–243.

60. Palcoux JB, Niaudet P, Goumy P. Side effects of levamisole in children with nephrosis. *Pediatr Nephrol* 1994; **8**: 263–264.

61. Niaudet P. Comparison of cyclosporin and chlorambucil in the treatment of steroid-dependent idiopathic nephrotic syndrome: a multicentre randomized controlled trial. The French Society of Paediatric Nephrology. *Pediatr Nephrol* 1992; **6**: 1–3.

62. Ponticelli C, Edefonti A, Ghio L et al. Cyclosporin versus cyclophosphamide for patients with steroid-dependent and frequently relapsing idiopathic nephrotic syndrome: a multicentre randomized controlled trial. *Nephrol Dial Transplant* 1993; **8**: 1326–1332.

63. Yoshioka K, Ohashi Y, Sakai T et al. A multicenter trial of mizoribine compared with placebo in children with frequently relapsing nephrotic syndrome. *Kidney Int* 2000; **58**: 317–324.

64. El-Husseini A, El-Basuony F, Mahmoud I et al. Long-term effects of cyclosporine in children with idiopathic nephrotic syndrome: a single-centre experience. *Nephrol Dial Transplant* 2005; **20**: 2433–2438.

65. Hulton SA, Neuhaus TJ, Dillon MJ et al. Long-term cyclosporin A treatment of minimal-change nephrotic syndrome of childhood. *Pediatr Nephrol* 1994; **8**: 401–403.

66. Niaudet P, Broyer M, Habib R. Treatment of idiopathic nephrotic syndrome with cyclosporin A in children. *Clin Nephrol* 1991; **35**(Suppl 1): S31–S36.

67. Ishikura K, Ikeda M, Hattori S et al. Effective and safe treatment with cyclosporine in nephrotic children: a prospective, randomized multicenter trial. *Kidney Int* 2008; **73**: 1167–1173.

68. Filler G. How should microemulsified Cyclosporine A (Neoral) therapy in patients with nephrotic syndrome be monitored? *Nephrol Dial Transplant* 2005; **20**: 1032–1034.

69. Sinha MD, MacLeod R, Rigby E et al. Treatment of severe steroid-dependent nephrotic syndrome (SDNS) in children with tacrolimus. *Nephrol Dial Transplant* 2006; **21**: 1848–1854.

70. Dotsch J, Dittrich K, Plank C et al. Is tacrolimus for childhood steroid-dependent nephrotic syndrome better than ciclosporin A? *Nephrol Dial Transplant* 2006; **21**: 1761–1763.

71. Iijima K, Hamahira K, Tanaka R et al. Risk factors for cyclosporine-induced tubulointerstitial lesions in children with minimal change nephrotic syndrome. *Kidney Int* 2002; **61**: 1801–1805.

72. Kranz B, Vester U, Buscher R et al. Cyclosporine-A-induced

nephrotoxicity in children with minimal-change nephrotic syndrome: long-term treatment up to 10 years. *Pediatr Nephrol* 2008; **23**: 581–586.

73. El-Husseini A, El-Basuony F, Mahmoud I *et al.* Impact of the cyclosporine-ketoconazole interaction in children with steroid-dependent idiopathic nephrotic syndrome. *Eur J Clin Pharmacol* 2006; **62**: 3–8.

74. Dorresteijn EM, Kist-van Holthe JE, Levtchenko EN *et al.* Mycophenolate mofetil versus cyclosporine for remission maintenance in nephrotic syndrome. *Pediatr Nephrol* 2008; **23**: 2013–2020.

75. Hogg RJ, Fitzgibbons L, Bruick J *et al.* Clinical trial of mycophenolate mofetil (MMF) for frequent relapsing nephrotic syndrome in children (abstract). *Pediatr Nephrol* 2004; **19**: C66.

76. Afzal K, Bagga A, Menon S *et al.* Treatment with mycophenolate mofetil and prednisolone for steroid-dependent nephrotic syndrome. *Pediatr Nephrol* 2007; **22**: 2059–2065.

77. Barletta GM, Smoyer WE, Bunchman TE *et al.* Use of mycophenolate mofetil in steroid-dependent and -resistant nephrotic syndrome. *Pediatr Nephrol* 2003; **18**: 833–837.

78. Ettenger R, Bartosh S, Choi L *et al.* Pharmacokinetics of enteric-coated mycophenolate sodium in stable pediatric renal transplant recipients. *Pediatr Transplant* 2005; **9**: 780–787.

79. Ravani P, Magnasco A, Edefonti A *et al.* Short-term effects of rituximab in children with steroid- and calcineurin-dependent nephrotic syndrome: a randomized controlled trial. *Clin J Am Soc Nephrol* 2011; **6**: 1308–1315.

80. Guigonis V, Dallocchio A, Baudouin V *et al.* Rituximab treatment for severe steroid- or cyclosporine-dependent nephrotic syndrome: a multicentric series of 22 cases. *Pediatr Nephrol* 2008; **23**: 1269–1279.

81. Prytula A, Iijima K, Kamei K *et al.* Rituximab in refractory nephrotic syndrome. *Pediatr Nephrol* 2010; **25**: 461–468.

82. Chaumais MC, Garnier A, Chalard F *et al.* Fatal pulmonary fibrosis after rituximab administration. *Pediatr Nephrol* 2009; **24**: 1753–1755.

83. Gulati S, Sharma AP, Sharma RK *et al.* Do current recommendations for kidney biopsy in nephrotic syndrome need modifications? *Pediatr Nephrol* 2002; **17**: 404–408.

84. Gulati S, Sural S, Sharma RK *et al.* Spectrum of adolescent-onset nephrotic syndrome in Indian children. *Pediatr Nephrol* 2001; **16**: 1045–1048.

85. Baqi N, Singh A, Balachandra S *et al.* The paucity of minimal change disease in adolescents with primary nephrotic syndrome. *Pediatr Nephrol* 1998; **12**: 105–107.

86. Gipson DS, Chin H, Presler TP *et al.* Differential risk of remission and ESRD in childhood FSGS. *Pediatr Nephrol* 2006; **21**: 344–349.

87. Gorensek MJ, Lebel MH, Nelson JD. Peritonitis in children with nephrotic syndrome. *Pediatrics* 1988; **81**: 849–856.

88. Ulinski T, Leroy S, Dubrel M *et al.* High serological response to pneumococcal vaccine in nephrotic children at disease onset on high-dose prednisone. *Pediatr Nephrol* 2008; **23**: 1107–1113.

89. Aoun B, Wannous H, Azema C *et al.* Polysaccharide pneumococcal vaccination of nephrotic children at disease onset-long-term data. *Pediatr Nephrol* 2010; **25**: 1773–1774.

90. The Australian immunisation handbook. Australian Government Department of Health and Ageing, Office of Health Protection: Woden, ACT, 2008.

91. American Academy of Pediatrics. Section1: Active and passive immunization. In: Pickering LK, Baker CJ, Long SS, McMillan JA (eds). *Red Book: 2006 Report of the Committee on Infectious Diseases*, 27th edn. Elk Grove Village, IL, 2006, pp 1–103.

92. Trachtman H, Fine R, Friedman A *et al.* Quality of life in children with

focal segmental glomerulosclerosis: baseline findings. Report of the FSGS clinical trial (CT) (abstract). *J Am Soc Nephrol* 2009; **20**: 147A.

93. Kerlin BA, Blatt NB, Fuh B *et al.* Epidemiology and risk factors for thromboembolic complications of childhood nephrotic syndrome: a Midwest Pediatric Nephrology Consortium (MWPNC) study. *J Pediatr* 2009; **155**: 105–110 , 110 e101.

94. Soeiro EM, Koch VH, Fujimura MD *et al.* Influence of nephrotic state on the infectious profile in childhood idiopathic nephrotic syndrome. *Rev Hosp Clin Fac Med Sao Paulo* 2004; **59**: 273–278.

95. Uncu N, Bulbul M, Yildiz N *et al.* Primary peritonitis in children with nephrotic syndrome: results of a 5-year multicenter study. *Eur J Pediatr* 2010; **169**: 73–76.

96. USRDS 2003. *Annual data report: Atlas of end-stage renal disease in the United States.* US Renal Data System, National Institutes of Health, National Institute of Diabetes and Digestive and Kidney Diseases: Bethesda, MD, 2003.

97. Prospective, controlled trial of cyclophosphamide therapy in children with nephrotic syndrome. Report of the International study of Kidney Disease in Children. *Lancet* 1974; **2**: 423–427.

98. Tarshish P, Tobin JN, Bernstein J *et al.* Cyclophosphamide does not benefit patients with focal segmental glomerulosclerosis. A report of the International Study of Kidney Disease in Children. *Pediatr Nephrol* 1996; **10**: 590–593.

99. Gipson DS, Massengill SF, Yao L *et al.* Management of childhood onset nephrotic syndrome. *Pediatrics* 2009; **124**: 747–757.

100. Abrantes MM, Cardoso LS, Lima EM *et al.* Predictive factors of chronic kidney disease in primary focal segmental glomerulosclerosis. *Pediatr Nephrol* 2006; **21**: 1003–1012.

101. Chitalia VC, Wells JE, Robson RA *et al.* Predicting renal survival in primary focal glomerulosclerosis from the time of presentation. *Kidney Int* 1999; **56**: 2236–2242.

102. Cosio FG, Hernandez RA. Favorable prognostic significance of raised serum C3 concentration in patients with idiopathic focal glomerulosclerosis. *Clin Nephrol* 1996; **45**: 146–152.

103. Troyanov S, Wall CA, Miller JA *et al.* Focal and segmental glomerulosclerosis: definition and relevance of a partial remission. *J Am Soc Nephrol* 2005; **16**: 1061–1068.

104. Hogg RJ, Furth S, Lemley KV *et al.* National Kidney Foundation's Kidney Disease Outcomes Quality Initiative clinical practice guidelines for chronic kidney disease in children and ddolescents: evaluation, classification, and stratification. *Pediatrics* 2003; **111**: 1416–1421.

105. Chernin G, Heeringa SF, Gbadegesin R *et al.* Low prevalence of NPHS2 mutations in African American children with steroid-resistant nephrotic syndrome. *Pediatr Nephrol* 2008; **23**: 1455–1460.

106. Karle SM, Uetz B, Ronner V *et al.* Novel mutations in NPHS2 detected in both familial and sporadic steroid-resistant nephrotic syndrome. *J Am Soc Nephrol* 2002; **13**: 388–393.

107. Faul C, Donnelly M, Merscher-Gomez S *et al.* The actin cytoskeleton of kidney podocytes is a direct target of the antiproteinuric effect of cyclosporine A. *Nat Med* 2008; **14**: 931–938.

108. Garin EH, Orak JK, Hiott KL *et al.* Cyclosporine therapy for steroid-resistant nephrotic syndrome. A controlled study. *Am J Dis Child* 1988; **142**: 985–988.

109. Lieberman KV, Tejani A. A randomized double-blind placebo-controlled trial of cyclosporine in steroid-resistant idiopathic focal segmental glomerulosclerosis in children. *J Am Soc Nephrol* 1996; **7**: 56–63.

110. Ponticelli C, Rizzoni G, Edefonti A *et al.* A randomized trial of

345

cyclosporine in steroid-resistant idiopathic nephrotic syndrome. *Kidney Int* 1993; **43**: 1377–1384.

111. Gipson DS, Trachtman H, Kaskel FJ et al. Clinical trial of focal segmental glomerulosclerosis in children and young adults. *Kidney Int* 2011; **80**: 868–878.

112. Caridi G, Perfumo F, Ghiggeri GM. NPHS2 (Podocin) mutations in nephrotic syndrome. Clinical spectrum and fine mechanisms. *Pediatr Res* 2005; **57**: 54R–61R.

113. Choudhry S, Bagga A, Hari P et al. Efficacy and safety of tacrolimus versus cyclosporine in children with steroid-resistant nephrotic syndrome: a randomized controlled trial. *Am J Kidney Dis* 2009; **53**: 760–769.

114. Winn MP. Not all in the family: mutations of podocin in sporadic steroid-resistant nephrotic syndrome. *J Am Soc Nephrol* 2002; **13**: 577–579.

115. Bagga A, Mudigoudar BD, Hari P et al. Enalapril dosage in steroid-resistant nephrotic syndrome. *Pediatr Nephrol* 2004; **19**: 45–50.

116. Li Z, Duan C, He J et al. Mycophenolate mofetil therapy for children with steroid-resistant nephrotic syndrome. *Pediatr Nephrol* 2010; **25**: 883–888.

117. Hari P, Bagga A, Mantan M. Short term efficacy of intravenous dexamethasone and methylprednisolone therapy in steroid resistant nephrotic syndrome. *Indian Pediatr* 2004; **41**: 993–1000.

118. de Mello VR, Rodrigues MT, Mastrocinque TH et al. Mycophenolate mofetil in children with steroid/cyclophosphamide-resistant nephrotic syndrome. *Pediatr Nephrol* 2010; **25**: 453–460.

119. Hodson EM, Craig JC. Therapies for steroid-resistant nephrotic syndrome. *Pediatr Nephrol* 2008; **23**: 1391–1394.

120. Plank C, Kalb V, Hinkes B et al. Cyclosporin A is superior to cyclophosphamide in children with steroid-resistant nephrotic syndrome-a randomized controlled multicentre trial by the Arbeitsgemeinschaft fur Padiatrische Nephrologie. *Pediatr Nephrol* 2008; **23**: 1483–1493.

121. Nachman PH, Jennette JC, Falk RJ. Primary glomerular diseases. In: Brenner BM (ed). *Brenner and Rector's The Kidney*, 8th edn. Saunders/ Elsevier: Philadelphia, PA, 2008, pp 987–1066.

122. Arneil GC, Lam CN. Long-term assessment of steroid therapy in childhood nephrosis. *Lancet* 1966; **2**: 819–821.

123. Black DA, Rose G, Brewer DB. Controlled trial of prednisone in adult patients with the nephrotic syndrome. *Br Med J* 1970; **3**: 421–426.

124. Coggins CH. Adult minimal change nephropathy: experience of the collaborative study of glomerular disease. *Trans Am Clin Climatol Assoc* 1986; **97**: 18–26.

125. Huang JJ, Hsu SC, Chen FF et al. Adult-onset minimal change disease among Taiwanese: clinical features, therapeutic response, and prognosis. *Am J Nephrol* 2001; **21**: 28–34.

126. Radhakrishnan J, Appel AS, Valeri A et al. The nephrotic syndrome, lipids, and risk factors for cardiovascular disease. *Am J Kidney Dis* 1993; **22**: 135–142.

127. McIntyre P, Craig JC. Prevention of serious bacterial infection in children with nephrotic syndrome. *J Paediatr Child Health* 1998; **34**: 314–317.

128. Mahmoodi BK, ten Kate MK, Waanders F et al. High absolute risks and predictors of venous and arterial thromboembolic events in patients with nephrotic syndrome: results from a large retrospective cohort study. *Circulation* 2008; **117**: 224–230.

129. Mak SK, Short CD, Mallick NP. Long-term outcome of adult-onset minimal-change nephropathy. *Nephrol Dial Transplant* 1996; **11**: 2192–2201.

130. Waldman M, Crew RJ, Valeri A et al. Adult minimal-change disease: clinical characteristics, treatment, and outcomes. Clin J Am Soc Nephrol 2007; **2**: 445–453.

131. Korbet SM, Schwartz MM, Lewis EJ. Minimal-change glomerulopathy of adulthood. Am J Nephrol 1988; **8**: 291–297.

132. Nolasco F, Cameron JS, Heywood EF et al. Adult-onset minimal change nephrotic syndrome: a long-term follow-up. Kidney Int 1986; **29**: 1215–1223.

133. Tse KC, Lam MF, Yip PS et al. Idiopathic minimal change nephrotic syndrome in older adults: steroid responsiveness and pattern of relapses. Nephrol Dial Transplant 2003; **18**: 1316–1320.

134. Appel GB, Radhakrishnan J, d'Agati V. Secondary glomerular diseases. In: Brenner BM (ed). Brenner and Rector's The Kidney, 8th edn. Saunders/Elsevier: Philadelphia, PA, 2008, pp 1067–1146.

135. Hodson EM, Willis NS, Craig JC. Corticosteroid therapy for nephrotic syndrome in children. Cochrane Database Syst Rev 2007: CD001533.

136. Palmer SC, Nand K, Strippoli GF. Interventions for minimal change disease in adults with nephrotic syndrome. Cochrane Database Syst Rev 2008: CD001537.

137. Al-Khader AA, Lien JW, Aber GM. Cyclophosphamide alone in the treatment of adult patients with minimal change glomerulonephritis. Clin Nephrol 1979; **11**: 26–30.

138. Uldall PR, Feest TG, Morley AR et al. Cyclophosphamide therapy in adults with minimal-change nephrotic syndrome. Lancet 1972; **1**: 1250–1253.

139. Matsumoto H, Nakao T, Okada T et al. Favorable outcome of low-dose cyclosporine after pulse methylprednisolone in Japanese adult minimal-change nephrotic syndrome. Intern Med 2004; **43**: 668–673.

140. Li X, Li H, Chen J et al. Tacrolimus as a steroid-sparing agent for adults with steroid-dependent minimal change nephrotic syndrome. Nephrol Dial Transplant 2008; **23**: 1919–1925.

141. Meyrier A, Condamin MC, Broneer D. Treatment of adult idiopathic nephrotic syndrome with cyclosporin A: minimal-change disease and focal-segmental glomerulosclerosis. Collaborative Group of the French Society of Nephrology. Clin Nephrol 1991; **35**(Suppl 1): S37–S42.

142. Eguchi A, Takei T, Yoshida T et al. Combined cyclosporine and prednisolone therapy in adult patients with the first relapse of minimal-change nephrotic syndrome. Nephrol Dial Transplant 2010; **25**: 124–129.

143. Meyrier A, Niaudet P, Brodehl J. Optimal use of Sandimmun in Nephrotic Syndrome. Springer: Berlin, Germany, 1993.

144. Meyrier A, Noel LH, Auriche P et al. Long-term renal tolerance of cyclosporin A treatment in adult idiopathic nephrotic syndrome. Collaborative Group of the Societe de Nephrologie. Kidney Int 1994; **45**: 1446–1456.

145. Choi MJ, Eustace JA, Gimenez LF et al. Mycophenolate mofetil treatment for primary glomerular diseases. Kidney Int 2002; **61**: 1098–1114.

146. Fujinaga S, Ohtomo Y, Hirano D et al. Mycophenolate mofetil therapy for childhood-onset steroid dependent nephrotic syndrome after long-term cyclosporine: extended experience in a single center. Clin Nephrol 2009; **72**: 268–273.

147. Siu YP, Tong MK, Leung K et al. The use of enteric-coated mycophenolate sodium in the treatment of relapsing and steroid-dependent minimal change disease. J Nephrol 2008; **21**: 127–131.

148. Jennette JC, Falk RJ. Adult minimal change glomerulopathy with acute renal failure. Am J Kidney Dis 1990; **16**: 432–437.

149. Lechner BL, Bockenhauer D, Iragorri S et al. The risk of cardiovascular disease in adults who have had childhood nephrotic syndrome.

Pediatr Nephrol 2004; **19**: 744–748.

150. Yalavarthy R, Smith ML, Edelstein C. Acute kidney injury complicating minimal change disease: the case for careful use of diuretics and angiotensin-converting enzyme inhibitors. *Nephrology (Carlton)* 2007; **12**: 529–531.

151. Colquitt JL, Kirby J, Green C et al. The clinical effectiveness and cost-effectiveness of treatments for children with idiopathic steroid-resistant nephrotic syndrome: a systematic review. *Health Technol Assess* 2007; **11**: iii–iiv, ix–xi, 1–93.

152. D'Agati V. Pathologic classification of focal segmental glomerulo-sclerosis. *Semin Nephrol* 2003; **23**: 117–134.

153. Braden GL, Mulhern JG, O'Shea MH et al. Changing incidence of glomerular diseases in adults. *Am J Kidney Dis* 2000; **35**: 878–883.

154. Haas M, Meehan SM, Karrison TG et al. Changing etiologies of unexplained adult nephrotic syndrome: a comparison of renal biopsy findings from 1976 to 1979 and 1995 to 1997. *Am J Kidney Dis* 1997; **30**: 621–631.

155. Deegens JK, Steenbergen EJ, Wetzels JF. Review on diagnosis and treatment of focal segmental glomerulosclerosis. *Neth J Med* 2008; **66**: 3–12.

156. Deegens JK, Dijkman HB, Borm GF et al. Podocyte foot process effacement as a diagnostic tool in focal segmental glomerulosclerosis. *Kidney Int* 2008; **74**: 1568–1576.

157. Aucella F, De Bonis P, Gatta G et al. Molecular analysis of NPHS2 and ACTN4 genes in a series of 33 Italian patients affected by adult-onset nonfamilial focal segmental glomerulosclerosis. *Nephron Clin Pract* 2005; **99**: c31–c36.

158. Caridi G, Bertelli R, Scolari F et al. Podocin mutations in sporadic focal-segmental glomerulosclerosis occurring in adulthood. *Kidney Int* 2003; **64**: 365.

159. Gigante M, Pontrelli P, Montemurno E et al. CD2AP mutations are associated with sporadic nephrotic syndrome and focal segmental glomerulosclerosis (FSGS). *Nephrol Dial Transplant* 2009; **24**: 1858–1864.

160. He N, Zahirieh A, Mei Y et al. Recessive NPHS2 (Podocin) mutations are rare in adult-onset idiopathic focal segmental glomerulosclerosis. *Clin J Am Soc Nephrol* 2007; **2**: 31–37.

161. Machuca E, Hummel A, Nevo F et al. Clinical and epidemiological assessment of steroid-resistant nephrotic syndrome associated with the NPHS2 R229Q variant. *Kidney Int* 2009; **75**: 727–735.

162. Santin S, Ars E, Rossetti S et al. TRPC6 mutational analysis in a large cohort of patients with focal segmental glomerulosclerosis. *Nephrol Dial Transplant* 2009; **24**: 3089–3096.

163. Santin S, Garcia-Maset R, Ruiz P et al. Nephrin mutations cause childhood- and adult-onset focal segmental glomerulosclerosis. *Kidney Int* 2009; **76**: 1268–1276.

164. Genovese G, Friedman DJ, Ross MD et al. Association of trypanolytic ApoL1 variants with kidney disease in African Americans. *Science* 2010; **329**: 841–845.

165. Cameron JS, Turner DR, Ogg CS et al. The long-term prognosis of patients with focal segmental glomerulosclerosis. *Clin Nephrol* 1978; **10**: 213–218.

166. Korbet SM, Schwartz MM, Lewis EJ. Primary focal segmental glomerulosclerosis: clinical course and response to therapy. *Am J Kidney Dis* 1994; **23**: 773–783.

167. Velosa JA, Donadio Jr JV, Holley KE. Focal sclerosing glomerulonephro-pathy: a clinicopathologic study. *Mayo Clin Proc* 1975; **50**: 121–133.

168. Banfi G, Moriggi M, Sabadini E et al. The impact of prolonged immunosuppression on the outcome of idiopathic focal-segmental glomerulosclerosis with nephrotic syndrome. A collaborative retrospective study. Clin Nephrol 1991; **36**: 53–59.

169. Cattran DC, Rao P. Long-term outcome in children and adults with classic focal segmental glomerulosclerosis. Am J Kidney Dis 1998; **32**: 72–79.

170. Korbet SM. Treatment of primary focal segmental glomerulosclerosis. Kidney Int 2002; **62**: 2301–2310.

171. Rydel JJ, Korbet SM, Borok RZ et al. Focal segmental glomerular sclerosis in adults: presentation, course, and response to treatment. Am J Kidney Dis 1995; **25**: 534–542.

172. Goumenos DS, Tsagalis G, El Nahas AM et al. Immunosuppressive treatment of idiopathic focal segmental glomerulosclerosis: a five-year follow-up study. Nephron Clin Pract 2006; **104**: c75–c82.

173. Pei Y, Cattran D, Delmore T et al. Evidence suggesting under-treatment in adults with idiopathic focal segmental glomerulosclerosis. Regional Glomerulonephritis Registry Study. Am J Med 1987; **82**: 938–944.

174. Stirling CM, Mathieson P, Boulton-Jones JM et al. Treatment and outcome of adult patients with primary focal segmental glomerulosclerosis in five UK renal units. QJM 2005; **98**: 443–449.

175. Wehrmann M, Bohle A, Held H et al. Long-term prognosis of focal sclerosing glomerulonephritis. An analysis of 250 cases with particular regard to tubulointerstitial changes. Clin Nephrol 1990; **33**: 115–122.

176. Caridi G, Gigante M, Ravani P et al. Clinical features and long-term outcome of nephrotic syndrome associated with heterozygous NPHS1 and NPHS2 mutations. Clin J Am Soc Nephrol 2009; **4**: 1065–1072.

177. Beaufils H, Alphonse JC, Guedon J et al. Focal glomerulosclerosis: natural history and treatment. A report of 70 cases. Nephron 1978; **21**: 75–85.

178. Praga M, Martinez MA, Andres A et al. Acute renal failure and tubular dysfunction associated with minimal change nephrotic syndrome. Nephrol Dial Transplant 1989; **4**: 914–916.

179. Deegens JK, Assmann KJ, Steenbergen EJ et al. Idiopathic focal segmental glomerulosclerosis: a favourable prognosis in untreated patients? Neth J Med 2005; **63**: 393–398.

180. Gupta K, Iskandar SS, Daeihagh P et al. Distribution of pathologic findings in individuals with nephrotic proteinuria according to serum albumin. Nephrol Dial Transplant 2008; **23**: 1595–1599.

181. Duncan N, Dhaygude A, Owen J et al. Treatment of focal and segmental glomerulosclerosis in adults with tacrolimus monotherapy. Nephrol Dial Transplant 2004; **19**: 3062–3067.

182. Cattran DC, Alexopoulos E, Heering P et al. Cyclosporin in idiopathic glomerular disease associated with the nephrotic syndrome : workshop recommendations. Kidney Int 2007; **72**: 1429–1447.

183. Shiiki H, Nishino T, Uyama H et al. Clinical and morphological predictors of renal outcome in adult patients with focal and segmental glomerulosclerosis (FSGS). Clin Nephrol 1996; **46**: 362–368.

184. Braun N, Schmutzler F, Lange C et al. Immunosuppressive treatment for focal segmental glomerulosclerosis in adults. Cochrane Database of Systematic Reviews 2008: CD003233.

185. Cattran DC, Appel GB, Hebert LA et al. A randomized trial of cyclosporine in patients with steroid-resistant focal segmental glomerulosclerosis. North America Nephrotic Syndrome Study Group. Kidney Int 1999; **56**: 2220–2226.

186. Ghiggeri GM, Catarsi P, Scolari F et al. Cyclosporine in patients with steroid-resistant nephrotic syndrome: an open-label, nonrandomized, retrospective study. Clin Ther 2004; **26**: 1411–1418.

参考文献

187. Heering P, Braun N, Mullejans R et al. Cyclosporine A and chlorambucil in the treatment of idiopathic focal segmental glomerulosclerosis. *Am J Kidney Dis* 2004; **43**: 10–18.
188. Ittel TH, Clasen W, Fuhs M et al. Long-term ciclosporine A treatment in adults with minimal change nephrotic syndrome or focal segmental glomerulosclerosis. *Clin Nephrol* 1995; **44**: 156–162.
189. Melocoton TL, Kamil ES, Cohen AH et al. Long-term cyclosporine A treatment of steroid-resistant and steroid-dependent nephrotic syndrome. *Am J Kidney Dis* 1991; **18**: 583–588.
190. Segarra A, Vila J, Pou L et al. Combined therapy of tacrolimus and corticosteroids in cyclosporin-resistant or -dependent idiopathic focal glomerulosclerosis: a preliminary uncontrolled study with prospective follow-up. *Nephrol Dial Transplant* 2002; **17**: 655–662.
191. Abe S, Amagasaki Y, Konishi K et al. Idiopathic membranous glomerulonephritis: aspects of geographical differences. *J Clin Pathol* 1986; **39**: 1193–1198.
192. Cahen R, Francois B, Trolliet P et al. Aetiology of membranous glomerulonephritis: a prospective study of 82 adult patients. *Nephrol Dial Transplant* 1989; **4**: 172–180.
193. Schwartz MM. Membranous glomerulonephritis. In: Jennette JC, Olson JL, Schwartz MM (eds). *Heptinstall's Pathology of the Kidney*, 6th edn, vol. 1. Lippincott Williams & Wilkins: Philadelphia, PA, 2007, pp 205–251.
194. Kuroki A, Shibata T, Honda H et al. Glomerular and serum IgG subclasses in diffuse proliferative lupus nephritis, membranous lupus nephritis, and idiopathic membranous nephropathy. *Intern Med* 2002; **41**: 936–942.
195. Ohtani H, Wakui H, Komatsuda A et al. Distribution of glomerular IgG subclass deposits in malignancy-associated membranous nephropathy. *Nephrol Dial Transplant* 2004; **19**: 574–579.
196. Zeng CH, Chen HM, Wang RS et al. Etiology and clinical characteristics of membranous nephropathy in Chinese patients. *Am J Kidney Dis* 2008; **52**: 691–698.
197. Honkanen E. Survival in idiopathic membranous glomerulonephritis. *Clin Nephrol* 1986; **25**: 122–128.
198. Ehrenreich T, Porush JG, Churg J et al. Treatment of idiopathic membranous nephropathy. *N Engl J Med* 1976; **295**: 741–746.
199. Lefaucheur C, Stengel B, Nochy D et al. Membranous nephropathy and cancer: Epidemiologic evidence and determinants of high-risk cancer association. *Kidney Int* 2006; **70**: 1510–1517.
200. Beck Jr LH, Bonegio RG, Lambeau G et al. M-type phospholipase A2 receptor as target antigen in idiopathic membranous nephropathy. *N Engl J Med* 2009; **361**: 11–21.
201. Glassock RJ. Secondary membranous glomerulonephritis. *Nephrol Dial Transplant* 1992; **7**(Suppl 1): 64–71.
202. Gluck MC, Gallo G, Lowenstein J et al. Membranous glomerulonephritis. Evolution of clinical and pathologic features. *Ann Intern Med* 1973; **78**: 1–12.
203. Burstein DM, Korbet SM, Schwartz MM. Membranous glomerulonephritis and malignancy. *Am J Kidney Dis* 1993; **22**: 5–10.
204. Jha V, Ganguli A, Saha TK et al. A randomized, controlled trial of steroids and cyclophosphamide in adults with nephrotic syndrome caused by idiopathic membranous nephropathy. *J Am Soc Nephrol* 2007; **18**: 1899–1904.
205. Passerini P, Ponticelli C. Membranous nephropathy. In: Ponticelli C, Glassock R (eds). *Treatment of Primary Glomerulonephritis*, 2nd edn. Oxford University Press: Oxford, UK, 2009, pp 261–312.
206. Glassock RJ. Diagnosis and natural course of membranous nephropathy. *Semin Nephrol* 2003; **23**: 324–332.

207. Cameron JS. Membranous nephropathy and its treatment. *Nephrol Dial Transplant* 1992; **7**(Suppl 1): 72–79.

208. Cattran DC. Idiopathic membranous glomerulonephritis. *Kidney Int* 2001; **59**: 1983–1994.

209. Donadio Jr JV, Torres VE, Velosa JA *et al*. Idiopathic membranous nephropathy: the natural history of untreated patients. *Kidney Int* 1988; **33**: 708–715.

210. Erwin DT, Donadio Jr JV, Holley KE. The clinical course of idiopathic membranous nephropathy. *Mayo Clin Proc* 1973; **48**: 697–712.

211. Hopper Jr J, Trew PA, Biava CG. Membranous nephropathy: its relative benignity in women. *Nephron* 1981; **29**: 18–24.

212. Murphy BF, Fairley KF, Kincaid-Smith PS. Idiopathic membranous glomerulonephritis: long-term follow-up in 139 cases. *Clin Nephrol* 1988; **30**: 175–181.

213. Row PG, Cameron JS, Turner DR *et al*. Membranous nephropathy. Long-term follow-up and association with neoplasia. *Q J Med* 1975; **44**: 207–239.

214. Schieppati A, Mosconi L, Perna A *et al*. Prognosis of untreated patients with idiopathic membranous nephropathy. *N Engl J Med* 1993; **329**: 85–89.

215. Polanco N, Gutierrez E, Covarsi A *et al*. Spontaneous remission of nephrotic syndrome in idiopathic membranous nephropathy. *J Am Soc Nephrol* 2010; **21**: 697–704.

216. Cattran D. Management of membranous nephropathy: when and what for treatment. *J Am Soc Nephrol* 2005; **16**: 1188–1194.

217. Cattran DC, Reich HN, Beanlands HJ *et al*. The impact of sex in primary glomerulonephritis. *Nephrol Dial Transplant* 2008; **23**: 2247–2253.

218. Pei Y, Cattran D, Greenwood C. Predicting chronic renal insufficiency in idiopathic membranous glomerulonephritis. *Kidney Int* 1992; **42**: 960–966.

219. Cattran DC, Pei Y, Greenwood CM *et al*. Validation of a predictive model of idiopathic membranous nephropathy: its clinical and research implications. *Kidney Int* 1997; **51**: 901–907.

220. Fervenza FC, Sethi S, Specks U. Idiopathic membranous nephropathy: diagnosis and treatment. *Clin J Am Soc Nephrol* 2008; **3**: 905–919.

221. Laluck Jr BJ, Cattran DC. Prognosis after a complete remission in adult patients with idiopathic membranous nephropathy. *Am J Kidney Dis* 1999; **33**: 1026–1032.

222. Troyanov S, Wall CA, Miller JA *et al*. Idiopathic membranous nephropathy: definition and relevance of a partial remission. *Kidney Int* 2004; **66**: 1199–1205.

223. Kosmadakis G, Filiopoulos V, Georgoulias C *et al*. Comparison of the influence of angiotensin-converting enzyme inhibitor lisinopril and angiotensin II receptor antagonist losartan in patients with idiopathic membranous nephropathy and nephrotic syndrome. *Scand J Urol Nephrol* 2010; **44**: 251–256.

224. Reichert LJ, Koene RA, Wetzels JF. Urinary excretion of beta 2-microglobulin predicts renal outcome in patients with idiopathic membranous nephropathy. *J Am Soc Nephrol* 1995; **6**: 1666–1669.

225. Reichert LJ, Koene RA, Wetzels JF. Urinary IgG excretion as a prognostic factor in idiopathic membranous nephropathy. *Clin Nephrol* 1997; **48**: 79–84.

226. Donadio Jr JV, Holley KE, Anderson CF *et al*. Controlled trial of cyclophosphamide in idiopathic membranous nephropathy. *Kidney Int* 1974; **6**: 431–439.

227. Murphy BF, McDonald I, Fairley KF *et al*. Randomized controlled

trial of cyclophosphamide, warfarin and dipyridamole in idiopathic membranous glomerulonephritis. *Clin Nephrol* 1992; **37**: 229–234.

228. Shearman JD, Yin ZG, Aarons I *et al*. The effect of treatment with prednisolone or cyclophosphamide-warfarin-dipyridamole combination on the outcome of patients with membranous nephropathy. *Clin Nephrol* 1988; **30**: 320–329.

229. Ponticelli C, Zucchelli P, Imbasciati E *et al*. Controlled trial of methylprednisolone and chlorambucil in idiopathic membranous nephropathy. *N Engl J Med* 1984; **310**: 946–950.

230. Falk RJ, Hogan SL, Muller KE *et al*. Treatment of progressive membranous glomerulopathy. A randomized trial comparing cyclophosphamide and corticosteroids with corticosteroids alone. The Glomerular Disease Collaborative Network. *Ann Intern Med* 1992; **116**: 438–445.

231. McQuarrie EP, Stirling CM, Geddes CC. Idiopathic membranous nephropathy and nephrotic syndrome: outcome in the era of evidence-based treatment. *Nephrol Dial Transplant* 2012; **27**: 235–242.

232. Ponticelli C, Zucchelli P, Passerini P *et al*. A randomized trial of methylprednisolone and chlorambucil in idiopathic membranous nephropathy. *N Engl J Med* 1989; **320**: 8–13.

233. Ponticelli C, Zucchelli P, Passerini P *et al*. A 10-year follow-up of a randomized study with methylprednisolone and chlorambucil in membranous nephropathy. *Kidney Int* 1995; **48**: 1600–1604.

234. Ponticelli C, Zucchelli P, Passerini P *et al*. Methylprednisolone plus chlorambucil as compared with methylprednisolone alone for the treatment of idiopathic membranous nephropathy. The Italian Idiopathic Membranous Nephropathy Treatment Study Group. *N Engl J Med* 1992; **327**: 599–603.

235. Ponticelli C, Altieri P, Scolari F *et al*. A randomized study comparing methylprednisolone plus chlorambucil versus methylprednisolone plus cyclophosphamide in idiopathic membranous nephropathy. *J Am Soc Nephrol* 1998; **9**: 444–450.

236. Hogan SL, Muller KE, Jennette JC *et al*. A review of therapeutic studies of idiopathic membranous glomerulopathy. *Am J Kidney Dis* 1995; **25**: 862–875.

237. Imperiale TF, Goldfarb S, Berns JS. Are cytotoxic agents beneficial in idiopathic membranous nephropathy? A meta-analysis of the controlled trials. *J Am Soc Nephrol* 1995; **5**: 1553–1558.

238. Jindal K, West M, Bear R *et al*. Long-term benefits of therapy with cyclophosphamide and prednisone in patients with membranous glomerulonephritis and impaired renal function. *Am J Kidney Dis* 1992; **19**: 61–67.

239. Perna A, Schieppati A, Zamora J *et al*. Immunosuppressive treatment for idiopathic membranous nephropathy: a systematic review. *Am J Kidney Dis* 2004; **44**: 385–401.

240. West ML, Jindal KK, Bear RA *et al*. A controlled trial of cyclophosphamide in patients with membranous glomerulonephritis. *Kidney Int* 1987; **32**: 579–584.

241. Hofstra JM, Branten AJ, Wirtz JJ *et al*. Early versus late start of immunosuppressive therapy in idiopathic membranous nephropathy: a randomized controlled trial. *Nephrol Dial Transplant* 2010; **25**: 129–136.

242. Branten AJ, Reichert LJ, Koene RA *et al*. Oral cyclophosphamide versus chlorambucil in the treatment of patients with membranous nephropathy and renal insufficiency. *QJM* 1998; **91**: 359–366.

243. du Buf-Vereijken PW, Branten AJ, Wetzels JF. Cytotoxic therapy for membranous nephropathy and renal insufficiency: improved renal survival but high relapse rate. *Nephrol Dial Transplant* 2004; **19**: 1142–1148.

244. Rose GA, Black DAK, Members of Working Party. Controlled trial of azathioprine and prednisone in chronic renal disease. Report by Medical Research Council Working Party. Br Med J 1971; 2: 239–241.

245. Western Canadian Glomerulonephritis Study Group. Controlled trial of azathioprine in the nephrotic syndrome secondary to idiopathic membranous glomerulonephritis. Can Med Assoc J 1976; 115: 1209–1210.

246. Lagrue G, Bernard D, Bariety J et al. [Treatment with chlorambucil and azathioprine in primary glomerulonephritis. Results of a 'controlled' study]. J Urol Nephrol (Paris) 1975; 81: 655–672.

247. Ambalavanan S, Fauvel JP, Sibley RK et al. Mechanism of the antiproteinuric effect of cyclosporine in membranous nephropathy. J Am Soc Nephrol 1996; 7: 290–298.

248. Guasch A, Suranyi M, Newton L et al. Short-term responsiveness of membranous glomerulopathy to cyclosporine. Am J Kidney Dis 1992; 20: 472–481.

249. Cattran DC, Appel GB, Hebert LA et al. Cyclosporine in patients with steroid-resistant membranous nephropathy: a randomized trial. Kidney Int 2001; 59: 1484–1490.

250. Alexopoulos E, Papagianni A, Tsamelashvili M et al. Induction and long-term treatment with cyclospiorin A in membranous glomerulonephritis with the nephrotic syndrome (abstract). J Am Soc Nephrol 2005; 16: 780A.

251. Cattran DC, Greenwood C, Ritchie S et al. A controlled trial of cyclosporine in patients with progressive membranous nephropathy. Canadian Glomerulonephritis Study Group. Kidney Int 1995; 47: 1130–1135.

252. DeSanto NG, Capodicasa G, Giordano C. Treatment of idiopathic membranous nephropathy unresponsive to methylprednisolone and chlorambucil with cyclosporin. Am J Nephrol 1987; 7: 74–76.

253. Rostoker G, Belghiti D, Ben Maadi A et al. Long-term cyclosporin A therapy for severe idiopathic membranous nephropathy. Nephron 1993; 63: 335–341.

254. Praga M, Barrio V, Juarez GF et al. Tacrolimus monotherapy in membranous nephropathy: a randomized controlled trial. Kidney Int 2007; 71: 924–930.

255. Bruns FJ, Adler S, Fraley DS et al. Sustained remission of membranous glomerulonephritis after cyclophosphamide and prednisone. Ann Intern Med 1991; 114: 725–730.

256. Mathieson PW, Turner AN, Maidment CG et al. Prednisolone and chlorambucil treatment in idiopathic membranous nephropathy with deteriorating renal function. Lancet 1988; 2: 869–872.

257. Torres A, Dominguez-Gil B, Carreno A et al. Conservative versus immunosuppressive treatment of patients with idiopathic membranous nephropathy. Kidney Int 2002; 61: 219–227.

258. Warwick GL, Geddes CG, Boulton-Jones JM. Prednisolone and chlorambucil therapy for idiopathic membranous nephropathy with progressive renal failure. Q J Med 1994; 87: 223–229.

259. Chen M, Li H, Li XY et al. Tacrolimus combined with corticosteroids in treatment of nephrotic idiopathic membranous nephropathy: a multicenter randomized controlled trial. Am J Med Sci 2010; 339: 233–238.

260. A controlled study of short-term prednisone treatment in adults with membranous nephropathy. Collaborative Study of the Adult Idiopathic Nephrotic Syndrome. N Engl J Med 1979; 301: 1301–1306.

261. Cattran DC, Delmore T, Roscoe J et al. A randomized controlled trial of prednisone in patients with idiopathic membranous nephropathy. N Engl J Med 1989; 320: 210–215.

262. Shiiki H, Saito T, Nishitani Y et al. Prognosis and risk factors for idiopathic membranous nephropathy with nephrotic syndrome in Japan. *Kidney Int* 2004; **65**: 1400–1407.

263. Branten AJ, du Buf-Vereijken PW, Vervloet M et al. Mycophenolate mofetil in idiopathic membranous nephropathy: a clinical trial with comparison to a historic control group treated with cyclophosphamide. *Am J Kidney Dis* 2007; **50**: 248–256.

264. Chan TM, Lin AW, Tang SC et al. Prospective controlled study on mycophenolate mofetil and prednisolone in the treatment of membranous nephropathy with nephrotic syndrome. *Nephrology (Carlton)* 2007; **12**: 576–581.

264a. Senthil Nayagam L, Ganguli A, Rathi M et al. Mycophenolate mofetil or standard therapy for membranous nephropathy and focal segmental glomerulosclerosis: a pilot study. *Nephrol Dial Transplant* 2008; **23**: 1926–1930.

265. Dussol B, Morange S, Burtey S et al. Mycophenolate mofetil monotherapy in membranous nephropathy: a 1-year randomized controlled trial. *Am J Kidney Dis* 2008; **52**: 699–705.

266. Remuzzi G, Chiurchiu C, Abbate M et al. Rituximab for idiopathic membranous nephropathy. *Lancet* 2002; **360**: 923–924.

267. Ruggenenti P, Chiurchiu C, Brusegan V et al. Rituximab in idiopathic membranous nephropathy: a one-year prospective study. *J Am Soc Nephrol* 2003; **14**: 1851–1857.

268. Ruggenenti P, Chiurchiu C, Abbate M et al. Rituximab for idiopathic membranous nephropathy: who can benefit? *Clin J Am Soc Nephrol* 2006; **1**: 738–748.

269. Fervenza FC, Cosio FG, Erickson SB et al. Rituximab treatment of idiopathic membranous nephropathy. *Kidney Int* 2008; **73**: 117–125.

270. Cravedi P, Ruggenenti P, Sghirlanzoni MC et al. Titrating rituximab to circulating B cells to optimize lymphocytolytic therapy in idiopathic membranous nephropathy. *Clin J Am Soc Nephrol* 2007; **2**: 932–937.

271. Fervenza FC, Abraham RS, Erickson SB et al. Rituximab therapy in idiopathic membranous nephropathy: a 2-year study. *Clin J Am Soc Nephrol* 2010; **5**: 2188–2198.

272. Berg AL, Arnadottir M. ACTH-induced improvement in the nephrotic syndrome in patients with a variety of diagnoses. *Nephrol Dial Transplant* 2004; **19**: 1305–1307.

273. Berg AL, Nilsson-Ehle P, Arnadottir M. Beneficial effects of ACTH on the serum lipoprotein profile and glomerular function in patients with membranous nephropathy. *Kidney Int* 1999; **56**: 1534–1543.

274. Ponticelli C, Passerini P, Salvadori M et al. A randomized pilot trial comparing methylprednisolone plus a cytotoxic agent versus synthetic adrenocorticotropic hormone in idiopathic membranous nephropathy. *Am J Kidney Dis* 2006; **47**: 233–240.

275. Ahmed S, Rahman M, Alam MR et al. Methyl prednisolone plus chlorambucil as compared with prednisolone alone for the treatment of idiopathic membranous nephropathy. A preliminary study. *Bangladesh Renal J* 1994; **13**: 51–54.

276. Reichert LJ, Huysmans FT, Assmann K et al. Preserving renal function in patients with membranous nephropathy: daily oral chlorambucil compared with intermittent monthly pulses of cyclophosphamide. *Ann Intern Med* 1994; **121**: 328–333.

277. Bomback AS, Derebail VK, McGregor JG et al. Rituximab therapy for membranous nephropathy: a systematic review. *Clin J Am Soc Nephrol* 2009; **4**: 734–744.

278. Nasr SH, Said SM, Valeri AM et al. Membranous glomerulonephritis with ANCA-associated necrotizing and crescentic glomerulonephritis. *Clin J*

Am Soc Nephrol 2009; **4**: 299–308.

279. Troxell ML, Saxena AB, Kambham N. Concurrent anti-glomerular basement membrane disease and membranous glomerulonephritis: a case report and literature review. *Clin Nephrol* 2006; **66**: 120–127.

280. Waldman M, Austin III HA. Controversies in the treatment of idiopathic membranous nephropathy. *Nat Rev Nephrol* 2009; **5**: 469–479.

281. Ponticelli C, Passerini P, Altieri P *et al.* Remissions and relapses in idiopathic membranous nephropathy. *Nephrol Dial Transplant* 1992; **7**(Suppl 1): 85–90.

282. Suki WN, Trimarchi H, Frommer JP. Relapsing membranous nephropathy. Response to therapy of relapses compared to that of the original disease. *Am J Nephrol* 1999; **19**: 474–479.

283. du Buf-Vereijken PW, Wetzels JF. Efficacy of a second course of immunosuppressive therapy in patients with membranous nephropathy and persistent or relapsing disease activity. *Nephrol Dial Transplant* 2004; **19**: 2036–2043.

284. Faurschou M, Sorensen IJ, Mellemkjaer L *et al.* Malignancies in Wegener's granulomatosis: incidence and relation to cyclophosphamide therapy in a cohort of 293 patients. *J Rheumatol* 2008; **35**: 100–105.

285. Segarra A, Praga M, Ramos N *et al.* Successful treatment of membranous glomerulonephritis with rituximab in calcineurin inhibitor-dependent patients. *Clin J Am Soc Nephrol* 2009; **4**: 1083–1088.

286. Nephrotic syndrome in children: prediction of histopathology from clinical and laboratory characteristics at time of diagnosis. A report of the International Study of Kidney Disease in Children. *Kidney Int* 1978; **13**: 159–165.

287. USRDS 2008. *Annual data report: Atlas of chronic kidney disease.* Atlas of end-stage renal disease. US Renal Data System, National Institutes of Health, National Institute of Diabetes and Digestive and Kidney Diseases: Bethesda, MD, 2008.

288. Menon S, Valentini RP. Membranous nephropathy in children: clinical presentation and therapeutic approach. *Pediatr Nephrol* 2010; **25**: 1419–1428.

289. Makker SP. Treatment of membranous nephropathy in children. *Semin Nephrol* 2003; **23**: 379–385.

290. Watson AR, Rance CP, Bain J. Long term effects of cyclophosphamide on testicular function. *Br Med J (Clin Res Ed)* 1985; **291**: 1457–1460.

291. Habib R, Kleinknecht C, Gubler MC. Extramembranous glomerulonephritis in children: report of 50 cases. *J Pediatr* 1973; **82**: 754–766.

292. Olbing H, Greifer I, Bennett BP *et al.* Idiopathic membranous nephropathy in children. *Kidney Int* 1973; **3**: 381–390.

293. Chan WC, Tsao YC. Diffuse membranous glomerulonephritis in children. *J Clin Pathol* 1966; **19**: 464–469.

294. Trainin EB, Boichis H, Spitzer A *et al.* Idiopathic membranous nephropathy. Clinical course in children. *N Y State J Med* 1976; **76**: 357–360.

295. Latham P, Poucell S, Koresaar A *et al.* Idiopathic membranous glomerulopathy in Canadian children: a clinicopathologic study. *J Pediatr* 1982; **101**: 682–685.

296. Ramirez F, Brouhard BH, Travis LB *et al.* Idiopathic membranous nephropathy in children. *J Pediatr* 1982; **101**: 677–681.

297. Tsukahara H, Takahashi Y, Yoshimoto M *et al.* Clinical course and outcome of idiopathic membranous nephropathy in Japanese children. *Pediatr Nephrol* 1993; **7**: 387–391.

298. Lee BH, Cho HY, Kang HG *et al.* Idiopathic membranous nephropathy in children. *Pediatr Nephrol* 2006; **21**: 1707–1715.

299. Chen A, Frank R, Vento S *et al.* Idiopathic membranous nephropathy in pediatric patients: presentation, response to therapy, and long-term outcome. *BMC Nephrol* 2007; **8**: 11.

300. Valentini RP, Mattoo TK, Kapur G *et al.* Membranous glomerulonephritis: treatment response and outcome in children. *Pediatr Nephrol* 2009; **24**: 301–308.

301. Bellomo R, Atkins RC. Membranous nephropathy and thrombo-embolism: is prophylactic anticoagulation warranted? *Nephron* 1993; **63**: 249–254.

302. Glassock RJ. Prophylactic anticoagulation in nephrotic syndrome: a clinical conundrum. *J Am Soc Nephrol* 2007; **18**: 2221–2225.

303. Sarasin FP, Schifferli JA. Prophylactic oral anticoagulation in nephrotic patients with idiopathic membranous nephropathy. *Kidney Int* 1994; **45**: 578–585.

304. Glassock RJ. Membranoproliferative glomerulonephritis. In: Molony DA, Craig JC (eds). *Evidence-based Nephrology*, 1st edn. John Wiley & Sons: Hoboken, NJ, 2008, pp 183–195.

305. Glassock RJ. Membranoproliferative glomerulonephritis. In: Ponticelli C, Glassock R (eds). *Treatment of Primary Glomerulonephritis*, 2nd edn. Oxford University Press: Oxford, UK, 2009, pp 375–398.

306. West CD, McAdams AJ, McConville JM *et al.* Hypocomplementemic and normocomplementemic persistent (chronic) glomerulonephritis; clinical and pathologic characteristics. *J Pediatr* 1965; **67**: 1089–1112.

307. Fakhouri F, Fremeaux-Bacchi V, Noel LH *et al.* C3 glomerulopathy: a new classification. *Nat Rev Nephrol* 2010; **6**: 494–499.

308. Sethi S, Fervenza FC. Membranoproliferative glomerulonephritis: pathogenetic heterogeneity and proposal for a new classification. *Semin Nephrol* 2011; **31**: 341–348.

309. Appel GB, Cook HT, Hageman G *et al.* Membranoproliferative glomerulonephritis type II (dense deposit disease): an update. *J Am Soc Nephrol* 2005; **16**: 1392–1403.

310. Holley KE, Donadio JV. Membranoproliferative glomerulonephritis. In: Tisher CC, Brenner BM (eds). *Renal Pathology (with Clinical and Functional Correlations)*, 2nd edn. JB Lippincott and Co: Philadelphia, PA, 1994, pp 294–329.

311. Servais A, Fremeaux-Bacchi V, Salomon R *et al.* Mutations in complement regulatory genes, Factor H, I and CD46 and C3 nephritic factor predispose to membranoproliferative glomerulonephritis with isolated mesangial C3 deposition (abstract). *J Am Soc Nephrol* 2005; **16**: 51A.

312. Schwertz R, Rother U, Anders D *et al.* Complement analysis in children with idiopathic membranoproliferative glomerulonephritis: a long-term follow-up. *Pediatr Allergy Immunol* 2001; **12**: 166–172.

313. Smith RJ, Alexander J, Barlow PN *et al.* New approaches to the treatment of dense deposit disease. *J Am Soc Nephrol* 2007; **18**: 2447–2456.

314. Asinobi AO, Gbadegesin RA, Adeyemo AA *et al.* The predominance of membranoproliferative glomerulonephritis in childhood nephrotic syndrome in Ibadan, Nigeria. *West Afr J Med* 1999; **18**: 203–206.

315. Donadio Jr JV, Anderson CF, Mitchell III JC *et al.* Membranoproliferative glomerulonephritis. A prospective clinical trial of platelet-inhibitor therapy. *N Engl J Med* 1984; **310**: 1421–1426.

316. Donadio Jr JV, Offord KP. Reassessment of treatment results in membranoproliferative glomerulonephritis, with emphasis on life-table analysis. *Am J Kidney Dis* 1989; **14**: 445–451.

317. Emre S, Sirin A, Alpay H *et al.* Pulse methylprednisolone therapy in children with membranoproliferative glomerulonephritis. *Acta Paediatr Jpn* 1995; **37**: 626–629.

318. Zauner I, Bohler J, Braun N et al. Effect of aspirin and dipyridamole on proteinuria in idiopathic membranoproliferative glomerulonephritis: a multicentre prospective clinical trial. Collaborative Glomerulonephritis Therapy Study Group (CGTS). Nephrol Dial Transplant 1994; **9**: 619–622.

319. McEnery PT. Membranoproliferative glomerulonephritis: the Cincinnati experience–cumulative renal survival from 1957 to 1989. J Pediatr 1990; **116**: S109–S114.

320. McEnery PT, McAdams AJ, West CD. The effect of prednisone in a high-dose, alternate-day regimen on the natural history of idiopathic membranoproliferative glomerulonephritis. Medicine (Baltimore) 1985; **64**: 401–424.

321. Tarshish P, Bernstein J, Tobin JN et al. Treatment of mesangiocapillary glomerulonephritis with alternate-day prednisone–a report of the International Study of Kidney Disease in Children. Pediatr Nephrol 1992; **6**: 123–130.

322. Warady BA, Guggenheim SJ, Sedman A et al. Prednisone therapy of membranoproliferative glomerulonephritis in children. J Pediatr 1985; **107**: 702–707.

323. Bergstein JM, Andreoli SP. Response of type I membranoproliferative glomerulonephritis to pulse methylprednisolone and alternate-day prednisone therapy. Pediatr Nephrol 1995; **9**: 268–271.

324. Cattran DC, Cardella CJ, Roscoe JM et al. Results of a controlled drug trial in membranoproliferative glomerulonephritis. Kidney Int 1985; **27**: 436–441.

325. Chapman SJ, Cameron JS, Chantler C et al. Treatment of mesangiocapillary glomerulonephritis in children with combined immunosuppression and anticoagulation. Arch Dis Child 1980; **55**: 446–451.

326. Faedda R, Satta A, Tanda F et al. Immunosuppressive treatment of membranoproliferative glomerulonephritis. Nephron 1994; **67**: 59–65.

327. Jones G, Juszczak M, Kingdon E et al. Treatment of idiopathic membranoproliferative glomerulonephritis with mycophenolate mofetil and steroids. Nephrol Dial Transplant 2004; **19**: 3160–3164.

328. Levin A. Management of membranoproliferative glomerulonephritis: evidence-based recommendations. Kidney Int Suppl 1999; **70**: S41–S46.

329. Tiller D, Clarkson AR, Mathew T. A prospective randomized trial fo the use of cyclophosphamide, dipyridamole and warfarin in membranous and membranoproliferative glomerulonephritis. In: Robinson R, Glassock R, Tisher CC, Andreoli T, et al. (eds). Proceedings of the 8th International Congress of Nephrology. Karger: Basel, Switzerland, 1981, pp 345–351.

330. Montseny JJ, Meyrier A, Kleinknecht D et al. The current spectrum of infectious glomerulonephritis. Experience with 76 patients and review of the literature. Medicine (Baltimore) 1995; **74**: 63–73.

331. Moroni G, Pozzi C, Quaglini S et al. Long-term prognosis of diffuse proliferative glomerulonephritis associated with infection in adults. Nephrol Dial Transplant 2002; **17**: 1204–1211.

332. Nasr SH, Markowitz GS, Stokes MB et al. Acute postinfectious glomerulonephritis in the modern era: experience with 86 adults and review of the literature. Medicine (Baltimore) 2008; **87**: 21–32.

333. Moroni G, Ponticelli C. Acute post-infectious glomerulonephritis. In: Ponticelli C, Glassock R (eds). Treatment of Primary Glomerulonephritis, 2nd edn. Oxford University Press: Oxford, UK, 2009, pp 153–177.

334. Rodriguez-Iturbe B, Musser JM. The current state of poststreptococcal glomerulonephritis. J Am Soc Nephrol 2008; **19**: 1855–1864.

335. Batsford SR, Mezzano S, Mihatsch M et al. Is the nephritogenic antigen in

post-streptococcal glomerulonephritis pyrogenic exotoxin B (SPE B) or GAPDH? *Kidney Int* 2005; **68**: 1120–1129.

336. Yoshizawa N, Yamakami K, Fujino M et al. Nephritis-associated plasmin receptor and acute poststreptococcal glomerulonephritis: characterization of the antigen and associated immune response. *J Am Soc Nephrol* 2004; **15**: 1785–1793.

337. Baldwin DS. Poststreptococcal glomerulonephritis. A progressive disease? *Am J Med* 1977; **62**: 1–11.

338. Habib G, Hoen B, Tornos P et al. Guidelines on the prevention, diagnosis, and treatment of infective endocarditis (new version 2009): the Task Force on the Prevention, Diagnosis, and Treatment of Infective Endocarditis of the European Society of Cardiology (ESC). Endorsed by the European Society of Clinical Microbiology and Infectious Diseases (ESCMID) and the International Society of Chemotherapy (ISC) for Infection and Cancer. *Eur Heart J* 2009; **30**: 2369–2413.

339. Hoen B, Alla F, Selton-Suty C et al. Changing profile of infective endocarditis: results of a 1-year survey in France. *JAMA* 2002; **288**: 75–81.

340. Koya D, Shibuya K, Kikkawa R et al. Successful recovery of infective endocarditis-induced rapidly progressive glomerulonephritis by steroid therapy combined with antibiotics: a case report. *BMC Nephrol* 2004; **5**: 18.

341. Iwata Y, Ohta S, Kawai K et al. Shunt nephritis with positive titers for ANCA specific for proteinase 3. *Am J Kidney Dis* 2004; **43**: e11–e16.

342. Kidney Disease: Improving Global Outcomes. KDIGO clinical practice guidelines for the prevention, diagnosis, evaluation, and treatment of hepatitis C in chronic kidney disease. *Kidney Int Suppl* 2008: S1–S99.

343. Alter MJ. Epidemiology of hepatitis C virus infection. *World J Gastroenterol* 2007; **13**: 2436–2441.

344. Poynard T, Yuen MF, Ratziu V et al. Viral hepatitis C. *Lancet* 2003; **362**: 2095–2100.

345. Williams R. Global challenges in liver disease. *Hepatology* 2006; **44**: 521–526.

346. Perico N, Cattaneo D, Bikbov B et al. Hepatitis C infection and chronic renal diseases. *Clin J Am Soc Nephrol* 2009; **4**: 207–220.

347. Johnson RJ, Gretch DR, Yamabe H et al. Membranoproliferative glomerulonephritis associated with hepatitis C virus infection. *N Engl J Med* 1993; **328**: 465–470.

348. Meyers CM, Seeff LB, Stehman-Breen CO et al. Hepatitis C and renal disease: an update. *Am J Kidney Dis* 2003; **42**: 631–657.

349. Roccatello D, Fornasieri A, Giachino O et al. Multicenter study on hepatitis C virus-related cryoglobulinemic glomerulonephritis. *Am J Kidney Dis* 2007; **49**: 69–82.

350. D'Amico G. Renal involvement in hepatitis C infection: cryoglobulinemic glomerulonephritis. *Kidney Int* 1998; **54**: 650–671.

351. Arase Y, Ikeda K, Murashima N et al. Glomerulonephritis in autopsy cases with hepatitis C virus infection. *Intern Med* 1998; **37**: 836–840.

352. Kamar N, Izopet J, Alric L et al. Hepatitis C virus-related kidney disease: an overview. *Clin Nephrol* 2008; **69**: 149–160.

353. Markowitz GS, Cheng JT, Colvin RB et al. Hepatitis C viral infection is associated with fibrillary glomerulonephritis and immunotactoid glomerulopathy. *J Am Soc Nephrol* 1998; **9**: 2244–2252.

354. Sabry A, A EA, Sheashaa H et al. HCV associated glomerulopathy in Egyptian patients: clinicopathological analysis. *Virology* 2005; **334**: 10–16.

355. Ghany MG, Strader DB, Thomas DL et al. Diagnosis, management, and treatment of hepatitis C: an update. *Hepatology* 2009; **49**: 1335–1374.

356. Fried MW, Shiffman ML, Reddy KR et al. Peginterferon alfa-2a plus ribavirin for chronic hepatitis C virus infection. *N Engl J Med* 2002; **347**: 975–982.

357. Hadziyannis SJ, Sette Jr H, Morgan TR et al. Peginterferon-alpha2a and ribavirin combination therapy in chronic hepatitis C: a randomized study of treatment duration and ribavirin dose. *Ann Intern Med* 2004; **140**: 346–355.

358. Manns MP, McHutchison JG, Gordon SC et al. Peginterferon alfa-2b plus ribavirin compared with interferon alfa-2b plus ribavirin for initial treatment of chronic hepatitis C: a randomised trial. *Lancet* 2001; **358**: 958–965.

359. Johnson RJ, Gretch DR, Couser WG et al. Hepatitis C virus-associated glomerulonephritis. Effect of alpha-interferon therapy. *Kidney Int* 1994; **46**: 1700–1704.

360. Misiani R, Bellavita P, Fenili D et al. Interferon alfa-2a therapy in cryoglobulinemia associated with hepatitis C virus. *N Engl J Med* 1994; **330**: 751–756.

361. Cresta P, Musset L, Cacoub P et al. Response to interferon alpha treatment and disappearance of cryoglobulinaemia in patients infected by hepatitis C virus. *Gut* 1999; **45**: 122–128.

362. Komatsuda A, Imai H, Wakui H et al. Clinicopathological analysis and therapy in hepatitis C virus-associated nephropathy. *Intern Med* 1996; **35**: 529–533.

363. Mazzaro C, Panarello G, Carniello S et al. Interferon versus steroids in patients with hepatitis C virus-associated cryoglobulinaemic glomerulonephritis. *Dig Liver Dis* 2000; **32**: 708–715.

364. Cid MC, Hernandez-Rodriguez J, Robert J et al. Interferon-alpha may exacerbate cryoblobulinemia-related ischemic manifestations: an adverse effect potentially related to its anti-angiogenic activity. *Arthritis Rheum* 1999; **42**: 1051–1055.

365. Suzuki T, Yonemura K, Miyaji T et al. Progressive renal failure and blindness due to retinal hemorrhage after interferon therapy for hepatitis C virus-associated membranoproliferative glomerulonephritis. *Intern Med* 2001; **40**: 708–712.

366. Garini G, Allegri L, Iannuzzella F et al. HCV-related cryoglobulinemic glomerulonephritis: implications of antiviral and immunosuppressive therapies. *Acta Biomed* 2007; **78**: 51–59.

367. Bruchfeld A, Lindahl K, Stahle L et al. Interferon and ribavirin treatment in patients with hepatitis C-associated renal disease and renal insufficiency. *Nephrol Dial Transplant* 2003; **18**: 1573–1580.

368. Garini G, Allegri L, Carnevali L et al. Interferon-alpha in combination with ribavirin as initial treatment for hepatitis C virus-associated cryoglobulinemic membranoproliferative glomerulonephritis. *Am J Kidney Dis* 2001; **38**: E35.

369. Rossi P, Bertani T, Baio P et al. Hepatitis C virus-related cryoglobulinemic glomerulonephritis: long-term remission after antiviral therapy. *Kidney Int* 2003; **63**: 2236–2241.

370. Sabry AA, Sobh MA, Sheaashaa HA et al. Effect of combination therapy (ribavirin and interferon) in HCV-related glomerulopathy. *Nephrol Dial Transplant* 2002; **17**: 1924–1930.

371. Alric L, Plaisier E, Thebault S et al. Influence of antiviral therapy in hepatitis C virus-associated cryoglobulinemic MPGN. *Am J Kidney Dis* 2004; **43**: 617–623.

372. Cacoub P, Saadoun D, Limal N et al. PEGylated interferon alfa-2b and ribavirin treatment in patients with hepatitis C virus-related systemic vasculitis. *Arthritis Rheum* 2005; **52**: 911–915.

373. Mazzaro C, Zorat F, Caizzi M et al. Treatment with peg-interferon alfa-2b

and ribavirin of hepatitis C virus-associated mixed cryoglobulinemia: a pilot study. *J Hepatol* 2005; **42**: 632–638.

374. Saadoun D, Resche-Rigon M, Thibault V *et al.* Antiviral therapy for hepatitis C virus–associated mixed cryoglobulinemia vasculitis: a long-term followup study. *Arthritis Rheum* 2006; **54**: 3696–3706.

375. Fabrizi F, Bruchfeld A, Mangano S *et al.* Interferon therapy for HCV-associated glomerulonephritis: meta-analysis of controlled trials. *Int J Artif Organs* 2007; **30**: 212–219.

376. Charles ED, Dustin LB. Hepatitis C virus-induced cryoglobulinemia. *Kidney Int* 2009; **76**: 818–824.

377. Koziolek MJ, Scheel A, Bramlage C *et al.* Effective treatment of hepatitis C-associated immune-complex nephritis with cryoprecipitate apheresis and antiviral therapy. *Clin Nephrol* 2007; **67**: 245–249.

378. Ahmed MS, Wong CF. Should rituximab be the rescue therapy for refractory mixed cryoglobulinemia associated with hepatitis C? *J Nephrol* 2007; **20**: 350–356.

379. Cacoub P, Delluc A, Saadoun D *et al.* Anti-CD20 monoclonal antibody (rituximab) treatment for cryoglobulinemic vasculitis: where do we stand? *Ann Rheum Dis* 2008; **67**: 283–287.

380. Sansonno D, De Re V, Lauletta G *et al.* Monoclonal antibody treatment of mixed cryoglobulinemia resistant to interferon alpha with an anti-CD20. *Blood* 2003; **101**: 3818–3826.

381. Saadoun D, Resche-Rigon M, Sene D *et al.* Rituximab combined with Peg-interferon-ribavirin in refractory hepatitis C virus-associated cryoglobulinaemia vasculitis. *Ann Rheum Dis* 2008; **67**: 1431–1436.

382. Garini G, Allegri L, Carnevali ML *et al.* Successful treatment of severe/active cryoglobulinaemic membranoproliferative glomerulonephritis associated with hepatitis C virus infection by means of the sequential administration of immunosuppressive and antiviral agents. *Nephrol Dial Transplant* 2006; **21**: 3333–3334.

383. Iannuzzella F, Vaglio A, Garini G. Management of hepatitis C virus-related mixed cryoglobulinemia. *Am J Med* 2010; **123**: 400–408.

384. Saadoun D, Resche Rigon M, Sene D *et al.* Rituximab plus Peg-interferon-alpha/ribavirin compared with Peg-interferon-alpha/ribavirin in hepatitis C-related mixed cryoglobulinemia. *Blood* 2010; **116**: 326–334; quiz 504–525.

385. European Association For The Study Of The Liver. EASL Clinical Practice Guidelines: management of chronic hepatitis B. *J Hepatol* 2009; **50**: 227–242.

386. Sorrell MF, Belongia EA, Costa J *et al.* National Institutes of Health Consensus Development Conference Statement: management of hepatitis B. *Ann Intern Med* 2009; **150**: 104–110.

387. Olsen SK, Brown Jr RS. Hepatitis B treatment: Lessons for the nephrologist. *Kidney Int* 2006; **70**: 1897–1904.

388. Appel G. Viral infections and the kidney: HIV, hepatitis B, and hepatitis C. *Cleve Clin J Med* 2007; **74**: 353–360.

389. Lok AS, McMahon BJ. Chronic hepatitis B: update 2009. *Hepatology* 2009; **50**: 661–662.

390. Sepkowitz KA. One disease, two epidemics–AIDS at 25. *N Engl J Med* 2006; **354**: 2411–2414.

391. Kimmel PL, Barisoni L, Kopp JB. Pathogenesis and treatment of HIV-associated renal diseases: lessons from clinical and animal studies, molecular pathologic correlations, and genetic investigations. *Ann Intern Med* 2003; **139**: 214–226.

392. Wyatt CM, Klotman PE. HIV-1 and HIV-associated nephropathy 25 years later. *Clin J Am Soc Nephrol* 2007; **2**(Suppl 1): S20–S24.

393. Genovese G, Tonna SJ, Knob AU *et al.* A risk allele for focal

segmental glomerulosclerosis in African Americans is located within a region containing APOL1 and MYH9. *Kidney Int* 2010; **78**: 698–704.

394. Cohen SD, Kimmel PL. Immune complex renal disease and human immunodeficiency virus infection. *Semin Nephrol* 2008; **28**: 535–544.

395. Szczech LA, Gupta SK, Habash R *et al.* The clinical epidemiology and course of the spectrum of renal diseases associated with HIV infection. *Kidney Int* 2004; **66**: 1145–1152.

396. Szczech LA, Hoover DR, Feldman JG *et al.* Association between renal disease and outcomes among HIV-infected women receiving or not receiving antiretroviral therapy. *Clin Infect Dis* 2004; **39**: 1199–1206.

397. El-Sadr WM, Lundgren JD, Neaton JD *et al.* CD4+ count-guided interruption of antiretroviral treatment. *N Engl J Med* 2006; **355**: 2283–2296.

398. Kalayjian RC, Franceschini N, Gupta SK *et al.* Suppression of HIV-1 replication by antiretroviral therapy improves renal function in persons with low CD4 cell counts and chronic kidney disease. *AIDS* 2008; **22**: 481–487.

399. Krawczyk CS, Holmberg SD, Moorman AC *et al.* Factors associated with chronic renal failure in HIV-infected ambulatory patients. *AIDS* 2004; **18**: 2171–2178.

400. Peters PJ, Moore DM, Mermin J *et al.* Antiretroviral therapy improves renal function among HIV-infected Ugandans. *Kidney Int* 2008; **74**: 925–929.

401. Reid A, Stohr W, Walker AS *et al.* Severe renal dysfunction and risk factors associated with renal impairment in HIV-infected adults in Africa initiating antiretroviral therapy. *Clin Infect Dis* 2008; **46**: 1271–1281.

402. Gupta SK, Parker RA, Robbins GK *et al.* The effects of highly active antiretroviral therapy on albuminuria in HIV-infected persons: results from a randomized trial. *Nephrol Dial Transplant* 2005; **20**: 2237–2242.

403. Gupta SK, Smurzynski M, Franceschini N *et al.* The effects of HIV type-1 viral suppression and non-viral factors on quantitative proteinuria in the highly active antiretroviral therapy era. *Antivir Ther* 2009; **14**: 543–549.

404. Longenecker CT, Scherzer R, Bacchetti P *et al.* HIV viremia and changes in kidney function. *AIDS* 2009; **23**: 1089–1096.

405. Wyatt CM, Morgello S, Katz-Malamed R *et al.* The spectrum of kidney disease in patients with AIDS in the era of antiretroviral therapy. *Kidney Int* 2009; **75**: 428–434.

406. Wyatt CM, Winston JA, Malvestutto CD *et al.* Chronic kidney disease in HIV infection: an urban epidemic. *AIDS* 2007; **21**: 2101–2103.

407. Haas M, Kaul S, Eustace JA. HIV-associated immune complex glomerulonephritis with "lupus-like" features: a clinicopathologic study of 14 cases. *Kidney Int* 2005; **67**: 1381–1390.

408. Fine DM, Perazella MA, Lucas GM *et al.* Kidney biopsy in HIV: beyond HIV-associated nephropathy. *Am J Kidney Dis* 2008; **51**: 504–514.

409. Gerntholtz TE, Goetsch SJ, Katz I. HIV-related nephropathy: a South African perspective. *Kidney Int* 2006; **69**: 1885–1891.

410. Han TM, Naicker S, Ramdial PK *et al.* A cross-sectional study of HIV-seropositive patients with varying degrees of proteinuria in South Africa. *Kidney Int* 2006; **69**: 2243–2250.

411. Cohen SD, Kimmel PL. Renal biopsy is necessary for the diagnosis of HIV-associated renal diseases. *Nat Clin Pract Nephrol* 2009; **5**: 22–23.

412. Babut-Gay ML, Echard M, Kleinknecht D *et al.* Zidovudine and nephropathy with human immunodeficiency virus (HIV) infection. *Ann Intern Med* 1989; **111**: 856–857.

413. Ifudu O, Rao TK, Tan CC *et al.* Zidovudine is beneficial in human

361

immunodeficiency virus associated nephropathy. *Am J Nephrol* 1995; **15**: 217–221.

414. Kirchner JT. Resolution of renal failure after initiation of HAART: 3 cases and a discussion of the literature. *AIDS Read* 2002; **12**: 103–105 , 110-102.

415. Szczech LA, Edwards LJ, Sanders LL et al. Protease inhibitors are associated with a slowed progression of HIV-related renal diseases. *Clin Nephrol* 2002; **57**: 336–341.

416. Lucas GM, Eustace JA, Sozio S et al. Highly active antiretroviral therapy and the incidence of HIV-1-associated nephropathy: a 12-year cohort study. *AIDS* 2004; **18**: 541–546.

417. Atta MG, Gallant JE, Rahman MH et al. Antiretroviral therapy in the treatment of HIV-associated nephropathy. *Nephrol Dial Transplant* 2006; **21**: 2809–2813.

418. Kalayjian RC. The treatment of HIV-associated nephropathy. *Adv Chronic Kidney Dis* 2010; **17**: 59–71.

419. Eustace JA, Nuermberger E, Choi M et al. Cohort study of the treatment of severe HIV-associated nephropathy with corticosteroids. *Kidney Int* 2000; **58**: 1253–1260.

420. Laradi A, Mallet A, Beaufils H et al. HIV-associated nephropathy: outcome and prognosis factors. Groupe d' Etudes Nephrologiques d'Ile de France. *J Am Soc Nephrol* 1998; **9**: 2327–2335.

421. Smith MC, Austen JL, Carey JT et al. Prednisone improves renal function and proteinuria in human immunodeficiency virus-associated nephropathy. *Am J Med* 1996; **101**: 41–48.

422. Ingulli E, Tejani A, Fikrig S et al. Nephrotic syndrome associated with acquired immunodeficiency syndrome in children. *J Pediatr* 1991; **119**: 710–716.

423. Yahaya I, Uthman AO, Uthman MM. Interventions for HIV-associated nephropathy. *Cochrane Database Syst Rev* 2009: CD007183.

424. Elewa U, Sandri AM, Rizza SA et al. Treatment of HIV-associated nephropathies. *Nephron Clin Pract* 2011; **118**: c346–c354.

425. Novak JE, Szczech LA (eds.) HIV and kidney disease. *Adv Chronic Kidney Dis* 2010; **17**: 1–111.

426. Chitsulo L, Engels D, Montresor A et al. The global status of schistosomiasis and its control. *Acta Trop* 2000; **77**: 41–51.

427. Chugh KS, Harries AD, Dahniya MH et al. Urinary schistosomiasis in Maiduguri, north east Nigeria. *Ann Trop Med Parasitol* 1986; **80**: 593–599.

428. Abdurrahman MB, Attah B, Narayana PT. Clinicopathological features of hepatosplenic schistosomiasis in children. *Ann Trop Paediatr* 1981; **1**: 5–11.

429. Abu-Romeh SH, van der Meulen J, Cozma MC et al. Renal diseases in Kuwait. Experience with 244 renal biopsies. *Int Urol Nephrol* 1989; **21**: 25–29.

430. Andrade ZA, Andrade SG, Sadigursky M. Renal changes in patients with hepatosplenic schistosomiasis. *Am J Trop Med Hyg* 1971; **20**: 77–83.

431. Chandra Shekhar K, Pathmanathan R. Schistosomiasis in Malaysia. *Rev Infect Dis* 1987; **9**: 1026–1037.

432. Falcao HA, Gould DB. Immune complex nephropathy i schistosomiasis. *Ann Intern Med* 1975; **83**: 148–154.

433. Musa AM, Asha HA, Veress B. Nephrotic syndrome in Sudanese patients with schistosomiasis mansoni infection. *Ann Trop Med Parasitol* 1980; **74**: 615–618.

434. Queiroz PF, Brito E, Martinelli R et al. Nephrotic syndrome in patients with Schistosoma mansoni infection. *Am J Trop Med Hyg* 1973; **22**: 622-628.

435. Rocha H, Cruz T, Brito E et al. Renal involvement in patients with hepatosplenic Schistosomiasis mansoni. *Am J Trop Med Hyg* 1976; **25**:

108–115.

436. Sobh MA, Moustafa FE, el-Housseini F *et al*. Schistosomal specific nephropathy leading to end-stage renal failure. *Kidney Int* 1987; **31**: 1006–1011.

437. Barsoum RS. Schistosomal glomerulopathies. *Kidney Int* 1993; **44**: 1–12.

438. Barsoum RS, Abdel-Rahman AY, Francis MR *et al*. Patterns of glomerular injury associated with hepato-splenic schistosomiasis. Proceedings of the XII Egyptian Congress of Nephrology. *Cairo, Egypt* 1992.

439. Sobh M, Moustafa F, el-Arbagy A *et al*. Nephropathy in asymptomatic patients with active Schistosoma mansoni infection. *Int Urol Nephrol* 1990; **22**: 37–43.

440. Rabello AL, Lambertucci JR, Freire MH *et al*. Evaluation of proteinuria in an area of Brazil endemic for schistosomiasis using a single urine sample. *Trans R Soc Trop Med Hyg* 1993; **87**: 187–189.

441. Eltoum IA, Ghalib HW, Sualaiman S *et al*. Significance of eosinophiluria in urinary schistosomiasis. A study using Hansel's stain and electron microscopy. *Am J Clin Pathol* 1989; **92**: 329–338.

442. Martinelli R, Pereira LJ, Brito E *et al*. Renal involvement in prolonged Salmonella bacteremia: the role of schistosomal glomerulopathy. *Rev Inst Med Trop Sao Paulo* 1992; **34**: 193–198.

443. Bassily S, Farid Z, Barsoum RS *et al*. Renal biopsy in Schistosoma-Salmonella associated nephrotic syndrome. *J Trop Med Hyg* 1976; **79**: 256–258.

444. Lambertucci JR, Godoy P, Neves J *et al*. Glomerulonephritis in Salmonella-Schistosoma mansoni association. *Am J Trop Med Hyg* 1988; **38**: 97–102.

445. Ross AG, Bartley PB, Sleigh AC *et al*. Schistosomiasis. *N Engl J Med* 2002; **346**: 1212–1220.

446. Martinelli R, Pereira LJ, Brito E *et al*. Clinical course of focal segmental glomerulosclerosis associated with hepatosplenic schistosomiasis mansoni. *Nephron* 1995; **69**: 131–134.

447. Sobh MA, Moustafa FE, Sally SM *et al*. A prospective, randomized therapeutic trial for schistosomal specific nephropathy. *Kidney Int* 1989; **36**: 904–907.

448. Abdul-Fattah MM, Yossef SM, Ebraheem ME *et al*. Schistosomal glomerulopathy: a putative role for commonly associated Salmonella infection. *J Egypt Soc Parasitol* 1995; **25**: 165–173.

449. Martinelli R, Pereira LJ, Rocha H. The influence of anti-parasitic therapy on the course of the glomerulopathy associated with Schistosomiasis mansoni. *Clin Nephrol* 1987; **27**: 229–232.

450. Sobh MA, Moustafa FE, Sally SM *et al*. Characterisation of kidney lesions in early schistosomal-specific nephropathy. *Nephrol Dial Transplant* 1988; **3**: 392–398.

451. Nussenzveig I, De Brito T, Carneiro CR *et al*. Human Schistosoma mansoni-associated glomerulopathy in Brazil. *Nephrol Dial Transplant* 2002; **17**: 4–7.

452. Bariety J, Barbier M, Laigre MC *et al*. [Proteinuria and loaiasis. Histologic, optic and electronic study of a case]. *Bull Mem Soc Med Hop Paris* 1967; **118**: 1015–1025.

453. Chugh KS, Singhal PC, Tewari SC *et al*. Acute glomerulonephritis associated with filariasis. *Am J Trop Med Hyg* 1978; **27**: 630–631.

454. Date A, Gunasekaran V, Kirubakaran MG *et al*. Acute eosinophilic glomerulonephritis with Bancroftian filariasis. *Postgrad Med J* 1979; **55**: 905–907.

455. Ngu JL, Chatelanat F, Leke R *et al*. Nephropathy in Cameroon: evidence for filarial derived immune-complex pathogenesis in some cases. *Clin*

Nephrol 1985; **24**: 128–134.

456. Pillay VK, Kirch E, Kurtzman NA. Glomerulopathy associated with filarial loiasis. *JAMA* 1973; **225**: 179.

457. Pakasa NM, Nseka NM, Nyimi LM. Secondary collapsing glomerulo-pathy associated with Loa loa filariasis. *Am J Kidney Dis* 1997; **30**: 836–839.

458. Ormerod AD, Petersen J, Hussey JK *et al.* Immune complex glomerulonephritis and chronic anaerobic urinary infection–complications of filariasis. *Postgrad Med J* 1983; **59**: 730–733.

459. Hall CL, Stephens L, Peat D *et al.* Nephrotic syndrome due to loiasis following a tropical adventure holiday: a case report and review of the literature. *Clin Nephrol* 2001; **56**: 247–250.

460. Dreyer G, Ottesen EA, Galdino E *et al.* Renal abnormalities in microfilaremic patients with Bancroftian filariasis. *Am J Trop Med Hyg* 1992; **46**: 745–751.

461. Langhammer J, Birk HW, Zahner H. Renal disease in lymphatic filariasis: evidence for tubular and glomerular disorders at various stages of the infection. *Trop Med Int Health* 1997; **2**: 875–884.

462. Cruel T, Arborio M, Schill H *et al.* [Nephropathy and filariasis from Loa loa. Apropos of 1 case of adverse reaction to a dose of ivermectin]. *Bull Soc Pathol Exot* 1997; **90**: 179–181.

463. Ngu JL, Adam M, Leke R *et al.* Proteinuria associated with diethylcarbamazine treatment of onchocerciasis (abstract). *Lancet* 1980; **315**: 710.

464. Abel L, Ioly V, Jeni P *et al.* Apheresis in the management of loiasis with high microfilariaemia and renal disease. *Br Med J (Clin Res Ed)* 1986; **292**: 24.

465. Barsoum RS. Malarial nephropathies. *Nephrol Dial Transplant* 1998; **13**: 1588–1597.

466. Eiam-Ong S. Malarial nephropathy. *Semin Nephrol* 2003; **23**: 21–33.

467. Olowu WA, Adelusola KA, Adefehinti O *et al.* Quartan malaria-associated childhood nephrotic syndrome: now a rare clinical entity in malaria endemic Nigeria. *Nephrol Dial Transplant* 2010; **25**: 794–801.

468. Doe JY, Funk M, Mengel M *et al.* Nephrotic syndrome in African children: lack of evidence for 'tropical nephrotic syndrome'? *Nephrol Dial Transplant* 2006; **21**: 672–676.

469. Seggie J, Davies PG, Ninin D *et al.* Patterns of glomerulonephritis in Zimbabwe: survey of disease characterised by nephrotic proteinuria. *Q J Med* 1984; **53**: 109–118.

470. Roberts IS, Cook HT, Troyanov S *et al.* The Oxford classification of IgA nephropathy: pathology definitions, correlations, and reproducibility. *Kidney Int* 2009; **76**: 546–556.

471. Li PK, Ho KK, Szeto CC *et al.* Prognostic indicators of IgA nephropathy in the Chinese–clinical and pathological perspectives. *Nephrol Dial Transplant* 2002; **17**: 64–69.

472. Nair R, Walker PD. Is IgA nephropathy the commonest primary glomerulopathy among young adults in the USA? *Kidney Int* 2006; **69**: 1455–1458.

473. Go AS, Chertow GM, Fan D *et al.* Chronic kidney disease and the risks of death, cardiovascular events, and hospitalization. *N Engl J Med* 2004; **351**: 1296–1305.

474. Donadio JV, Bergstralh EJ, Grande JP *et al.* Proteinuria patterns and their association with subsequent end-stage renal disease in IgA nephropathy. *Nephrol Dial Transplant* 2002; **17**: 1197–1203.

475. Geddes CC, Rauta V, Gronhagen-Riska C *et al.* A tricontinental view of IgA nephropathy. *Nephrol Dial Transplant* 2003; **18**: 1541–1548.

476. Goto M, Wakai K, Kawamura T *et al.* A scoring system to predict renal

outcome in IgA nephropathy: a nationwide 10-year prospective cohort study. *Nephrol Dial Transplant* 2009; **24**: 3068–3074.

477. Reich HN, Troyanov S, Scholey JW et al. Remission of proteinuria improves prognosis in IgA nephropathy. *J Am Soc Nephrol* 2007; **18**: 3177–3183.

478. Coppo R, Peruzzi L, Amore A et al. IgACE: a placebo-controlled, randomized trial of angiotensin-converting enzyme inhibitors in children and young people with IgA nephropathy and moderate proteinuria. *J Am Soc Nephrol* 2007; **18**: 1880–1888.

479. Cattran DC, Coppo R, Cook HT et al. The Oxford classification of IgA nephropathy: rationale, clinicopathological correlations, and classification. *Kidney Int* 2009; **76**: 534–545.

480. Szeto CC, Lai FM, To KF et al. The natural history of immunoglobulin a nephropathy among patients with hematuria and minimal proteinuria. *Am J Med* 2001; **110**: 434–437.

481. Coppo R, D'Amico G. Factors predicting progression in IgA nephropathies. *J Nephrol* 2005; **18**: 503–512.

482. Frisch G, Lin J, Rosenstock J et al. Mycophenolate mofetil (MMF) vs placebo in patients with moderately advanced IgA nephropathy: a double-blind randomized controlled trial. *Nephrol Dial Transplant* 2005; **20**: 2139–2145.

483. Harmankaya O, Ozturk Y, Basturk T et al. Efficacy of immunosuppressive therapy in IgA nephropathy presenting with isolated hematuria. *Int Urol Nephrol* 2002; **33**: 167–171.

484. Bartosik LP, Lajoie G, Sugar L et al. Predicting progression in IgA nephropathy. *Am J Kidney Dis* 2001; **38**: 728–735.

485. Kanno Y, Okada H, Saruta T et al. Blood pressure reduction associated with preservation of renal function in hypertensive patients with IgA nephropathy: a 3-year follow-up. *Clin Nephrol* 2000; **54**: 360–365.

486. Jafar TH, Schmid CH, Landa M et al. Angiotensin-converting enzyme inhibitors and progression of nondiabetic renal disease. A meta-analysis of patient-level data. *Ann Intern Med* 2001; **135**: 73–87.

487. Sarafidis PA, Khosla N, Bakris GL. Antihypertensive therapy in the presence of proteinuria. *Am J Kidney Dis* 2007; **49**: 12–26.

488. Fellin R, Gentile MG, Duca G et al. Renal function in IgA nephropathy with established renal failure. *Nephrol Dial Transplant* 1988; **3**: 17–23.

489. Ballardie FW, Roberts IS. Controlled prospective trial of prednisolone and cytotoxics in progressive IgA nephropathy. *J Am Soc Nephrol* 2002; **13**: 142–148.

490. Rekola S, Bergstrand A, Bucht H. Deterioration of GFR in IgA nephropathy as measured by 51Cr-EDTA clearance. *Kidney Int* 1991; **40**: 1050–1054.

491. D'Amico G, Minetti L, Ponticelli C et al. Prognostic indicators in idiopathic IgA mesangial nephropathy. *Q J Med* 1986; **59**: 363–378.

492. Boyce NW, Holdsworth SR, Thomson NM et al. Clinicopathological associations in mesangial IgA nephropathy. *Am J Nephrol* 1986; **6**: 246–252.

493. Freese P, Norden G, Nyberg G. Morphologic high-risk factors in IgA nephropathy. *Nephron* 1998; **79**: 420–425.

494. Hogg RJ, Silva FG, Wyatt RJ et al. Prognostic indicators in children with IgA nephropathy—report of the Southwest Pediatric Nephrology Study Group. *Pediatr Nephrol* 1994; **8**: 15–20.

495. Tumlin JA, Lohavichan V, Hennigar R. Crescentic, proliferative IgA nephropathy: clinical and histological response to methylprednisolone and intravenous cyclophosphamide. *Nephrol Dial Transplant* 2003; **18**: 1321–1329.

496. Katafuchi R, Oh Y, Hori K et al. An important role of glomerular

segmental lesions on progression of IgA nephropathy: a multivariate analysis. *Clin Nephrol* 1994; **41**: 191–198.

497. Packham DK, Yan HD, Hewitson TD *et al*. The significance of focal and segmental hyalinosis and sclerosis (FSHS) and nephrotic range proteinuria in IgA nephropathy. *Clin Nephrol* 1996; **46**: 225–229.

498. Hsu CY, McCulloch CE, Iribarren C *et al*. Body mass index and risk for end-stage renal disease. *Ann Intern Med* 2006; **144**: 21–28.

499. Navaneethan SD, Yehnert H, Moustarah F *et al*. Weight loss interventions in chronic kidney disease: a systematic review and meta-analysis. *Clin J Am Soc Nephrol* 2009; **4**: 1565–1574.

500. Bonnet F, Deprele C, Sassolas A *et al*. Excessive body weight as a new independent risk factor for clinical and pathological progression in primary IgA nephritis. *Am J Kidney Dis* 2001; **37**: 720–727.

501. Tanaka M, Tsujii T, Komiya T *et al*. Clinicopathological influence of obesity in IgA nephropathy: comparative study of 74 patients. *Contrib Nephrol* 2007; **157**: 90–93.

502. Coppo R, Troyanov S, Camilla R *et al*. The Oxford IgA nephropathy clinicopathological classification is valid for children as well as adults. *Kidney Int* 2010; **77**: 921–927.

503. Rauta V, Finne P, Fagerudd J *et al*. Factors associated with progression of IgA nephropathy are related to renal function—a model for estimating risk of progression in mild disease. *Clin Nephrol* 2002; **58**: 85–94.

504. Li PK, Leung CB, Chow KM *et al*. Hong Kong study using valsartan in IgA nephropathy (HKVIN): a double-blind, randomized, placebo-controlled study. *Am J Kidney Dis* 2006; **47**: 751–760.

505. Praga M, Gutierrez E, Gonzalez E *et al*. Treatment of IgA nephropathy with ACE inhibitors: a randomized and controlled trial. *J Am Soc Nephrol* 2003; **14**: 1578–1583.

506. Horita Y, Tadokoro M, Taura K *et al*. Prednisolone co-administered with losartan confers renoprotection in patients with IgA nephropathy. *Ren Fail* 2007; **29**: 441–446.

507. Russo D, Pisani A, Balletta MM *et al*. Additive antiproteinuric effect of converting enzyme inhibitor and losartan in normotensive patients with IgA nephropathy. *Am J Kidney Dis* 1999; **33**: 851–856.

508. Yang Y, Ohta K, Shimizu M *et al*. Treatment with low-dose angiotensin-converting enzyme inhibitor (ACEI) plus angiotensin II receptor blocker (ARB) in pediatric patients with IgA nephropathy. *Clin Nephrol* 2005; **64**: 35–40.

509. Pozzi C, Bolasco PG, Fogazzi GB *et al*. Corticosteroids in IgA nephropathy: a randomised controlled trial. *Lancet* 1999; **353**: 883–887.

510. Manno C, Torres DD, Rossini M *et al*. Randomized controlled clinical trial of corticosteroids plus ACE-inhibitors with long-term follow-up in proteinuric IgA nephropathy. *Nephrol Dial Transplant* 2009; **24**: 3694–3701.

511. Lv J, Zhang H, Chen Y *et al*. Combination therapy of prednisone and ACE inhibitor versus ACE-inhibitor therapy alone in patients with IgA nephropathy: a randomized controlled trial. *Am J Kidney Dis* 2009; **53**: 26–32.

512. Pozzi C, Andrulli S, Del Vecchio L *et al*. Corticosteroid effectiveness in IgA nephropathy: long-term results of a randomized, controlled trial. *J Am Soc Nephrol* 2004; **15**: 157–163.

513. Pozzi C, Locatelli F. Corticosteroids in IgA nephropathy (letter). *Lancet* 1999; **353**: 2159–2160.

514. Manno C, Gesualdo L, D'Altri C *et al*. Prospective randomized controlled multicenter trial on steroids plus ramipril in proteinuric IgA nephropathy. *J Nephrol* 2001; **14**: 248–252.

515. Hogg RJ, Lee J, Nardelli N et al. Clinical trial to evaluate omega-3 fatty acids and alternate day prednisone in patients with IgA nephropathy: report from the Southwest Pediatric Nephrology Study Group. Clin J Am Soc Nephrol 2006; 1: 467–474.

516. Katafuchi R, Ikeda K, Mizumasa T et al. Controlled, prospective trial of steroid treatment in IgA nephropathy: a limitation of low-dose prednisolone therapy. Am J Kidney Dis 2003; 41: 972–983.

517. Strippoli GF, Maione A, Schena FP et al. IgA nephropathy: a disease in search of a large-scale clinical trial to reliably inform practice. Am J Kidney Dis 2009; 53: 5–8.

518. Kobayashi Y, Hiki Y, Kokubo T et al. Steroid therapy during the early stage of progressive IgA nephropathy. A 10-year follow-up study. Nephron 1996; 72: 237–242.

519. Eitner F, Ackermann D, Hilgers RD et al. Supportive Versus Immunosuppressive Therapy of Progressive IgA nephropathy (STOP) IgAN trial: rationale and study protocol. J Nephrol 2008; 21: 284–289.

520. Walker RG, Yu SH, Owen JE et al. The treatment of mesangial IgA nephropathy with cyclophosphamide, dipyridamole and warfarin: a two-year prospective trial. Clin Nephrol 1990; 34: 103–107.

521. Woo KT, Lee GS. The treatment of mesangial IgA nephropathy with cyclophosphamide, dipyridamole and warfarin. Clin Nephrol 1991; 35: 184.

522. Yoshikawa N, Ito H, Sakai T et al. A controlled trial of combined therapy for newly diagnosed severe childhood IgA nephropathy. The Japanese Pediatric IgA Nephropathy Treatment Study Group. J Am Soc Nephrol 1999; 10: 101–109.

523. Pozzi C, Andrulli S, Pani A et al. Addition of azathioprine to corticosteroids does not benefit patients with IgA nephropathy. J Am Soc Nephrol 2010; 21: 1783–1790.

524. Yoshikawa N, Honda M, Iijima K et al. Steroid treatment for severe childhood IgA nephropathy: a randomized, controlled trial. Clin J Am Soc Nephrol 2006; 1: 511–517.

525. Maes BD, Oyen R, Claes K et al. Mycophenolate mofetil in IgA nephropathy: results of a 3-year prospective placebo-controlled randomized study. Kidney Int 2004; 65: 1842–1849.

526. Tang S, Leung JC, Chan LY et al. Mycophenolate mofetil alleviates persistent proteinuria in IgA nephropathy. Kidney Int 2005; 68: 802–812.

527. Tang SC, Tang AW, Wong SS et al. Long-term study of mycophenolate mofetil treatment in IgA nephropathy. Kidney Int 2010; 77: 543–549.

528. Lv J, Zhang H, Cui Z et al. Delayed severe pneumonia in mycophenolate mofetil-treated patients with IgA nephropathy. Nephrol Dial Transplant 2008; 23: 2868–2872.

529. Donadio Jr JV, Bergstralh EJ, Offord KP et al. A controlled trial of fish oil in IgA nephropathy. Mayo Nephrology Collaborative Group. N Engl J Med 1994; 331: 1194–1199.

530. Donadio Jr JV, Grande JP, Bergstralh EJ et al. The long-term outcome of patients with IgA nephropathy treated with fish oil in a controlled trial. Mayo Nephrology Collaborative Group. J Am Soc Nephrol 1999; 10: 1772–1777.

531. Alexopoulos E, Stangou M, Pantzaki A et al. Treatment of severe IgA nephropathy with omega-3 fatty acids: the effect of a "very low dose" regimen. Ren Fail 2004; 26: 453–459.

532. Ferraro PM, Ferraccioli GF, Gambaro G et al. Combined treatment with renin-angiotensin system blockers and polyunsaturated fatty acids in proteinuric IgA nephropathy: a randomized controlled trial. Nephrol Dial Transplant 2009; 24: 156–160.

533. Bennett WM, Walker RG, Kincaid-Smith P. Treatment of IgA nephropathy with eicosapentanoic acid (EPA): a two-year prospective trial. *Clin Nephrol* 1989; **31**: 128–131.

534. Pettersson EE, Rekola S, Berglund L *et al*. Treatment of IgA nephropathy with omega-3-polyunsaturated fatty acids: a prospective, double-blind, randomized study. *Clin Nephrol* 1994; **41**: 183–190.

535. Strippoli GF, Manno C, Schena FP. An "evidence-based" survey of therapeutic options for IgA nephropathy: assessment and criticism. *Am J Kidney Dis* 2003; **41**: 1129–1139.

536. Miller III ER, Juraschek SP, Appel LJ *et al*. The effect of n-3 long-chain polyunsaturated fatty acid supplementation on urine protein excretion and kidney function: meta-analysis of clinical trials. *Am J Clin Nutr* 2009; **89**: 1937–1945.

537. Hogg RJ, Fitzgibbons L, Atkins C *et al*. Efficacy of omega-3 fatty acids in children and adults with IgA nephropathy is dosage- and size-dependent. *Clin J Am Soc Nephrol* 2006; **1**: 1167–1172.

538. Donadio Jr JV, Larson TS, Bergstralh EJ *et al*. A randomized trial of high-dose compared with low-dose omega-3 fatty acids in severe IgA nephropathy. *J Am Soc Nephrol* 2001; **12**: 791–799.

539. Taji Y, Kuwahara T, Shikata S *et al*. Meta-analysis of antiplatelet therapy for IgA nephropathy. *Clin Exp Nephrol* 2006; **10**: 268–273.

540. Hotta O, Miyazaki M, Furuta T *et al*. Tonsillectomy and steroid pulse therapy significantly impact on clinical remission in patients with IgA nephropathy. *Am J Kidney Dis* 2001; **38**: 736–743.

541. Xie Y, Nishi S, Ueno M *et al*. The efficacy of tonsillectomy on long-term renal survival in patients with IgA nephropathy. *Kidney Int* 2003; **63**: 1861–1867.

542. Komatsu H, Fujimoto S, Hara S *et al*. Effect of tonsillectomy plus steroid pulse therapy on clinical remission of IgA nephropathy: a controlled study. *Clin J Am Soc Nephrol* 2008; **3**: 1301–1307.

543. Rasche FM, Schwarz A, Keller F. Tonsillectomy does not prevent a progressive course in IgA nephropathy. *Clin Nephrol* 1999; **51**: 147–152.

544. Kim SM, Moon KC, Oh KH *et al*. Clinicopathologic characteristics of IgA nephropathy with steroid-responsive nephrotic syndrome. *J Korean Med Sci* 2009; **24**(Suppl): S44–S49.

545. Lai KN, Lai FM, Chan KW *et al*. An overlapping syndrome of IgA nephropathy and lipoid nephrosis. *Am J Clin Pathol* 1986; **86**: 716–723.

546. Lai KN, Lai FM, Ho CP *et al*. Corticosteroid therapy in IgA nephropathy with nephrotic syndrome: a long-term controlled trial. *Clin Nephrol* 1986; **26**: 174–180.

547. Gutierrez E, Gonzalez E, Hernandez E *et al*. Factors that determine an incomplete recovery of renal function in macrohematuria-induced acute renal failure of IgA nephropathy. *Clin J Am Soc Nephrol* 2007; **2**: 51–57.

548. Praga M, Gutierrez-Millet V, Navas JJ *et al*. Acute worsening of renal function during episodes of macroscopic hematuria in IgA nephropathy. *Kidney Int* 1985; **28**: 69–74.

549. Bennett WM, Kincaid-Smith P. Macroscopic hematuria in mesangial IgA nephropathy: correlation with glomerular crescents and renal dysfunction. *Kidney Int* 1983; **23**: 393–400.

550. Abe T, Kida H, Yoshimura M *et al*. Participation of extracapillary lesions (ECL) in progression of IgA nephropathy. *Clin Nephrol* 1986; **25**: 37–41.

551. Tang Z, Wu Y, Wang QW *et al*. Idiopathic IgA nephropathy with diffuse crescent formation. *Am J Nephrol* 2002; **22**: 480–486.

552. Pankhurst T, Lepenies J, Nightingale P *et al*. Vasculitic IgA nephropathy: prognosis and outcome. *Nephron Clin Pract* 2009; **112**: c16–c24.

553. Coppo R, Basolo B, Roccatello D *et al*. Plasma exchange in progressive

primary IgA nephropathy. *Int J Artif Organs* 1985; **8**(Suppl 2): 55–58.

554. Saulsbury FT. Clinical update: Henoch-Schonlein purpura. *Lancet* 2007; **369**: 976–978.

555. Narchi H. Risk of long term renal impairment and duration of follow up recommended for Henoch-Schonlein purpura with normal or minimal urinary findings: a systematic review. *Arch Dis Child* 2005; **90**: 916–920.

556. Saulsbury FT. Henoch-Schonlein purpura in children. Report of 100 patients and review of the literature. *Medicine (Baltimore)* 1999; **78**: 395–409.

557. Shin JI, Park JM, Shin YH *et al.* Predictive factors for nephritis, relapse, and significant proteinuria in childhood Henoch-Schonlein purpura. *Scand J Rheumatol* 2006; **35**: 56–60.

558. Goldstein AR, White RH, Akuse R *et al.* Long-term follow-up of childhood Henoch-Schonlein nephritis. *Lancet* 1992; **339**: 280–282.

559. Edstrom Halling S, Soderberg MP, Berg UB. Predictors of outcome in Henoch-Schonlein nephritis. *Pediatr Nephrol* 2010; **25**: 1101–1108.

560. Ronkainen J, Nuutinen M, Koskimies O. The adult kidney 24 years after childhood Henoch-Schonlein purpura: a retrospective cohort study. *Lancet* 2002; **360**: 666–670.

561. Zaffanello M, Fanos V. Treatment-based literature of Henoch-Schonlein purpura nephritis in childhood. *Pediatr Nephrol* 2009; **24**: 1901–1911.

562. Ronkainen J, Koskimies O, Ala-Houhala M *et al.* Early prednisone therapy in Henoch-Schonlein purpura: a randomized, double-blind, placebo-controlled trial. *J Pediatr* 2006; **149**: 241–247.

563. Niaudet P, Habib R. Methylprednisolone pulse therapy in the treatment of severe forms of Schonlein-Henoch purpura nephritis. *Pediatr Nephrol* 1998; **12**: 238–243.

564. Foster BJ, Bernard C, Drummond KN *et al.* Effective therapy for severe Henoch-Schonlein purpura nephritis with prednisone and azathioprine: a clinical and histopathologic study. *J Pediatr* 2000; **136**: 370–375.

565. Tarshish P, Bernstein J, Edelmann Jr CM. Henoch-Schonlein purpura nephritis: course of disease and efficacy of cyclophosphamide. *Pediatr Nephrol* 2004; **19**: 51–56.

566. Kawasaki Y, Suzuki J, Suzuki H. Efficacy of methylprednisolone and urokinase pulse therapy combined with or without cyclophosphamide in severe Henoch-Schoenlein nephritis: a clinical and histopathological study. *Nephrol Dial Transplant* 2004; **19**: 858–864.

567. Ronkainen J, Ala-Houhala M, Antikainen M *et al.* Cyclosporine A (CyA) versus MP pulses (MP) in the treatment of severe Henoch-Schönlein Nephritis (HSN) (abstract). *Pediatr Nephrol* 2006; **21**: 1531.

568. Jauhola O, Ronkainen J, Ala-Houhala M *et al.* Cyclosporine A (CyA) versus MP pulses in severe Henoch-Schönlein Nephritis (HSN): Outcome after 2 year follow up (abstract). *Pediatr Nephrol* 2008; **23**: 1584.

569. Bergstein J, Leiser J, Andreoli SP. Response of crescentic Henoch-Schoenlein purpura nephritis to corticosteroid and azathioprine therapy. *Clin Nephrol* 1998; **49**: 9–14.

570. Flynn JT, Smoyer WE, Bunchman TE *et al.* Treatment of Henoch-Schonlein Purpura glomerulonephritis in children with high-dose corticosteroids plus oral cyclophosphamide. *Am J Nephrol* 2001; **21**: 128–133.

571. Ronkainen J, Autio-Harmainen H, Nuutinen M. Cyclosporin A for the treatment of severe Henoch-Schonlein glomerulonephritis. *Pediatr Nephrol* 2003; **18**: 1138–1142.

572. Shin JI, Park JM, Shin YH *et al.* Cyclosporin A therapy for severe Henoch-Schonlein nephritis with nephrotic syndrome. *Pediatr Nephrol* 2005; **20**: 1093–1097.

573. Kawasaki Y, Suzuki J, Murai M et al. Plasmapheresis therapy for rapidly progressive Henoch-Schonlein nephritis. Pediatr Nephrol 2004; **19**: 920–923.

574. Shenoy M, Ognjanovic MV, Coulthard MG. Treating severe Henoch-Schonlein and IgA nephritis with plasmapheresis alone. Pediatr Nephrol 2007; **22**: 1167–1171.

575. Fuentes Y, Valverde S, Valesquez-Jones L et al. Comparison of azathioprine vs mofetil mycophenolate for Henoch-Schönlein nephritis treatment (abstract). Pediatr Nephrol 2010; **25**: 1802.

576. Chartapisak W, Opastiraku S, Willis NS et al. Prevention and treatment of renal disease in Henoch-Schonlein purpura: a systematic review. Arch Dis Child 2009; **94**: 132–137.

577. Chartapisak W, Opastirakul S, Hodson EM et al. Interventions for preventing and treating kidney disease in Henoch-Schonlein Purpura (HSP). Cochrane Database Syst Rev 2009: CD005128.

578. Dudley J, Smith G, Llewellyn-Edwards A et al. Randomised placebo controlled trial to assess the role of early prednisolone on the development and progression of Henoch-Schönlein Purpura Nephritis (abstract). Pediatr Nephrol 2007; **22**: 1457.

579. Blanco R, Martinez-Taboada VM, Rodriguez-Valverde V et al. Henoch-Schonlein purpura in adulthood and childhood: two different expressions of the same syndrome. Arthritis Rheum 1997; **40**: 859–864.

580. Coppo R, Andrulli S, Amore A et al. Predictors of outcome in Henoch-Schonlein nephritis in children and adults. Am J Kidney Dis 2006; **47**: 993–1003.

581. Shrestha S, Sumingan N, Tan J et al. Henoch Schonlein purpura with nephritis in adults: adverse prognostic indicators in a UK population. QJM 2006; **99**: 253–265.

582. Rauta V, Tornroth T, Gronhagen-Riska C. Henoch-Schoenlein nephritis in adults-clinical features and outcomes in Finnish patients. Clin Nephrol 2002; **58**: 1–8.

583. Hung SP, Yang YH, Lin YT et al. Clinical manifestations and outcomes of Henoch-Schonlein purpura: comparison between adults and children. Pediatr Neonatol 2009; **50**: 162–168.

584. Pillebout E, Thervet E, Hill G et al. Henoch-Schonlein Purpura in adults: outcome and prognostic factors. J Am Soc Nephrol 2002; **13**: 1271–1278.

585. Pillebout E, Alberti C, Guillevin L et al. Addition of cyclophosphamide to steroids provides no benefit compared with steroids alone in treating adult patients with severe Henoch Schonlein Purpura. Kidney Int 2010; **78**: 495–502.

586. Campbell Jr R, Cooper GS, Gilkeson GS. Two aspects of the clinical and humanistic burden of systemic lupus erythematosus: mortality risk and quality of life early in the course of disease. Arthritis Rheum 2008; **59**: 458–464.

587. Danila MI, Pons-Estel GJ, Zhang J et al. Renal damage is the most important predictor of mortality within the damage index: data from LUMINA LXIV, a multiethnic US cohort. Rheumatology (Oxford) 2009; **48**: 542–545.

588. Font J, Ramos-Casals M, Cervera R et al. Cardiovascular risk factors and the long-term outcome of lupus nephritis. QJM 2001; **94**: 19–26.

589. Al Arfaj AS, Khalil N. Clinical and immunological manifestations in 624 SLE patients in Saudi Arabia. Lupus 2009; **18**: 465–473.

590. Bastian HM, Roseman JM, McGwin Jr G et al. Systemic lupus erythematosus in three ethnic groups. XII. Risk factors for lupus nephritis after diagnosis. Lupus 2002; **11**: 152–160.

591. Seligman VA, Lum RF, Olson JL et al. Demographic differences in the development of lupus nephritis: a retrospective analysis. Am J Med 2002;

112: 726–729.

592. Ward MM. Changes in the incidence of endstage renal disease due to lupus nephritis in the United States, 1996–2004. *J Rheumatol* 2009; **36**: 63–67.

593. Adler M, Chambers S, Edwards C et al. An assessment of renal failure in an SLE cohort with special reference to ethnicity, over a 25-year period. *Rheumatology (Oxford)* 2006; **45**: 1144–1147.

594. Al Arfaj AS, Khalil N, Al Saleh S. Lupus nephritis among 624 cases of systemic lupus erythematosus in Riyadh, Saudi Arabia. *Rheumatol Int* 2009; **29**: 1057–1067.

595. Gonzalez-Crespo MR, Lopez-Fernandez JI, Usera G et al. Outcome of silent lupus nephritis. *Semin Arthritis Rheum* 1996; **26**: 468–476.

596. Valente de Almeida R, Rocha de Carvalho JG, de Azevedo VF et al. Microalbuminuria and renal morphology in the evaluation of subclinical lupus nephritis. *Clin Nephrol* 1999; **52**: 218–229.

597. Zabaleta-Lanz ME, Munoz LE, Tapanes FJ et al. Further description of early clinically silent lupus nephritis. *Lupus* 2006; **15**: 845–851.

598. Kraft SW, Schwartz MM, Korbet SM et al. Glomerular podocytopathy in patients with systemic lupus erythematosus. *J Am Soc Nephrol* 2005; **16**: 175–179.

599. Austin III HA, Klippel JH, Balow JE et al. Therapy of lupus nephritis. Controlled trial of prednisone and cytotoxic drugs. *N Engl J Med* 1986; **314**: 614–619.

600. Boumpas DT, Austin III HA, Vaughn EM et al. Controlled trial of pulse methylprednisolone versus two regimens of pulse cyclophosphamide in severe lupus nephritis. *Lancet* 1992; **340**: 741–745.

601. Donadio Jr JV, Holley KE, Ferguson RH et al. Treatment of diffuse proliferative lupus nephritis with prednisone and combined prednisone and cyclophosphamide. *N Engl J Med* 1978; **299**: 1151–1155.

602. Gourley MF, Austin III HA, Scott D et al. Methylprednisolone and cyclophosphamide, alone or in combination, in patients with lupus nephritis. A randomized, controlled trial. *Ann Intern Med* 1996; **125**: 549–557.

603. Houssiau FA, Vasconcelos C, D'Cruz D et al. The 10-year follow-up data of the Euro-Lupus Nephritis Trial comparing low-dose and high-dose intravenous cyclophosphamide. *Ann Rheum Dis* 2010; **69**: 61–64.

604. Houssiau FA, Vasconcelos C, D'Cruz D et al. Immunosuppressive therapy in lupus nephritis: the Euro-Lupus Nephritis Trial, a randomized trial of low-dose versus high-dose intravenous cyclophosphamide. *Arthritis Rheum* 2002; **46**: 2121–2131.

605. McKinley A, Park E, Spetie D et al. Oral cyclophosphamide for lupus glomerulonephritis: an underused therapeutic option. *Clin J Am Soc Nephrol* 2009; **4**: 1754–1760.

606. Moroni G, Doria A, Mosca M et al. A randomized pilot trial comparing cyclosporine and azathioprine for maintenance therapy in diffuse lupus nephritis over four years. *Clin J Am Soc Nephrol* 2006; **1**: 925–932.

607. Chan TM, Tse KC, Tang CS et al. Long-term outcome of patients with diffuse proliferative lupus nephritis treated with prednisolone and oral cyclophosphamide followed by azathioprine. *Lupus* 2005; **14**: 265–272.

608. Mok CC, Ho CT, Chan KW et al. Outcome and prognostic indicators of diffuse proliferative lupus glomerulonephritis treated with sequential oral cyclophosphamide and azathioprine. *Arthritis Rheum* 2002; **46**: 1003–1013.

609. Mok CC, Ho CT, Siu YP et al. Treatment of diffuse proliferative lupus glomerulonephritis: a comparison of two cyclophosphamide-containing regimens. *Am J Kidney Dis* 2001; **38**: 256–264.

610. Moroni G, Quaglini S, Gallelli B et al. The long-term outcome of 93 patients with proliferative lupus nephritis. Nephrol Dial Transplant 2007; 22: 2531–2539.
611. Chan TM, Li FK, Tang CS et al. Efficacy of mycophenolate mofetil in patients with diffuse proliferative lupus nephritis. Hong Kong-Guangzhou Nephrology Study Group. N Engl J Med 2000; 343: 1156–1162.
612. Chan TM, Tse KC, Tang CS et al. Long-term study of mycophenolate mofetil as continuous induction and maintenance treatment for diffuse proliferative lupus nephritis. J Am Soc Nephrol 2005; 16: 1076–1084.
613. Appel GB, Contreras G, Dooley MA et al. Mycophenolate mofetil versus cyclophosphamide for induction treatment of lupus nephritis. J Am Soc Nephrol 2009; 20: 1103–1112.
614. Traitanon O, Avihingsanon Y, Kittikovit V et al. Efficacy of enteric-coated mycophenolate sodium in patients with resistant-type lupus nephritis: a prospective study. Lupus 2008; 17: 744–751.
615. Grootscholten C, Ligtenberg G, Hagen EC et al. Azathioprine/methylprednisolone versus cyclophosphamide in proliferative lupus nephritis. A randomized controlled trial. Kidney Int 2006; 70: 732–742.
616. Grootscholten C, Bajema IM, Florquin S et al. Treatment with cyclophosphamide delays the progression of chronic lesions more effectively than does treatment with azathioprine plus methylprednisolone in patients with proliferative lupus nephritis. Arthritis Rheum 2007; 56: 924–937.
617. Zavada J, Pesickova S, Rysava R et al. Cyclosporine A or intravenous cyclophosphamide for lupus nephritis: the Cyclofa-Lune study. Lupus 2010; 19: 1281–1289.
618. Bao H, Liu ZH, Xie HL et al. Successful treatment of class V+IV lupus nephritis with multitarget therapy. J Am Soc Nephrol 2008; 19: 2001–2010.
619. Balow JE, Austin III HA, Muenz LR et al. Effect of treatment on the evolution of renal abnormalities in lupus nephritis. N Engl J Med 1984; 311: 491–495.
620. Haubitz M, Bohnenstengel F, Brunkhorst R et al. Cyclophosphamide pharmacokinetics and dose requirements in patients with renal insufficiency. Kidney Int 2002; 61: 1495–1501.
621. Pendse S, Ginsburg E, Singh AK. Strategies for preservation of ovarian and testicular function after immunosuppression. Am J Kidney Dis 2004; 43: 772–781.
622. Somers EC, Marder W, Christman GM et al. Use of a gonadotropin-releasing hormone analog for protection against premature ovarian failure during cyclophosphamide therapy in women with severe lupus. Arthritis Rheum 2005; 52: 2761–2767.
623. Ginzler EM, Dooley MA, Aranow C et al. Mycophenolate mofetil or intravenous cyclophosphamide for lupus nephritis. N Engl J Med 2005; 353: 2219–2228.
624. Hu W, Liu Z, Chen H et al. Mycophenolate mofetil vs cyclophosphamide therapy for patients with diffuse proliferative lupus nephritis. Chin Med J (Engl) 2002; 115: 705–709.
625. Ong LM, Hooi LS, Lim TO et al. Randomized controlled trial of pulse intravenous cyclophosphamide versus mycophenolate mofetil in the induction therapy of proliferative lupus nephritis. Nephrology (Carlton) 2005; 10: 504–510.
626. El-Shafey EM, Abdou SH, Shareef MM. Is mycophenolate mofetil superior to pulse intravenous cyclophosphamide for induction therapy of proliferative lupus nephritis in Egyptian patients? Clin Exp Nephrol 2010;

14: 214–221.

627. Korbet SM, Schwartz MM, Evans J et al. Severe lupus nephritis: racial differences in presentation and outcome. J Am Soc Nephrol 2007; **18**: 244–254.

628. Rovin BH, Appel GB, Furie RA et al. Efficacy and safety of rituximab (RTX) in subjects with proliferative lupus nephritis (LN): Results from the randomized, double-blind, phase III LUNAR study (abstract). J Am Soc Nephrol 2009; **20**: 77A.

629. Gunnarsson I, Sundelin B, Jonsdottir T et al. Histopathologic and clinical outcome of rituximab treatment in patients with cyclophosphamide-resistant proliferative lupus nephritis. Arthritis Rheum 2007; **56**: 1263–1272.

630. Karim MY, Pisoni CN, Khamashta MA. Update on immunotherapy for systemic lupus erythematosus–what's hot and what's not!. Rheumatology (Oxford) 2009; **48**: 332–341.

631. Li EK, Tam LS, Zhu TY et al. Is combination rituximab with cyclophosphamide better than rituximab alone in the treatment of lupus nephritis? Rheumatology (Oxford) 2009; **48**: 892–898.

632. Lu TY, Ng KP, Cambridge G et al. A retrospective seven-year analysis of the use of B cell depletion therapy in systemic lupus erythematosus at University College London Hospital: the first fifty patients. Arthritis Rheum 2009; **61**: 482–487.

633. Ramos-Casals M, Soto MJ, Cuadrado MJ et al. Rituximab in systemic lupus erythematosus: A systematic review of off-label use in 188 cases. Lupus 2009; **18**: 767–776.

634. Sousa E, Isenberg D. Treating lupus: from serendipity to sense, the rise of the new biologicals and other emerging therapies. Best Pract Res Clin Rheumatol 2009; **23**: 563–574.

635. Tieng AT, Peeva E. B-cell-directed therapies in systemic lupus erythematosus. Semin Arthritis Rheum 2008; **38**: 218–227.

636. Cameron JS, Turner DR, Ogg CS et al. Systemic lupus with nephritis: a long-term study. Q J Med 1979; **48**: 1–24.

637. Dooley MA, Jayne D, Ginzler EM et al. Mycophenolate versus azathioprine as maintenance therapy for lupus nephritis. N Engl J Med 2011; **365**: 1886–1895.

638. Contreras G, Pardo V, Leclercq B et al. Sequential therapies for proliferative lupus nephritis. N Engl J Med 2004; **350**: 971–980.

639. Houssiau FA, D'Cruz D, Sangle S et al. Azathioprine versus mycophenolate mofetil for long-term immunosuppression in lupus nephritis: results from the MAINTAIN Nephritis Trial. Ann Rheum Dis 2010; **69**: 2083–2089.

640. Griffiths B, Emery P, Ryan V et al. The BILAG multi-centre open randomized controlled trial comparing ciclosporin vs azathioprine in patients with severe SLE. Rheumatology (Oxford) 2010; **49**: 723–732.

641. Gunnarsson I, Sundelin B, Heimburger M et al. Repeated renal biopsy in proliferative lupus nephritis–predictive role of serum C1q and albuminuria. J Rheumatol 2002; **29**: 693–699.

642. Hill GS, Delahousse M, Nochy D et al. Predictive power of the second renal biopsy in lupus nephritis: significance of macrophages. Kidney Int 2001; **59**: 304–316.

643. Ioannidis JP, Boki KA, Katsorida ME et al. Remission, relapse, and re-remission of proliferative lupus nephritis treated with cyclophosphamide. Kidney Int 2000; **57**: 258–264.

644. Moroni G, Pasquali S, Quaglini S et al. Clinical and prognostic value of serial renal biopsies in lupus nephritis. Am J Kidney Dis 1999; **34**: 530–539.

645. Chen YE, Korbet SM, Katz RS et al. Value of a complete or partial remission in severe lupus nephritis. Clin J Am Soc Nephrol 2008; **3**: 46–53.

646. Gruppo Italiano per lo Studio della Nefrite Lupica (GISNEL). Lupus nephritis: prognostic factors and probability of maintaining life-supporting renal function 10 years after the diagnosis. Am J Kidney Dis 1992; **19**: 473–479.

647. Barr RG, Seliger S, Appel GB et al. Prognosis in proliferative lupus nephritis: the role of socio-economic status and race/ethnicity. Nephrol Dial Transplant 2003; **18**: 2039–2046.

648. Contreras G, Pardo V, Cely C et al. Factors associated with poor outcomes in patients with lupus nephritis. Lupus 2005; **14**: 890–895.

649. Gibson KL, Gipson DS, Massengill SA et al. Predictors of relapse and end stage kidney disease in proliferative lupus nephritis: focus on children, adolescents, and young adults. Clin J Am Soc Nephrol 2009; **4**: 1962–1967.

650. Rovin BH, Zhang X. Biomarkers for lupus nephritis: the quest continues. Clin J Am Soc Nephrol 2009; **4**: 1858–1865.

651. Hebert LA, Wilmer WA, Falkenhain ME et al. Renoprotection: one or many therapies? Kidney Int 2001; **59**: 1211–1226.

652. Wilmer WA, Rovin BH, Hebert CJ et al. Management of glomerular proteinuria: a commentary. J Am Soc Nephrol 2003; **14**: 3217–3232.

653. Coremans IE, Spronk PE, Bootsma H et al. Changes in antibodies to C1q predict renal relapses in systemic lupus erythematosus. Am J Kidney Dis 1995; **26**: 595–601.

654. Esdaile JM, Abrahamowicz M, Joseph L et al. Laboratory tests as predictors of disease exacerbations in systemic lupus erythematosus. Why some tests fail. Arthritis Rheum 1996; **39**: 370–378.

655. Esdaile JM, Joseph L, Abrahamowicz M et al. Routine immunologic tests in systemic lupus erythematosus: is there a need for more studies? J Rheumatol 1996; **23**: 1891–1896.

656. Ho A, Barr SG, Magder LS et al. A decrease in complement is associated with increased renal and hematologic activity in patients with systemic lupus erythematosus. Arthritis Rheum 2001; **44**: 2350–2357.

657. Ho A, Magder LS, Barr SG et al. Decreases in anti-double-stranded DNA levels are associated with concurrent flares in patients with systemic lupus erythematosus. Arthritis Rheum 2001; **44**: 2342–2349.

658. Moroni G, Radice A, Giammarresi G et al. Are laboratory tests useful for monitoring the activity of lupus nephritis? A 6-year prospective study in a cohort of 228 patients with lupus nephritis. Ann Rheum Dis 2009; **68**: 234–237.

659. Rovin BH, Birmingham DJ, Nagaraja HN et al. Biomarker discovery in human SLE nephritis. Bull NYU Hosp Jt Dis 2007; **65**: 187–193.

660. Giatras I, Lau J, Levey AS. Effect of angiotensin-converting enzyme inhibitors on the progression of nondiabetic renal disease: a meta-analysis of randomized trials. Angiotensin-Converting-Enzyme Inhibition and Progressive Renal Disease Study Group. Ann Intern Med 1997; **127**: 337–345.

661. Mercadal L, Montcel ST, Nochy D et al. Factors affecting outcome and prognosis in membranous lupus nephropathy. Nephrol Dial Transplant 2002; **17**: 1771–1778.

662. Mok CC. Membranous nephropathy in systemic lupus erythematosus: a therapeutic enigma. Nat Rev Nephrol 2009; **5**: 212–220.

663. Mok CC, Ying KY, Yim CW et al. Very long-term outcome of pure lupus membranous nephropathy treated with glucocorticoid and azathioprine. Lupus 2009; **18**: 1091–1095.

664. Pasquali S, Banfi G, Zucchelli A et al. Lupus membranous nephropathy:

long-term outcome. *Clin Nephrol* 1993; **39**: 175–182.

665. Sloan RP, Schwartz MM, Korbet SM *et al*. Long-term outcome in systemic lupus erythematosus membranous glomerulonephritis. Lupus Nephritis Collaborative Study Group. *J Am Soc Nephrol* 1996; **7**: 299–305.

666. Donadio Jr JV, Burgess JH, Holley KE. Membranous lupus nephropathy: a clinicopathologic study. *Medicine (Baltimore)* 1977; **56**: 527–536.

667. Gonzalez-Dettoni H, Tron F. Membranous glomerulopathy in systemic lupus erythematosus. *Adv Nephrol Necker Hosp* 1985; **14**: 347–364.

668. Ordonez JD, Hiatt RA, Killebrew EJ *et al*. The increased risk of coronary heart disease associated with nephrotic syndrome. *Kidney Int* 1993; **44**: 638–642.

669. Mok CC, Ying KY, Lau CS *et al*. Treatment of pure membranous lupus nephropathy with prednisone and azathioprine: an open-label trial. *Am J Kidney Dis* 2004; **43**: 269–276.

670. Austin III HA, Illei GG, Braun MJ *et al*. Randomized, controlled trial of prednisone, cyclophosphamide, and cyclosporine in lupus membranous nephropathy. *J Am Soc Nephrol* 2009; **20**: 901–911.

671. Kasitanon N, Petri M, Haas M *et al*. Mycophenolate mofetil as the primary treatment of membranous lupus nephritis with and without concurrent proliferative disease: a retrospective study of 29 cases. *Lupus* 2008; **17**: 40–45.

672. Spetie DN, Tang Y, Rovin BH *et al*. Mycophenolate therapy of SLE membranous nephropathy. *Kidney Int* 2004; **66**: 2411–2415.

673. Szeto CC, Kwan BC, Lai FM *et al*. Tacrolimus for the treatment of systemic lupus erythematosus with pure class V nephritis. *Rheumatology (Oxford)* 2008; **47**: 1678–1681.

674. Ruiz-Irastorza G, Ramos-Casals M, Brito-Zeron P *et al*. Clinical efficacy and side effects of antimalarials in systemic lupus erythematosus: a systematic review. *Ann Rheum Dis* 2010; **69**: 20–28.

675. Tsakonas E, Joseph L, Esdaile JM *et al*. A long-term study of hydroxychloroquine withdrawal on exacerbations in systemic lupus erythematosus. The Canadian Hydroxychloroquine Study Group. *Lupus* 1998; **7**: 80–85.

676. Siso A, Ramos-Casals M, Bove A *et al*. Previous antimalarial therapy in patients diagnosed with lupus nephritis: influence on outcomes and survival. *Lupus* 2008; **17**: 281–288.

677. Kaiser R, Cleveland CM, Criswell LA. Risk and protective factors for thrombosis in systemic lupus erythematosus: results from a large, multi-ethnic cohort. *Ann Rheum Dis* 2009; **46**: 238–241.

678. Pons-Estel GJ, Alarcon GS, McGwin Jr G *et al*. Protective effect of hydroxychloroquine on renal damage in patients with lupus nephritis: LXV, data from a multiethnic US cohort. *Arthritis Rheum* 2009; **61**: 830–839.

679. Illei GG, Takada K, Parkin D *et al*. Renal flares are common in patients with severe proliferative lupus nephritis treated with pulse immunosuppressive therapy: long-term followup of a cohort of 145 patients participating in randomized controlled studies. *Arthritis Rheum* 2002; **46**: 995–1002.

680. Esdaile JM, Joseph L, MacKenzie T *et al*. The pathogenesis and prognosis of lupus nephritis: information from repeat renal biopsy. *Semin Arthritis Rheum* 1993; **23**: 135–148.

681. Daleboudt GMN, Bajema IM, Goemaere NNT *et al*. The clinical relevance of a repeat biopsy in lupus nephritis flares. *Nephrol Dial Transplant* 2009; **24**: 3712–3717.

682. Birmingham DJ, Nagaraja HN, Rovin BH *et al*. Fluctuation in self-

perceived stress and increased risk of flare in patients with lupus nephritis carrying the serotonin receptor 1A -1019 G allele. *Arthritis Rheum* 2006; **54**: 3291–3299.

683. Clough JD, Lewis EJ, Lachin JM. Treatment protocols of the lupus nephritis collaborative study of plasmapheresis in severe lupus nephritis. The Lupus Nephritis Collaborative Study Group. *Prog Clin Biol Res* 1990; **337**: 301–307.

684. Linnik MD, Hu JZ, Heilbrunn KR et al. Relationship between anti-double-stranded DNA antibodies and exacerbation of renal disease in patients with systemic lupus erythematosus. *Arthritis Rheum* 2005; **52**: 1129–1137.

685. Rovin BH, Song H, Birmingham DJ et al. Urine chemokines as biomarkers of human systemic lupus erythematosus activity. *J Am Soc Nephrol* 2005; **16**: 467–473.

686. Rovin BH, Nadasdy G, Nuovo GJ et al. Expression of adiponectin and its receptors in the kidney during SLE nephritis (abstract). *J Am Soc Nephrol* 2006; **17**: 256A.

687. Rovin BH, Stillman IE. Kidney. In: Lahita RG, Tsokos GT, Buyon JP, Koike T (eds). *Systemic Lupus Erythematosus*, 5th edn. Elsevier: Waltham, MA, 2011, pp 769–814.

688. Garcia-Carrasco M, Mendoza-Pinto C, Sandoval-Cruz M et al. Anti-CD20 therapy in patients with refractory systemic lupus erythematosus: a longitudinal analysis of 52 Hispanic patients. *Lupus* 2010; **19**: 213–219.

689. Rauova L, Lukac J, Levy Y et al. High-dose intravenous immunoglobulins for lupus nephritis—a salvage immunomodulation. *Lupus* 2001; **10**: 209–213.

690. Ogawa H, Kameda H, Amano K et al. Efficacy and safety of cyclosporine A in patients with refractory systemic lupus erythematosus in a daily clinical practice. *Lupus* 2010; **19**: 162–169.

691. Ogawa H, Kameda H, Nagasawa H et al. Prospective study of low-dose cyclosporine A in patients with refractory lupus nephritis. *Mod Rheumatol* 2007; **17**: 92–97.

692. Miyasaka N, Kawai S, Hashimoto H. Efficacy and safety of tacrolimus for lupus nephritis: a placebo-controlled double-blind multicenter study. *Mod Rheumatol* 2009; **19**: 606–615.

693. Daugas E, Nochy D, Huong DL et al. Antiphospholipid syndrome nephropathy in systemic lupus erythematosus. *J Am Soc Nephrol* 2002; **13**: 42–52.

694. Tektonidou MG. Renal involvement in the antiphospholipid syndrome (APS)-APS nephropathy. *Clin Rev Allergy Immunol* 2009; **36**: 131–140.

695. Tektonidou MG, Sotsiou F, Moutsopoulos HM. Antiphospholipid syndrome (APS) nephropathy in catastrophic, primary, and systemic lupus erythematosus-related APS. *J Rheumatol* 2008; **35**: 1983–1988.

696. Crowther MA, Ginsberg JS, Julian J et al. A comparison of two intensities of warfarin for the prevention of recurrent thrombosis in patients with the antiphospholipid antibody syndrome. *N Engl J Med* 2003; **349**: 1133–1138.

697. Finazzi G, Marchioli R, Brancaccio V et al. A randomized clinical trial of high-intensity warfarin vs. conventional antithrombotic therapy for the prevention of recurrent thrombosis in patients with the antiphospholipid syndrome (WAPS). *J Thromb Haemost* 2005; **3**: 848–853.

698. Kwok SK, Ju JH, Cho CS et al. Thrombotic thrombocytopenic purpura in systemic lupus erythematosus: risk factors and clinical outcome: a single centre study. *Lupus* 2009; **18**: 16–21.

699. Tandon A, Ibanez D, Gladman DD et al. The effect of pregnancy on lupus nephritis. *Arthritis Rheum* 2004; **50**: 3941–3946.

700. Carvalheiras G, Vita P, Marta S et al. Pregnancy and systemic lupus erythematosus: review of clinical features and outcome of 51 pregnancies at a single institution. *Clin Rev Allergy Immunol* 2010; **38**: 302–306.

701. Imbasciati E, Tincani A, Gregorini G et al. Pregnancy in women with pre-existing lupus nephritis: predictors of fetal and maternal outcome. *Nephrol Dial Transplant* 2009; **24**: 519–525.

702. Wagner SJ, Craici I, Reed D et al. Maternal and foetal outcomes in pregnant patients with active lupus nephritis. *Lupus* 2009; **18**: 342–347.

703. Levy RA, Vilela VS, Cataldo MJ et al. Hydroxychloroquine (HCQ) in lupus pregnancy: double-blind and placebo-controlled study. *Lupus* 2001; **10**: 401–404.

704. Hogan SL, Nachman PH, Wilkman AS et al. Prognostic markers in patients with antineutrophil cytoplasmic autoantibody-associated microscopic polyangiitis and glomerulonephritis. *J Am Soc Nephrol* 1996; **7**: 23–32.

705. de Groot K, Harper L, Jayne DR et al. Pulse versus daily oral cyclophosphamide for induction of remission in antineutrophil cytoplasmic antibody-associated vasculitis: a randomized trial. *Ann Intern Med* 2009; **150**: 670–680.

706. Hogan SL, Falk RJ, Chin H et al. Predictors of relapse and treatment resistance in antineutrophil cytoplasmic antibody-associated small-vessel vasculitis. *Ann Intern Med* 2005; **143**: 621–631.

707. Jayne DR, Gaskin G, Rasmussen N et al. Randomized trial of plasma exchange or high-dosage methylprednisolone as adjunctive therapy for severe renal vasculitis. *J Am Soc Nephrol* 2007; **18**: 2180–2188.

708. de Lind van Wijngaarden RA, Hauer HA, Wolterbeek R et al. Chances of renal recovery for dialysis-dependent ANCA-associated glomerulonephritis. *J Am Soc Nephrol* 2007; **18**: 2189–2197.

709. Nachman PH, Hogan SL, Jennette JC et al. Treatment response and relapse in antineutrophil cytoplasmic autoantibody-associated microscopic polyangiitis and glomerulonephritis. *J Am Soc Nephrol* 1996; **7**: 33–39.

710. Walters GD, Willis NS, Craig JC. Interventions for renal vasculitis in adults. A systematic review. *BMC Nephrol* 2010; **11**: 12.

711. Jayne D, Rasmussen N, Andrassy K et al. A randomized trial of maintenance therapy for vasculitis associated with antineutrophil cytoplasmic autoantibodies. *N Engl J Med* 2003; **349**: 36–44.

712. Guillevin L, Cohen P, Mahr A et al. Treatment of polyarteritis nodosa and microscopic polyangiitis with poor prognosis factors: a prospective trial comparing glucocorticoids and six or twelve cyclophosphamide pulses in sixty-five patients. *Arthritis Rheum* 2003; **49**: 93–100.

713. Jones RB, Tervaert JW, Hauser T et al. Rituximab versus cyclophosphamide in ANCA-associated renal vasculitis. *N Engl J Med* 2010; **363**: 211–220.

714. Stone JH, Merkel PA, Spiera R et al. Rituximab versus cyclophosphamide for ANCA-associated vasculitis. *N Engl J Med* 2010; **363**: 221–232.

715. Cole E, Cattran D, Magil A et al. A prospective randomized trial of plasma exchange as additive therapy in idiopathic crescentic glomerulonephritis. The Canadian Apheresis Study Group. *Am J Kidney Dis* 1992; **20**: 261–269.

716. Lauque D, Cadranel J, Lazor R et al. Microscopic polyangiitis with alveolar hemorrhage. A study of 29 cases and review of the literature. Groupe d'Etudes et de Recherche sur les Maladies "Orphelines" Pulmonaires (GERM"O"P). *Medicine (Baltimore)* 2000; **79**: 222–233.

717. Klemmer PJ, Chalermskulrat W, Reif MS et al. Plasmapheresis therapy for

diffuse alveolar hemorrhage in patients with small-vessel vasculitis. *Am J Kidney Dis* 2003; **42**: 1149–1153.

718. Holguin F, Ramadan B, Gal AA *et al*. Prognostic factors for hospital mortality and ICU admission in patients with ANCA-related pulmonary vasculitis. *Am J Med Sci* 2008; **336**: 321–326.

719. Rutgers A, Slot M, van Paassen P *et al*. Coexistence of anti-glomerular basement membrane antibodies and myeloperoxidase-ANCAs in crescentic glomerulonephritis. *Am J Kidney Dis* 2005; **46**: 253–262.

720. Silva F, Specks U, Kalra S *et al*. Mycophenolate mofetil for induction and maintenance of remission in microscopic polyangiitis with mild to moderate renal involvement—a prospective, open-label pilot trial. *Clin J Am Soc Nephrol* 2010; **5**: 445–453.

721. Stassen PM, Tervaert JW, Stegeman CA. Induction of remission in active anti-neutrophil cytoplasmic antibody-associated vasculitis with mycophenolate mofetil in patients who cannot be treated with cyclophosphamide. *Ann Rheum Dis* 2007; **66**: 798–802.

722. Hu W, Liu C, Xie H *et al*. Mycophenolate mofetil versus cyclophosphamide for inducing remission of ANCA vasculitis with moderate renal involvement. *Nephrol Dial Transplant* 2008; **23**: 1307–1312.

723. Sanders JS, Huitma MG, Kallenberg CG *et al*. Prediction of relapses in PR3-ANCA-associated vasculitis by assessing responses of ANCA titres to treatment. *Rheumatology (Oxford)* 2006; **45**: 724–729.

724. Hiemstra TF, Walsh M, Mahr A *et al*. Mycophenolate mofetil vs azathioprine for remission maintenance in antineutrophil cytoplasmic antibody-associated vasculitis: a randomized controlled trial. *JAMA* 2010; **304**: 2381–2388.

725. Stegeman CA, Tervaert JW, de Jong PE *et al*. Trimethoprim-sulfamethoxazole (co-trimoxazole) for the prevention of relapses of Wegener's granulomatosis. Dutch Co-Trimoxazole Wegener Study Group. *N Engl J Med* 1996; **335**: 16–20.

726. Pagnoux C, Mahr A, Hamidou MA *et al*. Azathioprine or methotrexate maintenance for ANCA-associated vasculitis. *N Engl J Med* 2008; **359**: 2790–2803.

727. Lionaki S, Hogan SL, Jennette CE *et al*. The clinical course of ANCA small-vessel vasculitis on chronic dialysis. *Kidney Int* 2009; **76**: 644–651.

728. Weidanz F, Day CJ, Hewins P *et al*. Recurrences and infections during continuous immunosuppressive therapy after beginning dialysis in ANCA-associated vasculitis. *Am J Kidney Dis* 2007; **50**: 36–46.

729. Martinez V, Cohen P, Pagnoux C *et al*. Intravenous immunoglobulins for relapses of systemic vasculitides associated with antineutrophil cytoplasmic autoantibodies: results of a multicenter, prospective, open-label study of twenty-two patients. *Arthritis Rheum* 2008; **58**: 308–317.

730. Dickenmann M, Oettl T, Mihatsch MJ. Osmotic nephrosis: acute kidney injury with accumulation of proximal tubular lysosomes due to administration of exogenous solutes. *Am J Kidney Dis* 2008; **51**: 491–503.

731. Jayne DR, Chapel H, Adu D *et al*. Intravenous immunoglobulin for ANCA-associated systemic vasculitis with persistent disease activity. *QJM* 2000; **93**: 433–439.

732. Eriksson P. Nine patients with anti-neutrophil cytoplasmic antibody-positive vasculitis successfully treated with rituximab. *J Intern Med* 2005; **257**: 540–548.

733. Keogh KA, Wylam ME, Stone JH *et al*. Induction of remission by B lymphocyte depletion in eleven patients with refractory antineutrophil cytoplasmic antibody-associated vasculitis. *Arthritis Rheum* 2005; **52**: 262–268.

734. Stasi R, Stipa E, Del Poeta G *et al*. Long-term observation of patients with

anti-neutrophil cytoplasmic antibody-associated vasculitis treated with rituximab. *Rheumatology (Oxford)* 2006; **45**: 1432–1436.

735. Finkielman JD, Merkel PA, Schroeder D et al. Antiproteinase 3 antineutrophil cytoplasmic antibodies and disease activity in Wegener granulomatosis. *Ann Intern Med* 2007; **147**: 611–619.

736. Nowack R, Grab I, Flores-Suarez LF et al. ANCA titres, even of IgG subclasses, and soluble CD14 fail to predict relapses in patients with ANCA-associated vasculitis. *Nephrol Dial Transplant* 2001; **16**: 1631–1637.

737. Gera M, Griffin MD, Specks U et al. Recurrence of ANCA-associated vasculitis following renal transplantation in the modern era of immunosupression. *Kidney Int* 2007; **71**: 1296–1301.

738. Nachman PH, Segelmark M, Westman K et al. Recurrent ANCA-associated small vessel vasculitis after transplantation: A pooled analysis. *Kidney Int* 1999; **56**: 1544–1550.

739. Little MA, Hassan B, Jacques S et al. Renal transplantation in systemic vasculitis: when is it safe? *Nephrol Dial Transplant* 2009; **24**: 3219–3225.

740. Levy JB, Turner AN, Rees AJ et al. Long-term outcome of anti-glomerular basement membrane antibody disease treated with plasma exchange and immunosuppression. *Ann Intern Med* 2001; **134**: 1033–1042.

741. Johnson JP, Moore Jr J, Austin III HA et al. Therapy of anti-glomerular basement membrane antibody disease: analysis of prognostic significance of clinical, pathologic and treatment factors. *Medicine (Baltimore)* 1985; **64**: 219–227.

742. Jindal KK. Management of idiopathic crescentic and diffuse proliferative glomerulonephritis: evidence-based recommendations. *Kidney Int Suppl* 1999; **70**: S33–S40.

743. Cui Z, Zhao MH, Xin G et al. Characteristics and prognosis of Chinese patients with anti-glomerular basement membrane disease. *Nephron Clin Pract* 2005; **99**: c49–c55.

744. Levy JB, Hammad T, Coulthart A et al. Clinical features and outcome of patients with both ANCA and anti-GBM antibodies. *Kidney Int* 2004; **66**: 1535–1540.

745. Li FK, Tse KC, Lam MF et al. Incidence and outcome of antiglomerular basement membrane disease in Chinese. *Nephrology (Carlton)* 2004; **9**: 100–104.

746. Lindic J, Vizjak A, Ferluga D et al. Clinical outcome of patients with coexistent antineutrophil cytoplasmic antibodies and antibodies against glomerular basement membrane. *Ther Apher Dial* 2009; **13**: 278–281.

747. Segelmark M, Hellmark T, Wieslander J. The prognostic significance in Goodpasture's disease of specificity, titre and affinity of anti-glomerular-basement-membrane antibodies. *Nephron Clin Pract* 2003; **94**: c59–c68.

748. Hirayama K, Yamagata K, Kobayashi M et al. Anti-glomerular basement membrane antibody disease in Japan: part of the nationwide rapidly progressive glomerulonephritis survey in Japan. *Clin Exp Nephrol* 2008; **12**: 339–347.

749. Shah MK, Hugghins SY. Characteristics and outcomes of patients with Goodpasture's syndrome. *South Med J* 2002; **95**: 1411–1418.

750. Stegmayr BG, Almroth G, Berlin G et al. Plasma exchange or immunoadsorption in patients with rapidly progressive crescentic glomerulonephritis. A Swedish multi-center study. *Int J Artif Organs* 1999; **22**: 81–87.

751. Proskey AJ, Weatherbee L, Easterling RE et al. Goodpasture's syndrome. A report of five cases and review of the literature. *Am J Med* 1970; **48**: 162–173.

752. Levy JB, Lachmann RH, Pusey CD. Recurrent Goodpasture's disease. *Am J Kidney Dis* 1996; **27**: 573–578.

753. Adler S, Bruns FJ, Fraley DS et al. Rapid progressive glomerulonephritis: relapse after prolonged remission. Arch Intern Med 1981; **141**: 852–854.
754. Hind CR, Bowman C, Winearls CG et al. Recurrence of circulating anti-glomerular basement membrane antibody three years after immunosuppressive treatment and plasma exchange. Clin Nephrol 1984; **21**: 244–246.
755. Klasa RJ, Abboud RT, Ballon HS et al. Goodpasture's syndrome: recurrence after a five-year remission. Case report and review of the literature. Am J Med 1988; **84**: 751–755.
756. Choy BY, Chan TM, Lai KN. Recurrent glomerulonephritis after kidney transplantation. Am J Transplant 2006; **6**: 2535–2542.
757. Joshi K, Nada R, Minz M et al. Recurrent glomerulopathy in the renal allograft. Transplant Proc 2007; **39**: 734–736.
758. Counsell C. Formulating questions and locating primary studies for inclusion in systematic reviews. Ann Intern Med 1997; **127**: 380–387.
759. Atkins D, Best D, Briss PA et al. Grading quality of evidence and strength of recommendations. BMJ 2004; **328**: 1490.
760. Guyatt GH, Oxman AD, Kunz R et al. Going from evidence to recommendations. BMJ 2008; **336**: 1049–1051.
761. Uhlig K, Macleod A, Craig J et al. Grading evidence and recommendations for clinical practice guidelines in nephrology. A position statement from Kidney Disease: Improving Global Outcomes (KDIGO). Kidney Int 2006; **70**: 2058–2065.
762. AGREE Collaboration. Development and validation of an international appraisal instrument for assessing the quality of clinical practice guidelines: the AGREE project. Qual Saf Health Care 2003; **12**: 18–23.
763. Shiffman RN, Shekelle P, Overhage JM et al. Standardized reporting of clinical practice guidelines: a proposal from the Conference on Guideline Standardization. Ann Intern Med 2003; **139**: 493–498.
764. Finding what Works in Health Care: Standards for Systematic Reviews. IOM (Institute of Medicine): Washington, DC 2011.
765. Clinical Practice Guidelines we can Trust. IOM (Institute of Medicine): Washington, DC 2011.

62材